빠른 쾌유를 기원합니다.

_____ 님께 드림

당뇨병 최고의 명의는
건강한 밥상이다

당뇨병 최고의 명의는 건강한 밥상이다

강남세브란스병원 안철우 교수 · 영양팀 지음

하루 한 끼 당뇨 밥상

중앙books

/머리말/

당뇨병 대란의 시대
적극적으로 관리하고 극복해야 한다

세계보건기구는 전 세계 당뇨병 환자수를 1995년 1억 2470만 명, 2000년에는 1억 5390만 명으로 추산했다. 이 추세라면 2025년에는 2억 9910만 명으로 급증할 것이라고 예상하고 있다. 우리나라의 경우 약 400만 명이 당뇨병을 앓고 있는 것으로 추정된다. 30세 이상의 성인 10명 중 1명이 당뇨병 환자이고, 당뇨병 전단계까지 범위를 넓히면 성인 10명 중 2명이 당뇨병 전단계 상태인 것으로 분석된다. 종합하면 성인 10명 중 3명이 당뇨병 환자이거나 잠재적 당뇨병을 가지고 있는 셈이다.

이렇게 당뇨병 환자가 크게 늘어나는 것은 서구화된 식습관으로 인한 비만 증가, 운동 부족 등이 원인으로 추측된다. 당뇨병은 특성상 증상이 뚜렷하지 않아 환자 자신이 발병 사실을 모르는 경우가 많다. 또한 유병기간이 길지 않은데다 증상이 가벼울 땐 특별한 문제가 없어 '밥을 적게 먹고 운동을 좀 하면 낫겠지….' 하고 지나치는 경우가 의외로 많다.

한국인 사망 원인을 2000년 기준으로 살펴보면 당뇨병으로 인한 사망률은 뇌혈관질환, 심장질환, 간질환 등에 이어 6위를 차지할 만큼 심각한 수준에 이르렀다. 이렇듯 당뇨병은 현대 사회의 가장 심각한 만성질환임에 틀림없다. 게다가 뇌혈관질환, 심장질환, 고혈압 환자들의 상당수가 기저 질환으로 당뇨병을 가지고 있다는 점을 감안하면 당뇨병의 위험도는 더욱 심각한 수준이다. 당뇨병은 국가적 수준의 관리 및 예방 정책이 필요하다고 볼 수 있다.

방송 및 언론에서 수도 없이 당뇨병에 대해 이야기하다 보니 당뇨병을 두려워하는 사람들도 있고, 오히려 가볍게 여기는 사람들도 있다. 당뇨병을 가볍게 여겨서는 안 되지만 필요 이상으로 두려워할 필요도 없다. 당뇨병을 진단받았다면 우선 내가 걸린 병이 어떤 병이고 어떻게 치료해야 하는지를 알아야 한다. 그래야 두려움에서 벗어날 수 있다.

당뇨병은 적정 체중을 유지하고, 적당한 운동을 하고, 고지방식 및 나쁜 육류의 과다 섭취를 줄이면서 균형 잡힌 식생활 등 생활 습관 개선만으로 50% 이상 발병률을 줄일 수 있다. 하지만 올바른 생활 습관을 지키지 못해 당뇨병 환자 수는 점차 증가하고 있으며 발병 연령 또한 낮아지고 있다. 그래서 30~40대부터 적극적인 예방과 관리가 필요하며 정기적인 건강검진을 받아 조기에 발견할 수 있도록 해야 한다. 당뇨병이나 당뇨병 전단계라고 진단받았다면 생활 습관을 점검하여 적극적으로 교정하고, 적절한 약물치료를 통해 당뇨병을 관리하고 합병증을 예방해야 한다.

당뇨병은 완치한다는 개념보다는 적극적으로 관리하고 극복하는 차원으로 접근해야 한다. 혹자들은 당뇨병을 악처에 비유하는데, 어차피 더불어 살아가야 한다면 그 안에서 건강과 행복을 찾는 것이 필수 불가결할 것이다.

이 책은 일방적인 지식 전달을 위한 수단이 아니라 환자 스스로가 당뇨병을 이해하고, 당뇨병과 더불어 사는 방법을 습득하기 위한 지침서이다. 지나치게 과장되거나 잘못 알려진 부분으로 인해 생길 수 있는 당뇨병에 대한 공포에서 벗어나 건강한 삶을 누릴 수 있기를 바란다. 당뇨병에 대해 이해하고 나아가 생활 습관을 바꾸어 더 건강한 나를 찾게 된다면 큰 보람과 기쁨이 될 것이다. 아무쪼록 이 작은 책자가 당뇨병 관리를 더 적극적으로 하는 소중한 기회와 실제 한 끼 당뇨 밥상의 기적의 의미를 되새기는 계기가 되길 바란다.

강남세브란스 내분비·당뇨병센터장 안철우
강남세브란스 영양팀장 김형미

목차

PART 1
당뇨병에 걸려도 평생 건강하게 살 수 있다

1. 당뇨병 제대로 알기 · 12
2. 당뇨병, 적극적으로 관리하자 · 28
3. 당뇨병 관리의 핵심 1 | 식습관 관리 · 32
4. 당뇨병 관리의 핵심 2 | 규칙적인 운동 · 36
5. 당뇨병 관리의 핵심 3 | 스트레스 관리 · 40
6. 당뇨병에 영향을 주는 그 외 생활 관리 · 44
    혈당 잡고 합병증 예방하는 당뇨병 관리 10계명 · 52

PART 2
최고의 당뇨병 명의는 건강한 밥상이다

1. 당뇨병에 좋은 '기적의 식품' 있다?! · 56
2. 당뇨 밥상은 혈당 관리 이상의 효과가 있다 · 62
3. 당뇨 밥상의 설계도면, 하루 필요 열량 · 64
4. 식품교환표를 알면 당뇨 밥상 어렵지 않다 · 68
5. 어떤 식품을 얼마큼 먹어야 할까 · 80
6. 나만의 식단 구성하기 · 82
7. 당뇨인이라면 식품을 계량하자 · 88
8. 당뇨병 치료를 돕는 건강 조리법 · 90

PART 3
하루 한 끼 당뇨 밥상

1. 당뇨 밥상 하루 한 끼부터 시작하자 · 98

2. 하루 한 끼 간단 밥상 · 102

- 간단 밥상 1. 미니 채소오믈렛, 그린샐러드, 고구마, 저지방우유 · 103
- 간단 밥상 2. 팽이버섯돈부리, 파프리카피클, 사과 · 106
- 간단 밥상 3. 연두부채소죽, 소고기장조림, 나박김치 · 109
- 간단 밥상 4. 치아바타샌드위치, 브로콜리샐러드, 바나나, 저지방우유 · 112
- 간단 밥상 5. 쌀가루팬케이크, 치아시드과일요거트, 치즈채소볶음 · 115
- 간단 밥상 6. 소고기흑미오니기리, 채소스틱 · 118

3. 하루 한 끼 한식 밥상 · 120

- 한식 밥상 1. 곤드레밥, 순두부새우젓찌개, 삼치구이, 치커리겉절이, 깍두기 · 121
- 한식 밥상 2. 잡곡밥, 미역된장국, 오리고기채소두루치기, 우엉조림, 애호박새우젓볶음, 배추김치 · 124
- 한식 밥상 3. 완두콩밥, 북어콩나물국, 소고기실파말이, 가지양념찜, 고추된장무침, 배추김치 · 128
- 한식 밥상 4. 키노아밥, 콩가루배춧국, 돼지안심냉채, 멸치견과류조림, 깻잎나물, 알타리김치 · 132
- 한식 밥상 5. 율무밥, 낙지연포탕, 더덕구이, 깻잎달걀찜, 쑥갓나물, 오이소박이 · 136
- 한식 밥상 6. 검은콩밥, 시래기된장국, 연어채소구이, 콩나물냉채, 깍두기 · 140
- 한식 밥상 7. 보리밥, 버섯뭇국, 소고기등심구이, 콜리플라워들깨무침, 파김치 · 144
- 한식 밥상 8. 수수밥, 오이냉국, 닭다리조림, 청경채가쓰오부시볶음, 무미역샐러드, 배추김치 · 148

한식 밥상 9.   현미밥, 애호박고추장찌개, 닭봉감초조림, 대구조개찜,
          참나물겉절이, 나박김치 · 152

한식 밥상 10. 흑미밥, 소고기밀푀유, 도라지오이생채, 열무김치 · 156

4. 하루 한 끼 일품 밥상 · 160

일품 밥상 1.   골동면, 유부된장국, 무초절이 · 161
일품 밥상 2.   일본식 교자, 미니 우동, 오이피클 · 164
일품 밥상 3.   버섯두부비빔밥, 나박김치 · 167
일품 밥상 4.   옛날식 함박스테이크, 브로콜리수프, 통곡물빵, 양배추피클 · 170
일품 밥상 5.   물방울초밥, 두부미소국, 옥수수샐러드 · 173
일품 밥상 6.   두부스테이크, 주먹밥, 닭가슴살샐러드 · 176
일품 밥상 7.   토마토카레라이스, 조개탕, 깍두기 · 179
일품 밥상 8.   봉골레파스타, 소고기버섯샐러드, 연근피클 · 182
Special Page   피클 만들기 · 185

빠른 상차림을 위한 아이디어 8가지 · 188

PART 4

당뇨병 치료를 돕는 상황별 식사 가이드

1. 일주일에 한 번은 도시락을 싸자 · 192

도시락 1.   매콤 주먹밥, 뱅어포꽈리고추볶음, 미역냉채 · 193
도시락 2.   연어치즈브리토, 자몽 · 196
도시락 3.   불고기라이스페이퍼쌈, 토마토치즈꼬치 · 198
도시락 4.   샌드위치김밥, 컵과일 · 200
도시락 5.   볶음밥오믈렛, 주꾸미샐러드, 천도복숭아 · 202
도시락 6.   나물김밥, 닭가슴살겨자냉채 · 205

도시락 7.   보리밥, 오징어꼬치구이, 연근채소조림, 참나물고추장무침,
          배추김치, 오렌지&키위 · 208

도시락 8.   병아리콩샐러드, 마늘바게트, 연근피클 · 211

2. 저당지수(Low GI) 식품을 이용하자 · 214

Low GI 1.   전복죽, 나박김치 · 216

Low GI 2.   곤약쥐눈이콩국수, 열무김치 · 218

Low GI 3.   채소프리타타, 쇼트파스타샐러드, 현미식빵 · 220

Low GI 4.   라타투이파스타, 양배추피클 · 223

Low GI 5.   메밀해초오징어냉채, 파프리카피클 · 226

Low GI 6.   버섯통밀빵샌드위치, 아이스 레몬홍차 · 228

3. 아플 때도 제대로 된 식사를 하자 · 230

아플 때 1.   바지락죽 · 231

아플 때 2.   새우채소죽 · 232

아플 때 3.   타락죽 · 233

4. 간식은 현명하게 먹자 · 234

간식 1.   곡물뮤즐리 · 237

간식 2.   샐러드치즈피자 · 238

간식 3.   미니 당근머핀 · 240

간식 4.   웨지감자 & 단호박구이 · 241

음료 1.   해독주스, 생강계피차 · 242

음료 2.   과일셔벗, 녹차우유빙수 · 244

5. 주말에는 하루 세끼 당뇨 밥상 · 246

주말 밥상 · 248

6. 외식, 최대한 건강하게 먹자 · 252

식사일기를 쓰자! · 258

간식 및 음료의 영양 정보 · 262

PART 1

당뇨병에 걸려도 평생 건강하게 살 수 있다

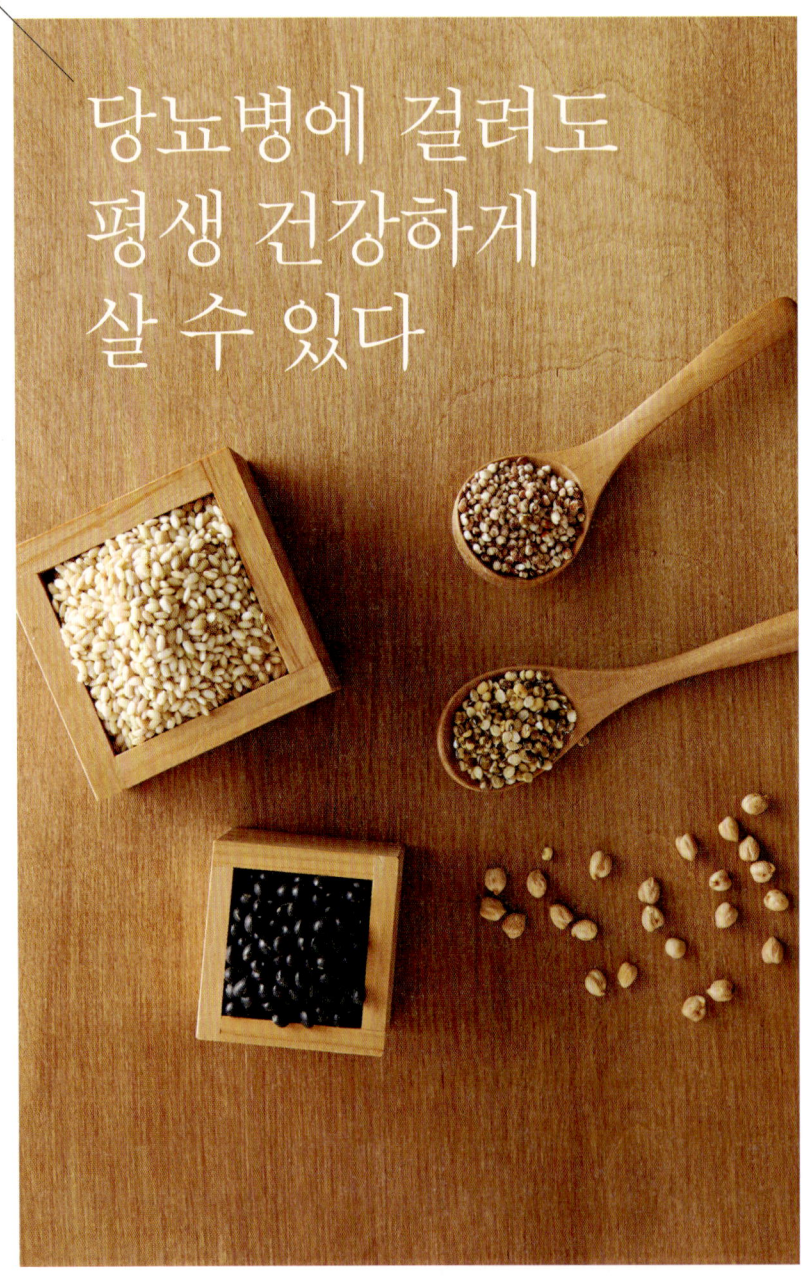

'국민병'이라고 불릴 만큼 많은 사람들이 앓고 있는 당뇨병.
당뇨병은 현대 의학으로 완치되지 않는다.
그렇다고 너무 두려워할 필요도 절망할 필요도 없다.
당뇨병 진단을 건강 관리의 기회로 삼는다면
당뇨병 발병 전보다 더 건강하게 살 수 있다.

1. 당뇨병 제대로 알기

당뇨병 진단을 받으셨나요?

많은 사람들이 당뇨병 진단을 받으면 처음에는 잘 받아들이지 못한다. "이렇게 아무렇지 않은데 당뇨병일 리 없어."라며 자신의 병을 믿기 힘들어 하거나 반대로 "혹시 당뇨로 인해 눈이 멀거나 다리를 절단하게 되지는 않을까?" 하는 막연한 두려움에 불안한 나날을 보내기도 한다. 당뇨병을 너무 대수롭지 않게 생각해서도 안 되지만, 너무 심각하게 받아들일 필요도 없다.

가장 중요한 것은 당뇨라는 병을 제대로 아는 것이다. 두려움이나 무시는 당뇨병을 잘 알지 못할 때 생긴다. 우선은 외래 진료를 정기적으로 받고 당뇨교실에도 참석해 보자. 그렇게 당뇨병을 공부하고 실제로 관리해 나가다 보면 막연한 두려움에서 차차 벗어날 수 있다.

당뇨병은 어느 날 갑자기 닥친 재앙이 아니라 더 건강한 삶으로 가는 새로운 계기가 될 수 있다. 무병단명 일병장수(無病短命 一病長壽)라는 말이 있다. 건강한 사람은 일찍 죽을 수도 있지만 병으로 고생한 사람은 오래 살 수 있다는 뜻이다. 건강한 사람은 건강 관리에 소홀할 수 있지만 한 번 아파봤던 사람은 건강 관리에 더 신경 쓰기 때문이다. 당뇨병도 마찬가지다. 생활 관리를 잘하면 당뇨병이 없는 사람처럼 건강하게 지낼 수 있고 이전보다 더 건강해질 수도 있다. 결국 질병과 건강은 모두 한통속이다. 차근차근 당뇨병의 실체를 향해 접근한다면 '일병장수'는 여러분의 이야기가 될 것이다.

당뇨병은 어떤 병인가?

사람들은 당뇨병에 대해 잘 알고 있다고 생각하지만 실제로는 잘 모르는 경우가 많다. 당뇨병은 말 그대로 소변에서 당이 나오는 병이라고 생각하지만 당뇨병이 있다고 해서 소변에서 모두 당이 검출되는 것은 아니다. 공복혈당이 126mg/dℓ 이상이면 당뇨병으로 진단하지만, 소변에서 당이 검출되려면 혈당이 180mg/dℓ 이상 되어야 한다. 그러니까 당뇨병이 아니라 혈액 속에서 혈당이 높아지는 '당혈병'이라고 부르는 것이 본질적으로 더 정확할 수 있다.

당뇨병은 어떤 이유로 혈당 조절 기능에 문제가 생겨 고혈당 상태가 유지되는 병이다. 1차적으로 혈당 조절 역할을 하는 인슐린이 제대로 분비되지 못하면 당뇨병이 생긴다. 혈당이 높아지면 췌장의 베타세포에서 인슐린이 분비되어 혈액 속의 포도당을 세포 내로 흡수해 에너지로 사용하는데 췌장의 베타세포에 문제가 생기면 인슐린이 제대로 만들어지지 못해 당뇨병이 생기는 것이다. 그러나 인슐린이 제대로 분비되어도 당뇨병이 생길 수 있다. 인슐린이 제 기능을 하지 못하는 '인슐린 저항성'이 생긴 경우다.

인슐린이 제 기능을 못하는 상태, 인슐린 저항성

인슐린이 세포 내에서 작용하기 위해서는 먼저 세포 겉에 있는 수용체와 결합해야 한다. 쉽게 말해 인슐린이 열쇠라면 수용체는 자물쇠라고 할 수 있다. 열쇠는 있는데 자물쇠가 없으면 문을 열 수 없고, 열쇠가 있어도 자물쇠가 고장 나면 아무리 열쇠를 돌려도 문이 열리지 않는다. 심지어 억지로 문을 열려고 열쇠를 돌리면 돌릴수록 자물쇠가 완전히 망가져 버린다. '인슐린(=열쇠)'이 제대로 분비되고 있어도 '수용체(=자물쇠)'에 문제가 생기면 '인슐린이 제대로 작동하지 못해(=문이

열리지 못해)' 고혈당 상태가 지속되는 것이다. 이처럼 인슐린이 분비되는데도 제대로 기능을 하지 못해 고혈당 상태가 지속되는 것을 인슐린 저항성이라고 한다. 인슐린 저항성으로 고혈당 상태가 지속되면 피가 끈적끈적해져 혈액순환 장애가 나타나고, 혈액으로부터 영양 물질을 받는 장기나 기관에 문제가 생겨 각종 합병증이 나타나게 된다.

혈당검사가 유일한 진단법이다

당뇨병은 혈액 속의 포도당 농도를 검사하여 진단하는데 서로 다른 날에 적어도 두 번 이상 혈당검사를 실시해서 진단한다. 다음 중 한 가지 이상 해당될 경우 당뇨병이라고 진단한다.

❶ 다음, 다뇨, 체중 감소 등의 전형적인 당뇨병 증상이 있으면서 무작위로 측정한 혈당이 200mg/dℓ 이상일 경우
❷ 공복혈당이 126mg/dℓ 이상일 경우
❸ 75g 경구당부하검사에서 식후 2시간 혈당이 200mg/dℓ 이상일 경우

공복혈당	식후 2시간 혈당	진단
126	200 이상	당뇨병
100 미만	140~199	내당능장애
100~125	140 미만	공복혈당장애
100 미만	140 미만	정상

당뇨병 진단 기준(단위 : mg/dℓ)

혈당검사에서 당뇨병 커트라인에 미달했다고 안심해서는 안 된다. 공복혈당장애나 내당능장애가 있다면 비록 당뇨병은 아니지만, 당뇨병으로 진행할 위험성이 높다. 이를 당뇨병 전단계 또는 잠재적 당뇨병 상태라고 하는데, 당뇨병과 마찬가지로 생활 관리가 필요하다. 내당능장애는 공복혈당 100mg/dℓ 미만, 식후 2시간 혈당 140~199mg/dℓ, 공복혈당장애는 공복혈당 100~125mg/dℓ, 식후 2시간 혈당 140mg/dℓ 미만이면 해당된다. 내당능장애나 공복혈당장애는 서로 다른 개념이지만 두 가지 모두에 해당되는 경우도 적지 않다. 이런 경우 내당능장애나 공복혈당장애 한 가지만 가지고 있을 때보다 당뇨병 발생 위험이 더 커진다. 희망적인 것은 아직 당뇨병 전단계이므로 본인의 노력 여하에 따라 정상으로 회복될 가능성이 있다는 점이다.

이게 모두 당뇨병 때문인가?

당뇨병 증상이라고 하면 흔히 삼다(三多), 즉 다음(多飮, 물을 많이 마심), 다뇨(多尿, 소변을 많이 봄), 다식(多食, 많이 먹음)을 떠올리지만 삼다 증상이 나타나면 이미 늦다. 당뇨병 초기에 자주 소변이 마렵거나 피로감이 심해질 수 있지만 증상 없이 진행되는 경우가 더 많다. 실제로 당뇨인들을 보면 증상이 전혀 없는 상태에서 우연히 건강검진을 받거나 다른 질환으로 진료를 받는 과정에서 발견하는 경우가 많다. 그런데 이렇게 무증상으로 당뇨병이 진행될 때 더 위험하다. 당뇨병 합병증을 막기 위해서는 초기에 치료를 시작해야 하는데 증상이 없어서 진단이 늦어지면 당뇨병 합병증 발생률도 높아지기 때문이다. 수비가 최선의 공격이다. 당뇨병 고위험군에 속한다면 반드시 정기적으로 혈당검사를 해야 한다.

알아두기

당뇨병 고위험군

- 체중이 자신의 표준체중보다 20% 이상 많은 사람
- 1차 직계가족 중에 당뇨인이 있는 사람
- 체중이 4kg 이상 나가는 신생아를 분만했거나 임신성 당뇨병을 진단받은 적이 있는 사람
- 140/90mmHg 이상의 고혈압 환자
- 고밀도 콜레스테롤이 35㎎/㎗ 이하 또는 중성지방이 250㎎/㎗ 이상인 사람
- 내당능장애로 진단받은 적이 있는 사람

〈 출처 : 미국 당뇨병협회 〉

당뇨병의 주요 증상

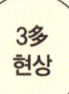
다음, 다뇨, 다식은 당뇨병의 대표적인 자각 증상이다. 많은 양의 소변을 보게 되니까 자연히 갈증이 심해지고 물을 많이 마시게 되며, 항상 배가 고파 아무리 먹어도 공복감이 생기고 자꾸만 먹고 싶어진다. 당뇨인의 약 60%에서 삼다 현상이 나타난다.

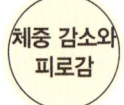
처음에는 살이 찌는 것 같지만 점차 살이 빠지고 몸이 마른다. 또한 피로와 권태가 수시로 오고 별로 한 일도 없는데 나른하고 매사가 귀찮을 때는 당뇨병 초기 증상으로 의심해 볼 수 있다.

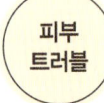
부스럼이 잘 생기고 습진이나 무좀 같은 것에 잘 걸리며 곪아도 잘 낫지 않는다. 당뇨병으로 감염증에 대한 저항력이 약해져서다. 혈액순환이 나빠져서 잇몸이 쉽게 붓거나 염증을 일으켜 피가 나기도 한다.

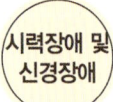
시력장애로 망막증, 백내장, 눈물조절장애 등이 나타날 수 있다. 자율신경장애로 인해 손바닥이 붉어지기도 하고 변비나 설사가 나타나기도 한다.

100명의 당뇨병이 다 다르다?!

사람의 얼굴이 모두 다르듯 당뇨병에도 여러 가지 얼굴이 있다. 우선 당뇨병은 '제1형 당뇨병'과 '제2형 당뇨병'으로 나눌 수 있다. 제1형 당뇨병은 췌장에서 인슐린이 전혀 분비되지 않아서 발생하고, 제2형 당뇨병은 인슐린 분비 기능이 일부 남아 있지만 인슐린 저항성이 증가해서 발생한다. 그 밖에도 당뇨병에 대한 연구가 진행되면서 1A, 1B, 2A, 2B, 1.5형 그리고 3형 당뇨병의 개념도 대두되고 있다. 이와 같은 당뇨병의 발생 기전에 따른 당뇨병 분류에 따라 치료와 관리를 다르게 해야 한다.

제1형 당뇨병

췌장 이상으로 인슐린 생성 자체에 문제가 생겨 발생하고 우리나라 당뇨병의 2% 미만을 차지한다. 주로 사춘기나 유년기에 발생되며, 일반적으로 30세 이전에 진단되는 경우가 많다. 소아 당뇨병이라고 부르는 유형이 바로 제1형 당뇨병이다. 주로 10~14세 사춘기 연령과 초등학교에 막 들어간 7~8세에서 많이 발병된다. 비만하지도 않는 아이가 갑자기 물을 마시고, 자주 피곤을 느끼며, 밤에 오줌을 자주 싸는 것을 이상히 여겨 혈액검사를 해보면 당뇨병인 경우가 많다. 인슐린이 전혀 분비되지 않기 때문에 외부에서 인슐린을 주입해 주는 치료가 필수적이다.

- 일반적으로 병세의 악화가 빠른 급성이다.
- 마른 편인 어린이에게 유병률이 높다.
- 당뇨병성 혼수를 잘 일으킨다.
- 특별한 원인도 없는데 혈당 또는 뇨당량이 격심하게 동요한다.

- 합병증으로 신경질환을 일으키기 쉽다.
- 먹는 약을 중심으로 하는 약물요법은 별로 효험이 없다.
- 치료 과정에서 인슐린 주사를 이용하는 인슐린 요법이 주효하다.

> **알아두기**
>
> ## 당뇨병의 개념
>
>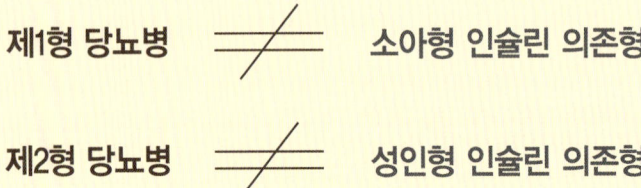
>
> 과거에는 제1형 당뇨병을 소아 당뇨병, 제2형 당뇨병을 성인 당뇨병으로 동일시하는 경향이 있었다. 하지만 최근에는 소아에게도 제2형 당뇨병이 발생하기도 하고, 노년에 제1형 당뇨병이 발생한다는 사실이 밝혀졌다.
> 마찬가지로 과거에는 제1형 당뇨병은 인슐린 치료가 필수적이라고 해서 인슐린 의존형 당뇨병, 제2형 당뇨병은 반드시 인슐린 치료가 필요하지는 않다고 해서 인슐린 비의존형 당뇨병이라고 했다.
> 하지만 최근에는 소아형 당뇨병이라고 해도 인슐린 비의존형일 수 있고, 제2형 당뇨병도 인슐린 치료가 필요할 수 있다고 본다. 따라서 인슐린 의존형 또는 비의존형 당뇨병의 개념과 제1형, 제2형 당뇨병의 개념을 동의어로 생각해서는 안 된다.

제2형 당뇨병

노화나 비만으로 인슐린 분비가 부족해지거나, 그 기능이 떨어지면서 발생한다. 우리나라 당뇨병의 대부분을 차지하며 일반적으로 40세 이상 연령에서 발생하기 때문에 성인 당뇨병이라고 한다. 최근에는 30세 이하의 환자가 증가하는 추세이므로 젊다고 안심할 수 없다. 제1형 당뇨병보다 유전적 성향이 강해서 가족력이 흔하며, 비만과 같은 환경적 인자가 복합적으로 작용한다. 일단 당뇨병이 발병되면 완치가 불가능하므로 혈당을 정상화시켜 당뇨병으로 인한 증상을 없애고, 급성 및 만성 합병증을 예방하는 것이 중요하다. 제2형 당뇨병 치료는 식사요법과 운동요법, 약물요법을 병행한다.

- 대개 40세 이후에 발병하며, 만성으로 병세의 진행이 완만하다.
- 비만증이 있는 사람에게 잘 걸린다.
- 먹는 약으로 치료하는 경구 투약 치료법이 효과가 있는 경우가 많다.
- 병세가 만성이기 때문에 일반적으로 인슐린 주사는 필요하지 않을 때가 많다.
- 케톤산혈증(고혈당으로 인한 급성 합병증)이 일어나는 일이 거의 없어 인슐린 주사가 필수적인 것은 아니지만 혈당 조절을 위해 인슐린 주사를 이용해야 하는 경우도 있다.
- 비교적 혈당과 뇨당량의 변동 폭이 크지 않다.
- 합병증으로 당뇨병성 망막증을 일으키는 경우가 많다.

나는 왜 당뇨병에 걸렸을까?

당뇨병 진단을 받은 환자들로부터 가장 많이 받는 질문이다. 당뇨병의 절반 정도가 유전적 요인에 기인한다. 직계 가족과 형제 중 당뇨병을 앓고 있는 사람이 있다면 일찍부터 건강검진이나 당뇨병 검사를 해보는 것이 좋다. 그러나 가족력이 있다고 해서 모두 당뇨병에 걸리는 것은 아니다. 흔히 대사증후군이라 불리는 비만, 고혈압, 당뇨병, 고지혈증과 같은 질병은 서구적인 식생활과 불규칙한 생활 습관, 운동 부족과 스트레스 등이 복합적으로 작용하여 나타난 결과라고 할 수 있다.

유전적인 요인

통상적으로 당뇨병 발생의 30~70% 정도는 유전적 영향에 의해서 결정된다고 알려져 있다. 가족 중에 당뇨인이 있는 경우 직계 가족이 제2형 당뇨병을 진단받게 될 확률은 3.5배 더 높다. 그러나 이와 같은 연구 결과는 다른 측면에서 보자면 당뇨병의 유전적 요인이 중요하지만 동시에 역설적으로 유전적 성향이 있다 하더라도 모두 당뇨병에 걸리지 않는다는 것을 의미한다. 실제로 제2형 당뇨병은 당뇨병과 관련된 유전자가 너무 다양하고 그 영향력도 크지 않을 뿐 아니라 여러 환경적인 요인도 복합적으로 작용하는 것으로 알려져 있다.

환경적인 요인 : 바이러스 감염, 비만, 출생 시 과체중, 스트레스, 독성 물질

당뇨병은 대표적인 생활 습관병으로 알려져 있는 만큼 유전적 요인에 대해 지나치게 걱정하는 것보다는 후천적인 생활 습관을 포함한 사회 환경적 요인을 최소화하는 것이 더 중요하다. 환경적 요인으로는 바이러스 감염, 과도한 영양 섭취로 인한 비만, 출생 시 과체중, 정신적 스트레스, 독성 물질 등이 있다.

거대세포바이러스(CMV), 엡스타인-바바이러스(EBV), 콕사키바이러스(Coxsakie virus)의 감염이 인슐린 분비에 문제를 불러오거나 인슐린 저항성을 증가시켜 당뇨병을 발생시킬 수 있다. 바이러스 감염이 직접적으로 췌장의 베타세포를 손상시키거나 면역 반응이나 만성 감염 상태를 불러와 당뇨병을 발생시킨다고 생각되고 있다.

과식과 활동 부족으로 인한 비만은 당뇨병의 가장 흔하고 가장 중요한 원인이다. 지방 조직은 인슐린을 많이 소모할 뿐 아니라 지방 조직 자체에서 인슐린 작용을 방해하는 물질이 나오기 때문에 비만한 사람은 당뇨병에 걸리기 쉽다.

출생 시 체중도 중요한 요인으로 과체중이나 저체중으로 태어난 경우 성인이 되어 당뇨병이 생길 수 있다. 이는 자궁 내 영양 상태 불량이 췌장의 베타세포 미성숙을 초래하기 때문이다.

스트레스는 만병의 근원이라고 불리듯 당뇨병에서도 예외는 아니다. 스트레스 호르몬들이 인슐린의 작용을 억제하는 것으로 알려져 있다. 또한 췌장에 독성 효과를 나타내는 물질들도 환경적인 요인으로 꼽힌다. 특히 알코올은 비만의 원인이 되어 당뇨병을 초래하기도 하지만 알코올 자체가 췌장의 기능을 억제하고 인슐린 저항성을 올리기 때문에 당뇨병을 유발하는 흔한 독성 물질 중 하나다.

2차적인 요인 : 질환, 약제

드문 경우지만 뚜렷한 원인이나 원인 질환에 의해 당뇨병이 유발되기도 한다. 우선, 호르몬 분비와 관련된 내분비질환들, 즉 말단비대증, 쿠싱증후군, 갑상선기능항진증, 갈색세포종 등에 의해 당뇨병이 나타날 수 있다. 이외에도 급성 혹은 만성 췌장염의 후유증, 암으로 췌장을 절제한 경우 당뇨병이 나타날 수 있다. 폭음과 과식으로 인한 췌장의 인슐린 분비 문제도 당뇨병의 원인으로 고려할 수 있다.

우리나라의 경우 스테로이드제제의 남용도 요인으로 꼽힌다. 특히 무심코 먹는 건강기능식품이나 관절치료제 등에 포함되어 있는 스테로이드가 문제다. 감기약이나 일부 고혈압제제 등 흔하게 사용되는 치료약 중에도 혈당을 올리는 약들이 있다. 건강한 사람이라면 이런 약제들이 별 문제가 없지만 당뇨병에 대해 유전적 소인을 가지고 있다면 이와 같은 약제들로 인해 잠재되어 있던 당뇨병이 발병되거나 악화될 수 있다. 특히 피부질환과 관절염에 많이 쓰이는 스테로이드제제를 장기간 복용하게 되면 유전적으로 당뇨병과 전혀 무관한 사람도 당뇨병이 생길 확률이 커진다.

임신

많은 여성들이 임신하면서 당뇨병이 오는데, 이를 임신성 당뇨병이라고 한다. 임신으로 인한 체중 증가, 호르몬 변화, 태아에게 영양분을 더 많이 공급하려는 에너지 대사가 당 대사를 악화시키는 요인으로 작용하기 때문이다. 산모가 노산, 비만 혹은 당뇨병 가족력이 있으면 임신 중 당뇨병이 생길 가능성이 높다.

이와 같은 임신성 당뇨병은 산모뿐만 아니라 태아의 건강, 출산 시 여러 가지 문제를 야기할 수 있다. 임신성 당뇨병은 철저한 혈당 관리가 무엇보다 중요하지만 약물 복용에 제한이 있다는 것이 문제다. 또한 임신성 당뇨병의 경우 출산 후에 호전되어 정상이 되더라도 당뇨병 발병률이 높아지므로 당뇨병이 발병하지 않는지 주기적이고 지속적으로 관찰이 필요하다.

당뇨병보다 더 무서운 당뇨병 합병증

당뇨병을 두려워하는 가장 큰 이유는 당뇨병이 심각한 만성 합병증을 동반하기 때문이다. 당뇨병의 만성 합병증은 주로 혈관 손상과 관련되어 있다. 수도관에 오물이 많으면 수도관이 썩고 망가지는 것처럼 혈액 내에 당이나 지질이 많으면 혈관 손상이 발생한다. 혈관은 온몸과 모든 장기에 도달하기 때문에 신체 어느 곳에서든 합병증이 발생할 수 있다.

초기에는 자각 증상이 없다는 게 함정이다. 증상이 있어 병원을 찾았을 때는 이미 합병증이 상당히 진행된 경우가 흔하다. 일단 합병증이 일정 단계 이상 진행되면 원래 상태로 회복시키기가 어려우므로 증상이 없더라도 정기 검진을 통해 조기에 발견하는 것이 중요하다. 합병증을 완전히 예방할 수는 없지만 체계적이고 꾸준한 치료를 통해 얼마든지 발생 빈도를 낮추고 발생 시기를 늦출 수 있으므로 적극적인 자세로 꾸준히 노력해야 한다.

손발 통증 및 감각 이상

대칭성 다발성 말초신경병증이 가장 흔하며 주로 손과 발이 저리거나, 화끈거리는 증상이 나타난다. 대부분 발가락부터 시작해서 점차 위로 올라가며 손은 발에 비하여 발생이 적으나 역시 손가락부터 시작하여 점차 위로 올라가는 특징이 있다. 흔히 장갑이나 양말 모양으로 감각장애가 발생하는 경우가 많고, 심하면 몸통까지 감각장애가 발생해서 앞쪽 중앙부터 뒤쪽으로 퍼져 나간다. 대부분 처음에는 손발이 저리고 아프며 무엇에 찔리는 듯한 통증을 느끼는 경우가 많고 감각이 둔해져서 걸을 때 마치 솜 위를 밟는 것 같은 느낌이 들기도 한다. 더 진행되면 못에 찔리거나 불에 데어도 아픔을 느끼지 못하여 본인도 모르는 사이에 상처나 화상을 입는 경우도 종종 있다. 때로는 내장의 감각기능에도 장애가 나타나서 심근경색이 생겼는데도 불구하고 통증을 느끼지 못해 위급한 상황에 처할 수 있다.

망막병증과 백내장

매년 당뇨인의 5~10%에서 망막병증이 새로 발생하며, 당뇨병이 발생한 지 20년 이상 된 환자들은 대부분 망막병증을 동반한다. 당뇨병성 망막병증은 실명의 가장 많은 원인으로 당뇨인이라면 누구나 망막병증에 대한 경각심을 가져야 한다. 일단 질환이 진행되면 약물치료나 레이저치료를 해도 시력이 완전히 정상으로 돌아오지 않는다. 문제는 초기에는 아무런 증상이 없어 치료 시기를 놓치는 경우가 많다는 것이다. 정기적인 검진을 통해 조기에 진단하고 치료를 받는 것이 최선이다.

나이가 많고 당뇨병을 앓은 기간이 길며, 혈당 조절이 잘 되지 않고, 혈압이 높은 당뇨인에게 백내장 발생 위험이 증가한다. 백내장이 생기면 눈에 안개 낀 것같이 뿌옇게 보이고 더 심해지면 앞이 보이지 않게 된다. 이러한 경우 혼탁된 수정체를 빼내고 인공 수정체를 넣는 수술을 받아야 한다. 당뇨인의 경우 망막질환이 동반되고 수술 후 합병증이 발생할 위험이 있으므로 전문의와 신중히 상의해 봐야 한다.

신장 합병증

제1형 당뇨병 환자의 20~40%, 제2형 당뇨병 환자의 10~20%가 당뇨병 발병 약 15년 후에 말기 신부전증을 겪게 된다. 당뇨병성 신증은 여러 단계를 거쳐서 서서히 진행하므로 초기에 발견하여 진행을 지연시키거나, 정상으로 호전시키는 것이 매우 중요하다. 일단 당뇨병성 신증이 발병하면 치료제가 없고 어떠한 방법으로도 원상 회복이 거의 불가능하므로 무엇보다 예방이 중요하다. 1년에 1회 이상 소변의 미세알부민뇨 검사를 받는다. 미세알부민뇨가 발견되면 혈당과 혈압을 엄격히 조절하고, 미세알부민뇨를 호전시키는 치료를 받아야 한다. 당뇨병성 신장 합병증은 그 자체의 위험성 외에도, 뇌혈관 또는 심장혈관질환을 동반하는 경우가 많고 사망률이 매우 높은 질환이므로 경각심을 가져야 한다.

발기부전

현재 우리나라에서는 40세 이상 성인 남성 10명 중 1명이 발기부전일 정도로 발생 빈도가 높은데, 가장 주요한 원인은 당뇨병이다. 당뇨병으로 인해 음경으로 나가는 혈관에 장애가 생기기 때문이다. 수년간 운동요법이나, 식사요법, 약물요법 혹은 인슐린요법 등으로 혈당을 잘 조절하고 있어도 언제부터인가 부부관계에서 발기 유지가 어려워지고 시간이 지날수록 아예 시작도 힘들어지며 급기야 발기 자체가 불가능해진다. 그러므로 초기에 적극적인 치료를 받는 것이 중요하다.

족부궤양

당뇨인에게 가장 두려운 합병증 중 하나가 발가락이나 다리가 썩어 절단하는 것이다. 실제로 당뇨인은 정상인에 비하여 다리를 절단할 확률이 15배나 높으며, 다리질환으로 입원하는 경우 상처가 잘 아물지 않아 장기간 치료받는 경우가 흔하다. 당뇨인은 발의 신경이 손상되어 감각이 둔하며, 다치기 쉽고, 염증이 생겨도 잘 낫지 않는다. 심한 경우 다리가 괴사되어 절단해야 하는 상태에 이르게 된다. 병원에서 정기적으로 발 검사를 받아야 하지만, 스스로 매일 본인의 발 상태를 점검하는 것이 중요하다.

협심증과 심근경색증

당뇨병이 오래될수록 협심증과 심근경색 같은 관상동맥질환의 발생 가능성이 높아지는데, 관상동맥질환은 당뇨인의 가장 중요한 사망 원인으로 꼽힌다. 관상동맥에 동맥경화가 진행되면 심장으로 공급되는 혈류에 이상이 생겨 가슴에 통증이 발생한다. 이와 같은 협심증이 반복되면 결국 관상동맥이 완전히 막혀 극심한 통증과 함께 혈류가 공급되지 않는 부위가 썩어버리는 심근경색이 발생한다. 더욱 위험한 것은 당뇨인은 신경합병증으로 인해 협심증 증상인 가슴 통증 없이 바로 심근경색이 나타날 수 있다는 점이다. 따라서 당뇨인은 심혈관계 합병증을 예방하기 위해서라도 더욱 엄격하게 혈당 조절을 해야 한다.

뇌졸중

당뇨병에 의한 동맥경화증이 뇌혈관에 발생하면 뇌졸중이 나타날 수 있다. 흔히 중풍이라고 하는 뇌졸중은 뇌혈관이 막혀서 오는 뇌경색과 뇌혈관이 터져서 생기는 뇌출혈 등으로 나눌 수 있다. 뇌졸중은 단순한 의식장애나 반신 운동마비뿐 아니라, 감각장애, 언어장애, 보행실조, 현기증, 복시, 배뇨장애, 시야장애 및 부위에 따라 여러 증상이 복합적으로 나타날 수 있다. 때로는 마비 증상 없이 만성적인 노인성 치매가 초래되기도 한다. 뇌졸중으로 뇌경색이나 뇌출혈이 발병하면 완전히 정상으로 회복될 수도 있지만 사망에 이를 수도 있다. 일단 뇌졸중이 나타나면 우선 뇌경색인지 뇌출혈인지 감별하여 혈압이 높은 경우 혈압을 안정시키고, 뇌부종을 조절하기 위하여 약물치료를 받아야 한다.

의외의 당뇨병 합병증

당뇨병이 우리 몸에 미치는 영향은 생각보다 훨씬 광범위하다. 미처 연관 지어 생각하지 못했던 증상들도 당뇨병이 원인일 수 있다. 당뇨병 환자는 면역력이 약하기 때문에 세균 감염에 취약하다. 그래서 무좀균에도 쉽게 감염되고 약물치료를 해도 잘 낫지 않는다. 무좀은 당뇨병성 족부질환을 악화시키는 요인이므로 주의가 필요하다.

당뇨병성 신경병증으로 소화기에 관여하는 자율신경에 문제가 생기면 당뇨병 합병증으로 설사나 변비가 나타날 수 있다. 소장이나 대장의 연동 운동에 문제가 생겨 설사나 변비가 발생하기도 하고, 위장에 문제가 생겨 구토가 나타나기도 한다. 치료를 통해 일시적으로 증상이 호전될 수는 있지만 궁극적으로 완치가 쉽지 않은 합병증이다.

당뇨병 합병증을 악화시키는 동반 질환

당뇨병과 같이 동반되는 고지혈증과 고혈압은 당뇨병 합병증을 더욱 악화시킬 수 있다. 당뇨인은 일반인에 비해 고지혈증 발병률이 높아 당뇨인의 20~70% 정도에서 고지혈증이 나타난다. 고지혈증은 동맥경화증을 유발하고 고혈압, 뇌졸중, 협심증 및 심근경색증 등을 일으킬 수 있다. 고지혈증을 예방하기 위해서는 금연과 고혈압 관리가 중요하고 혈당 관리를 철저히 해야 한다.

고혈압은 혈관 관련 합병증을 촉발 혹은 악화시킬 수 있기 때문에 관리가 매우 중요하다. 당뇨인의 사망 원인은 주로 대혈관 합병증인 관상동맥심장질환, 심비대, 울혈성 심부전증, 뇌졸중, 말초혈관질환 등의 심·뇌혈관계 질환이다. 혈압 조절을 위해서 철저한 식사 관리와 운동, 금연, 절주와 같은 생활 습관 교정을 하고 항고혈압제도 복용해야 한다.

2 당뇨병, 적극적으로 관리하자

당뇨병이 나을 수 있는 병이냐고 물어본다면 안타깝게도 완치가 불가능한 병이라고 말할 수밖에 없다. 아직까지 당뇨병을 획기적으로 치료할 수 있는 방법은 없다. 약물치료로 혈당 조절이 일부 가능하지만 환자가 평소 먹는 음식과 활동량에 따라 수시로 혈당이 오르내리기 때문이다. 당뇨병에는 명의도 명약도 없다는 말이 있는 이유다. 그만큼 당뇨병은 환자 자신이 생활 습관을 교정하려고 노력하지 않으면 결코 극복할 수 없는 병이다.

때로는 당뇨병 관리를 위해 평소에 식사, 운동, 약물, 스트레스 관리를 해야 한다는 사실이 귀찮고 짜증스럽게 느껴질 수 있다. 그래서 가족의 걱정스러운 말 한마디도 간섭으로 느껴져 짜증을 내기도 하고 화가 나서 의료진의 지침을 무시하기도 한다. 그러나 당뇨병은 환자 자신의 인식과 대처 방법에 따라 예후가 얼마든지 달라질 수 있는 병이라는 사실을 기억해야 한다. 귀찮고 힘들다는 이유로 얼마든지 건강하게 잘 지낼 수 있는 병을 방치해서 심각한 장애로 이어지거나 생명마저 위태로워진다면 이 얼마나 안타까운 일인가.

당뇨병 관리를 위해 꼭 기억해야 할 목표 수치 6가지

당뇨인에게는 몇 가지 아주 중요한 숫자들이 있다. 몸이 정상적으로 잘 작동되고 있는지 또는 위험한지를 알려주는 몸의 신호로, 이 숫자들이 정상 범주에 머물고 있는지 벗어났는지 늘 확인하고 대비하는 습관을 들여야 한다.

1 공복혈당 80~120mg/dℓ

전날 저녁식사를 한 후 공복 상태가 8시간 이상 경과해서 채혈한 혈당 수치를 공복혈당이라고 한다. 일반인은 보통 100mg/dℓ 미만이며, 당뇨인은 80~120mg/dℓ 사이에서 조절되어야 한다. 그보다 낮으면 저혈당 증상이 올 수 있고, 높으면 합병증의 위험성이 커진다.

2 식후혈당 90~180mg/dℓ

식후혈당은 일반적으로는 식사 후 2시간 뒤에 측정한다. 식사 후에는 혈당이 자연스럽게 오르므로 공복혈당보다는 수치가 높은 것이 정상이다. 정상인의 식후혈당은 140mg/dℓ 이하이며, 140~200mg/dℓ는 내당능장애라고 해서 당뇨병 전단계라 부른다. 식후혈당이 200mg/dℓ 이상인 경우 당뇨병이라 할 수 있다. 당뇨인은 약물치료나 잘못된 생활 습관을 개선해 식후혈당을 180mg/dℓ 이하로 관리해야 한다.

3 당화혈색소 6.5% 이하

공복혈당이나 식후혈당은 여러 요인들에 의해 변동이 생길 수 있기 때문에 장기간의 혈당 조절 정도를 파악하기 위해서는 당화혈색소를 측정해야 한다. 당화혈색소는 최근 3개월간의 평균적인 혈당 조절 정도로 6.5% 이상이면 당뇨병으로 진단된다. 일반인의 당화혈색소 범위는 4~6% 정도이고, 당뇨인의 경우는 6.5% 이상 올라가지 않도록 주의해야 한다.

4 혈압 140/80mmHg 이하

혈관계 질환에 취약한 당뇨인에게 고혈압은 아주 흔한 합병증이다. 정상 혈압은 120/80mmHg이지만, 당뇨인은 140/80mmHg 안에서 관리하는 것이 바람직하다. 60세 이상 노인 환자는 이보다 더 높은 150/80mmHg를 목표치로 잡아도 좋다.

5 LDL 콜레스테롤 100mg/dℓ 이하

혈관을 좁게 만드는 LDL 콜레스테롤은 고혈압의 주범으로 꼽힌다. 당뇨인은 심근경색, 뇌출혈 등과 같은 심각한 심혈관계 합병증을 예방하기 위해서 LDL 콜레스테롤 수치를 100mg/dℓ 이하로 유지해야 한다.

6 중성지방 150mg/dℓ 이하

중성지방은 비만을 유발하고, 비만으로 인해 혈당 관리가 어려워지면 동맥경화, 관상동맥질환 등과 같은 혈관계 합병증이 나타날 수 있다. 중성지방 수치가 200mg/dℓ 이하인 경우 정상으로 진단하지만, 당뇨인은 150mg/dℓ 이하로 관리해야 한다.

> 알아두기

당뇨병 관리의 기본, 자가혈당검사

당뇨병이 있지만 건강하게 살기 위해서는 환자 스스로의 생활 관리가 매우 중요하다. 특히 자가혈당검사법을 잘 알고 시행하면 당뇨병 관리에 많은 도움이 된다. 자가혈당검사를 통해 스스로 식사, 운동, 약물요법이 잘 진행되고 있는지 확인할 수 있고, 이를 유연성 있게 조절할 수 있다. 또한 저혈당증과 고혈당증으로 인한 위험에도 미리 대비할 수 있다.

Q. 자가혈당검사는 언제 하나요?

매일 혹은 일주일에 1~2회 정도 일정한 시간에 측정하고, 다음과 같은 경우에 추가로 측정한다.

- 저혈당 증상이 있을 때 즉시 검사한다.
- 몸이 심하게 아플 때는 하루에 4회 이상 측정한다.
- 고혈당 증상이 있거나 운동량 변화가 있을 때 검사한다.

Q. 주의할 점은 무엇인가요?

- 채혈 전 손가락을 충분히 마사지한다.
- 손가락의 양쪽 가장자리를 찔러 채혈한다.
- 가능한 한 번에 큰 피 한 방울을 스트립지에 떨어뜨리거나 묻힌다.
- 검사 결과가 너무 낮게 나오면 다시 시행해 본다.

Q. 자가혈당 기기는 얼마나 정확한가요?

자가혈당 측정을 할 때와 병원에서 측정할 때 보통 10~15% 차이가 난다. 예를 들어, 병원에서 측정한 혈당치가 200mg/dℓ라면 자가혈당 측정 시 혈당치가 170~230mg/dℓ이면 자가혈당 기기가 정확하다고 볼 수 있다.

3 당뇨병 관리의 핵심 1 — 식습관 관리

혈당은 음식에 따라 요동친다!

제2형 당뇨병인 경우 식습관 관리만으로도 정상 혈당을 유지할 수 있다는 연구 결과가 있을 정도로 식습관 관리는 당뇨병 치료에 있어서 매우 중요하다.

많은 사람들이 당뇨병 진단을 받으면 우선 밥상을 채식으로 바꾸려고 노력하지만 채식이 당뇨병에 무조건 좋은 것은 아니다. 동물성 지방은 비만의 원인이라 당뇨병을 비롯한 대사증후군을 불러올 수 있지만 그렇다고 고기를 제한하면 건강에 더 큰 문제가 생길 수 있다.

당뇨인의 식사요법은 특정 음식을 줄이거나 제한하는 것보다 알맞은 열량을 영양소별로 골고루 섭취하는 것에 초점을 맞춰야 한다. 그래야 혈당과 혈중 지질 농도, 그리고 혈압이 정상 수준으로 유지될 수 있다. 혈당을 안정시키기 위해서는 일정한 시간에 규칙적으로 식사하고 과식을 피하는 것도 매우 중요하다.

흔히 당뇨 밥상(당뇨식)이라고 하면 당뇨인만을 위한 맛없는 환자식이라고 생각하지만 당뇨 밥상은 누구에게나 좋은 건강 식단이다. 당뇨인과 다른 가족의 식사를 따로 준비할 필요는 없다. 당뇨인에게 좋은 식단을 가족 모두가 따르다 보면 당뇨인은 물론 다른 가족들도 건강한 식습관을 자연스럽게 가질 수 있다. 당뇨 밥상은 가족 모두의 건강에 도움이 되는 건강식이다.

잘못된 식습관부터 고친다

당뇨병 진단을 받으면 많은 사람들이 당뇨병에 좋다는 식재료를 찾아본다. 그리고 열심히 그 재료를 끓여 마시고, 가루로도 먹고, 음식으로도 해 먹는다. 그러나 그보다 더 우선시되어야 할 것은 당뇨병을 발병하게 만든 나쁜 식습관을 고치는 것이다. 당뇨병은 잘못된 습관이 오랫동안 반복된 결과로 생긴 병이다. 근본적인 원인은 고치지 않고 먹고 싶은 대로 먹으면서 당뇨병에 좋다는 음식들을 추가로 더 먹어봐야 체중과 혈당을 높일 뿐이다.

지금까지 의학적으로 가장 신뢰할 수 있는 당뇨병에 대한 식사요법은 정제 탄수화물과 포화지방산 섭취를 줄이고 통곡물이나 불포화지방산, 채소 등을 많이 섭취하는 것이다. 돼지감자나 베리류 등 당뇨병에 좋다고 알려진 식품들이 있지만 이러저러한 수치가 조금 좋아졌다는 단편적인 연구들이 대부분이다. 많은 수의 당뇨인을 대상으로 한 연구는 없다는 얘기다.

아침식사를 거르지 않는 것은 건강한 식습관의 기본이다. 아침식사를 거르면 저혈당의 위험이 높아지고 간식을 많이 먹거나 점심 때 과식을 할 확률이 높아져 혈당 관리가 더 어려워진다. 꼭 밥에 반찬을 거하게 차려 먹을 필요는 없다. 일품요리든 빵이든 곡류, 어육류, 채소, 지방을 골고루 섭취할 수 있도록 재료를 다양하게 이용하면 된다.

식사 속도가 빠르면 포만감을 느끼기 전에 과식을 하게 된다. 음식을 먹은 후 포만감을 느끼는 데 최소 20분이 걸리므로 되도록 천천히 먹는다. 평소보다 많이 꼭꼭 씹고 음식을 한 번 먹고 난 다음에는 수저를 내려놓는 습관을 들이는 것이 좋다. 혼자 먹을 때보다 여럿이 함께 먹으면 대화를 나누면서 자연스럽게 식사 시간이 길어질 수 있다.

식사 시간이 불규칙하면 과식이나 폭식으로 이어지기 쉽고, 살이 쪄서 혈당이 더 높아질 수 있다. 특히 인슐린 주사를 맞고 있거나 경구혈당강하제를 복용하고 있다면 저혈당 예방을 위해 규칙적인 식사가 필수다. 식사는 일정한 간격으로 먹도록 노력해야 한다. 식사 시간이 많이 늦어진다면 적절한 간식(우유, 과일, 소량의 크래커)을 적당히 먹는다. 식사 시간이 불규칙하거나 끼니를 거르거나 스트레스를 받으면 과식이나 폭식으로 이어지기 쉽다. 일단 삼시 세끼를 규칙적으로 먹고 스트레스로 인한 폭식이라면 스트레스를 풀 수 있는 자기만의 방법을 찾도록 노력해야 한다. 취미 활동을 하거나 신체 활동을 늘려 음식에 대한 욕구를 줄이는 것도 방법이다.

처음부터 완벽할 수 없다! 한 끼부터 시작한다

뒤에서 당뇨 밥상을 자세하게 소개하겠지만 하루아침에 지금까지 먹어왔던 방식을 바꾸는 것은 쉽지 않다. 지금까지 먹어왔던 맛있는 음식을 먹을 수 없게 됐다고 우울해하거나 스트레스 받을 필요도 없다. 당뇨 밥상이 맛없다는 것은 편견에 불과하다. 얼마든지 좋아하는 음식을 맛있고 건강하게 먹을 수 있다. 당뇨 밥상은 먹는 즐거움을 빼앗는 밥상이 아니라 혈당 걱정 없이 살 수 있게 해주는 건강한 밥상이라고 생각해 보자.

처음부터 지나치게 까다롭게 당뇨 식단에 얽매일 필요는 없다. 오히려 지나치게 식단에 엄격하면 스트레스가 커져 식사요법을 오래 지속할 수 없거나 이와 같은 스트레스가 혈당에 더 안 좋은 영향을 미칠 수 있다. 실제로 관리 지침을 따르지 못하는 경우 자신에 대한 분노와 무기력감이 커지면서 점차 우울감이 커지는데, 이와 같은 우울감이 혈당 관리를 더 어렵게 만든다.

천리 길도 한 걸음부터다. 우선 한 끼부터 바꿔보자. 한 끼라도 준비해서 먹어 보면 식사가 얼마나 혈당 관리에 중요한 영향을 미치는지 깨닫게 된다. 한 끼부터 시작하면 처음부터 완벽하게 바꾸려고 할 때 오는 저항감과 스트레스로부터도 벗어날 수 있다. 그렇게 한 끼씩 바꿔 나가다 보면 어느덧 습관처럼 몸에 배어 평생 당뇨 걱정 없이 살 수 있게 될 것이다.

4 당뇨병 관리의 핵심 2 — 규칙적인 운동

운동은 혈당을 안정시키고 합병증을 예방한다

규칙적이며 적절한 운동은 당뇨병 관리에 있어 매우 중요하다. 적절한 운동은 혈당 조절과 체중 조절에 도움을 줄 뿐 아니라 합병증 예방에도 반드시 필요하다. 특히 혈중 지질을 감소시켜 혈관 합병증의 위험을 덜어준다. 실제로 연구 결과에 따르면 운동을 하면 공복혈당이 30 mg/dℓ, 식후 2시간 혈당이 70mg/dℓ 정도 떨어지는 효과가 있다.

꾸준한 운동은 포도당 대사를 호전시킬 뿐 아니라 근육량을 증가시켜 인슐린 감수성도 높인다. 인슐린 감수성이 높아지면 인슐린이 보다 효과적으로 혈당을 떨어뜨리기 때문에 혈당 조절에 도움이 된다. 운동으로 인한 인슐린 감수성 증가 효과는 운동 후 72시간까지도 유지되므로 최소 72시간(3일) 간격으로 운동을 반복하는 것이 좋다.

운동으로 얻을 수 있는 효과

- 인슐린 효과가 증가되어 혈당을 낮춘다.
- 혈압 조절에 효과적이다.
- 나쁜 콜레스테롤을 줄여 주고, 좋은 콜레스테롤을 증가시킨다.
- 동맥경화증을 호전시켜 혈관 합병증의 위험 요소를 줄여 준다.
- 체중 조절에 도움이 된다.
- 심폐능력을 강화시킨다.
- 혈액순환을 개선시킨다.
- 스트레스를 해소하는 데 도움이 된다.
- 체력이 향상된다.
- 몸과 관절의 유연성을 유지하게 한다.

어떤 운동을 해야 할까?

운동은 크게 전신 지구력을 향상시키기 위한 걷기, 달리기, 자전거 타기, 수영 등과 같은 유산소운동과 아령운동, 밴드운동, 웨이트트레이닝 등과 같은 근력운동으로 나눌 수 있다. 당뇨인에게는 주로 걷기, 달리기, 수영 등과 같은 유산소운동을 권장하는데, 유산소운동이 혈당을 낮추는 효과가 있기 때문이다. 하지만 근력이 향상되면 인슐린 감수성이 증진되어 혈당 조절이 더 잘 되므로 유산소운동과 근력운동을 함께 하는 것이 좋다.

진료실에서 환자들에게 "어떤 운동을 하는 것이 좋아요?" 같은 질문을 많이 받는데, 가장 중요한 것은 매일 규칙적으로 언제 어디서든 쉽게 할 수 있는 운동을 선택하는 것이다. 운동할 시간을 따로 내기 어렵다면 일상에서 운동을 생활화하는 것도 좋다. 출퇴근시간에는 반드시 걷는다든가, 엘리베이터를 타지 않고 계단을 이용한다든가, 매일 일정한 시간에 체조를 한다든가, 일주일에 3~4회씩 자전거를 탄다든가 하면서 자신의 당뇨병 상태와 각자의 취미와 흥미에 따라 선택해서 운동을 즐기는 것이 좋다.

운동을 얼마나 해야 할까?

운동은 가능한 한 비슷한 시간대에 실시하는 게 좋다. 저혈당을 예방하면서 효과적으로 혈당을 낮추기 위해 혈당이 많이 올라가는 식사 후 30분~1시간이 지나고 하는 것이 좋다. 꼭 그 시간이 아니더라도 자신에게 적합한 시간대를 정해 꾸준히 운동하는 것이 중요하다. 공복 상태일 때는 피하는 것이 좋으나 만약 이른 아침에만 시간을 낼 수 있다면 간식을 먹고 하면 된다.

인슐린 주사를 맞고 있다면 좀 더 주의가 필요하다. 인슐린의 효과가 최소이고 혈당이 높아졌을 때 운동을 하는 것이 좋으므로 인슐린을 주사하고 1시간 이상 지난 후 한다. 이때 인슐린 주사 부위의 근육운동은 피한다.

운동 강도는 어느 정도가 좋을까?

운동은 일시적으로 해서는 효과를 기대할 수 없으므로, 1시간에 200~300kcal 이상 소비할 수 있는 운동을 매일 지속적으로 실시한다. 무리한 운동은 오히려 몸을 해칠 수 있으므로 산책, 조깅, 맨손체조, 자전거 타기 등 가벼운 전신운동을 숨이 조금 찰 정도의 강도로 하루에 30~60분 정도씩 실시하면 적당하다. 예를 들어, 매일 30분 정도 빠른 속도로 걷거나, 30분 정도 자전거를 타거나, 30분가량 테니스를 친다. 처음부터 무리하지 말고 격일로 시작해서 차츰 적응이 되면 횟수를 늘려 주 5회 이상 실시한다.

당뇨인은 반드시 운동을 해야 하지만 다음 사항을 읽어 보고 주의하도록 하자.

- 너무 격렬하게 운동을 하면 혈당강하제를 사용하는 환자에서는 저혈당이 올 수 있다.
- 운동 전후 혈당검사를 하여 저혈당을 예방한다. 운동 전 혈당이 100 mg/dl 이하이면 약간의 탄수화물을 섭취하고 운동한다. 300mg/dl 이상이면 혈당 조절 후 운동을 시작한다. 혈당이 조절되지 않는 상황에서 등산, 수영 등 격렬한 운동을 하면 오히려 혈당이 더 올라가므로 처음에는 가벼운 산책부터 시작한다.
- 공복 시 운동이나 장시간 산행은 피한다.
- 신장이나 눈 합병증이 있는 경우 정도에 따라 운동 방법을 달리해야

하므로 주치의와 상의한다.
- 몸이 아플 때는 충분한 휴식을 취한다.
- 시력장애가 심한 경우 부상의 우려가 있으므로 주의한다.
- 심장질환이 있거나 호흡 곤란이 있는 경우 주의한다.
- 면양말과 편안한 운동화를 착용하고 운동 전후 발의 상태를 잘 살핀다.
- 운동할 때는 당뇨 인식표와 저혈당 간식을 지참한다.
- 운동으로 칼로리가 많이 소모되었다고 음식물을 많이 섭취하지 않는다. 운동으로 소모되는 칼로리의 양은 의외로 적다.

운동 종목	운동량	운동 종목	운동량
산보	28분	수영	10분
속보	10분	스키	14분
등산	24분	골프	19분
계단 오르기	120계단	탁구	24분
제자리 뛰기	10분	볼링	16분
달리기	12분	배드민턴	12분
윗몸일으키기	18분	테니스	15분

100kcal를 소모하는 운동량

당뇨병 관리의 핵심 3 — 스트레스 관리

스트레스를 받으면 혈당이 치솟는다

누구도 스트레스로부터 완전히 벗어난 생활을 할 수 없다. 적당한 스트레스는 정상적인 것으로 때로는 삶의 활력소가 되기도 하니 크게 걱정할 필요는 없다. 다만, 스트레스가 감당하기 어려울 정도로 커지거나 거의 항상 스트레스에 시달리는 만성 스트레스 상태라면 주의를 기울여야 한다. 우리 몸의 대사 균형이 깨져서 당뇨병이 생기거나 악화될 수 있기 때문이다.

스트레스 호르몬이 혈당을 올린다

스트레스 상황에 처하면 우리 몸은 다양한 호르몬들을 분비하는데 그 호르몬들이 혈압을 올리고 심장 박동을 빠르게 할 뿐만 아니라 인슐린의 수치를 낮추거나 작용을 방해하여 고혈당을 초래한다. 심한 스트레스를 방치하면 스트레스로 인해 혈당이 상승하고 그것이 또 다른 스트레스를 초래하여 다시 혈당이 올라가는 악순환에 빠질 수 있다.

스트레스 자체가 혈당 수치를 위협하기도 하지만 스트레스 상황에서는 무절제한 행동을 하기 쉽다는 것도 문제다. 스트레스로 인한 과식이나 폭식도 혈당 수치를 흔드는 요소지만 스트레스가 극심하면 당뇨병 관리에 있어서 가장 중요한 음식, 운동, 인슐린 투여나 약물 복용을 거부하거나 심지어 의사의 지시나 처방을 무시하는 일도 생긴다. 스트레스는 누군가에게 조언을 듣는다고 해결되지 않으므로 스스로 스트레스의 원인을 객관적으로 바라볼 수 있어야 하며 스트레스를 해결할 수 있는 방법을 찾도록 노력해야 한다.

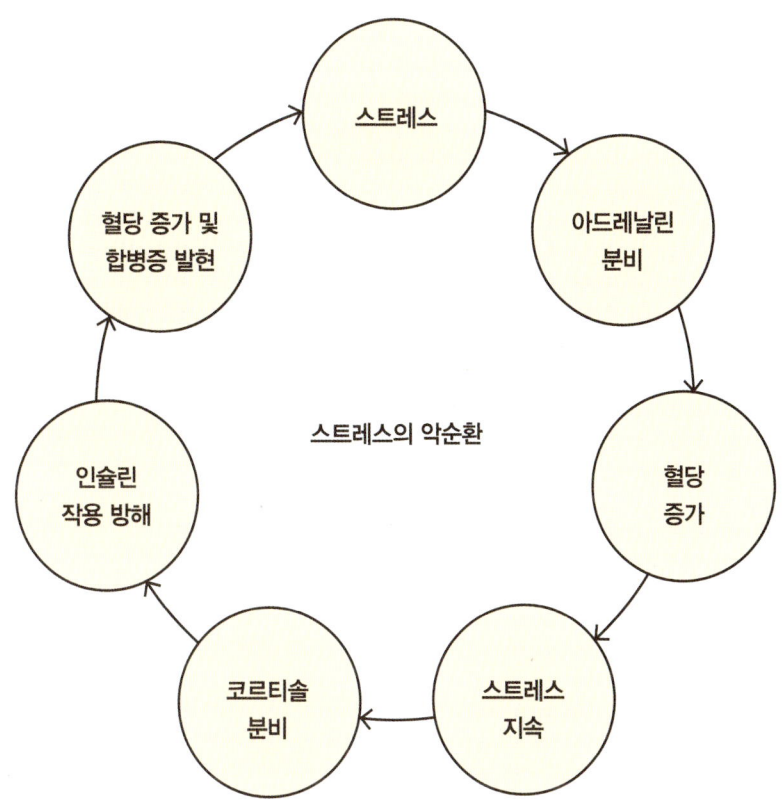

당뇨병을 스트레스가 아닌 건강 관리의 기회로 삼자

당뇨인들은 다른 사람들도 겪는 일상적인 스트레스 외에도 당뇨병을 관리하는 과정 속에서 다음과 같은 다양한 스트레스에 노출될 수 있다.

- 시간에 맞추어 식사해야 하는 것
- 당뇨병에 대해 배워야만 하는 것
- 단것을 먹고 싶은 욕망을 조절하는 것
- 가족이나 주변 사람들이 병에 대해 알게 되는 것
- 체중에 대한 염려
- 전반적인 건강 상태에 대한 염려

- 혼자 운전하는 것
- 운동하면서 느끼는 어려움
- 가족에게 부담이 된다는 것을 느끼는 것

그러나 중요한 것은 이러한 스트레스가 누구에게나 똑같이 생기는 것은 아니라는 점이다. 자신의 당뇨병을 어떻게 받아들이는가, 어떠한 마음으로 당뇨병 관리를 하고 있는가, 실제로 얼마나 당뇨병 관리를 잘하고 있는가에 따라서 당뇨병 관리의 과정이 크나큰 스트레스가 되기도 하고, 그렇지 않을 수도 있다. 이미 자신에게 생겨난 당뇨병을 기꺼이 받아들이고, 당뇨병은 생활 속에서 스스로 관리할 수 있는 병이라는 사실을 인지하고 당뇨병 관리 지침에 따른 바람직한 생활 습관을 가지도록 노력한다면 당뇨병이 오히려 본격적인 건강 관리의 기회가 될 수 있다.

알아두기

당뇨인 가족은 환자를 어떻게 대해야 할까?

당뇨병 환자와 마찬가지로 환자 가족들도 간접적이나마 당뇨병을 받아들이고 이에 적응하는 과정이 필요하다. 가족 중에 환자가 있다는 것 자체가 가족에게 큰 부담이고, 이에 따른 역할도 필요하다. 그러나 가족이 당뇨인에게 도움을 주고자 하는 노력이 오히려 당뇨인에게는 방해가 되기도 하고 갈등을 일으키기도 한다.

가족이 당뇨병에 대해 잘 알지 못하면 당뇨병을 대수롭지 않게 생각해서 결과적으로 환자에게 아무런 도움을 주지 못하거나, 반대로 지나치게 환자 취급을 하며 과잉보호를 할 수 있다. 환자가 열심히 관리하지 않으면 환자보다 가족이 불안해져서 참견과 잔소리가 늘어나 갈등을 야기하기도 하고, 가족이 무관심하거나 방임하여 환자를 서운하게 하거나 소외감을 주면 환자가 생활 관리에 의욕을 잃고 또 다른 심리적 어려움을 겪을 수 있다. 가족은 환자가 스스로 관리하도록 곁에서 관심을 가져주고 스스로 더 열심히 관리하도록 도와주는 조력자라는 생각을 하고 그 역할을 잘 하기 위해 노력할 필요가 있다.

당뇨병을 관리하다 보면 당뇨인과 가족 사이에 감정적 문제가 발생하기도 한다. 그런 경우 대화로 풀어가는 것이 무엇보다 중요하다. 그러면서 오히려 가족 간의 관계가 돈독해지기도 한다. 실제로 환자와 그 가족들이 함께 상담하다 보면 이전보다 가족관계가 더욱 친밀해지는 경우가 많다. 갈등이 잘 해결되지 않는다면 전문가를 찾아 가족상담을 받아보는 것도 생각해 보자.

6 당뇨병에 영향을 주는 그 외 생활 관리

당뇨병 관리에는 식습관, 운동, 스트레스가 매우 중요하지만 이외에도 다양한 요소들이 당뇨병의 발생과 악화에 영향을 미친다. 우선, 가장 중요한 것은 적절한 체중 유지다. 더불어 술을 줄이고 담배를 끊어야 한다. 간과하기 쉽지만 평소 발 관리도 매우 중요하다.

적절한 체중을 유지하자

비만은 당뇨병을 발생시키는 가장 흔하고, 가장 중요한 원인이다. 또한 본인의 의지에 따라 얼마든지 조절할 수 있기 때문에 더욱 중요하다. 비만은 쉽게 말해 몸 안에 지방량이 늘어나는 것이다. 지방 조직은 인슐린을 많이 필요로 할 뿐 아니라 인슐린의 작용을 방해하는 지방산을 방출하기 때문에 혈당 관리에 악영향을 미친다. 실제로 국내 제2형 당뇨병 환자 10명 중 7명이 과체중이거나 비만이라고 발표된 바 있다. 또한 미국 통계에 따르면 경도 비만증 환자의 당뇨병 발생 위험은 일반인의 2배이며, 중등도 비만은 5배, 심한 비만은 무려 10배 이상으로 높다.

당뇨인은 비만할수록 혈관계 질환 합병증에 걸릴 위험성이 커진다. 기본적으로 당뇨인은 혈액 속에 당이 많아 혈관이 막히는 합병증이 생길 가능성이 높은데 비만하기까지 하면 지방세포에서 나오는 나쁜 물질까지 합세해 상태를 더욱 악화시킨다. 적절한 체중을 유지하는 것은 당뇨병 관리의 기본이라고 할 수 있다.

간혹 당뇨병을 급격하게 살이 빠지는 병으로 생각해 일부러 체중을 뺄 필요는 없다고 생각하는 환자들이 있다. 하지만 당뇨인이 급격히 체중이 빠지면 심각한 고혈당 상태를 의심해 봐야 한다. 평상시 웬만큼 혈당 조절이 되고 있을 때는 방심하기 쉬워 오히려 살이 찌는 경우가 많다. 그러니 혈당 관리가 잘 되고 있을 때도 항상 체중 관리에 신경 써야 한다.

살을 얼마나 빼야 할까?

그렇다면 체중을 얼마나 줄여야 할까? 당뇨인은 3개월에 2kg 정도만 감량해도 혈당 조절이 훨씬 수월해지므로 체중 감량 목표를 무리하게 세우지 않도록 한다. 가장 바람직한 체중 감량 목표는 3~6개월에 걸쳐 자기 체중의 5~10% 정도를 서서히 감량하는 것이다. 당뇨인은 단기간에 급하게 살을 빼지 않아야 한다. 굶다시피 하며 다이어트를 하면 자칫 저혈당 쇼크에 빠질 수도 있고, 당뇨인 중엔 노년층이 많기 때문에 뼈와 근육이 약해져서 부상이나 골절 등 다른 건강상의 위험에 처할 수 있다.

당뇨인이 체중을 감량해야 할 때는 표준체중, 적정체중 등을 목표로 삼으면 된다. 표준체중을 구하는 공식은 다음과 같다.

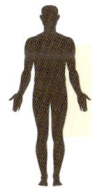
표준체중(남성) = 키(m) × 키(m) × 22

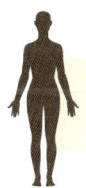
표준체중(여성) = 키(m) × 키(m) × 21

키가 170㎝인 남성이 위의 공식에 대입하여 표준체중을 구하면 1.7×1.7×22=63.58kg이고, 160㎝인 여성이라면 1.6×1.6×21=53.76kg이다. 자신의 나이와 몸무게를 비교했을 때 표준체중이 너무 낮다고 생각될 수 있다. 표준체중은 젊은 층에게 적당한 목표 체중이다. 중년이 넘으면 자기 관리를 잘한다고 해도 표준체중을 유지하는 것이 어렵다. 체중 감량이 스트레스가 되어 오히려 혈당 관리를 힘들게 할 수 있으므로, 표준체중보다는 '적정체중'을 목표로 체중 감량을 하는 것이 보다 현실적이다. '적정체중'이란 지금의 체중보다 5~10% 줄인 체중이다.

적정체중 = 현재 체중 − (체중 × 0.05~0.1)

예를 들어 체중이 80kg인 170㎝의 당뇨인의 경우 80kg의 10%인 8kg을 감량한 72kg이 적정체중이다. 적정체중까지 감량한 다음 이 몸무게를 유지하는 것을 생활 관리의 목표로 삼으면 된다. 물론 그 이상 감량이 가능하다면 더 빼도 좋지만 더 이상 체중이 내려가지 않는다면 굳이 표준체중에 연연하지 말고 적정체중을 유지해도 좋다는 뜻이다.

표준체중과 적정체중 외에 중년층 이상은 20대 때의 몸무게에서 20% 이상 증가하지 않는 것을 체중 관리의 목표로 삼아도 좋다. 예를 들어 20대에 50kg 정도가 나갔던 중장년층의 여성이라면 60kg 정도로 체중을 유지하면 무난하다. 약간의 체중 감량으로도 혈당 관리에 큰 도움이 되므로 현실적인 감량 목표를 세우는 것이 중요하다.

> **알아두기**

체중이 적으면 안심? 허리둘레에 주의하라!

비만은 제2형 당뇨병의 가장 큰 원인 중 하나지만 주변을 보면 정상 체중인데도 당뇨병으로 진단을 받는 '마른 당뇨인'들이 많다. 마른 당뇨인들의 체형을 보면 대부분 팔다리는 날씬하고 배만 올챙이처럼 볼록 나와 있다. 이는 배 속에 내장지방이 쌓여 있기 때문이다. 내장지방은 인슐린 작용 방해 물질을 생성하기 때문에 당뇨병을 유발하며 각종 성인병의 원인이 된다.

체중이 정상 범위라도 내장지방이 많으면 인슐린 작용이 저하되므로 허리둘레에 주의를 기울여야 한다. 당뇨인은 키와 몸무게에 상관없이 남성의 경우 90㎝(36인치), 여성은 80㎝(32인치) 이하로 허리둘레를 관리해야 한다. 체중이 정상이라도 허리둘레가 기준 이상이라면 유산소운동과 식사요법으로 허리둘레를 줄여야 한다. 허리둘레를 정확하게 측정하기 위해서는 양발을 25~30㎝ 정도 벌리고, 힘을 빼고 양팔을 벌린 상태에서 맨 아래쪽 갈비뼈와 골반뼈 중간쯤, 배꼽 위의 둘레를 재면 된다.

최선은 금주, 차선은 소량의 음주

당뇨교실이나 외래에서 만나는 환자들이 흔히 물어보는 질문들 중의 하나가 음주와 흡연에 대한 것이다. 막연히 음주와 흡연은 절대로 안 된다고 생각하는 환자도 있고, 담배는 백해무익하지만 적당한 음주는 무방하다고 생각하는 환자도 있다. 심지어 병원이나 약국에서 처방하는 약물이나 인슐린 등의 치료를 받고 있으면 음주나 흡연을 해도 괜찮다고 생각하는 환자도 있다. 더군다나 우리나라는 사회적으로 음주에 대해 관대한 경향이 있어서 환자 자신뿐 아니라 가족, 의료인들까지 음주에 대한 경각심이 부족한 것이 큰 문제다. 이제부터라도 음주 문제를 심각하게 받아들이고 어떻게든 해결하려고 노력해야 한다.

음주가 당뇨병을 악화시킨다

기본적으로 술은 당뇨병 자체를 악화시킨다. 술은 영양소가 들어 있지 않은 고열량 식품이기 때문에 더 많은 인슐린 분비를 요구하여 췌장의 베타세포에 많은 부담을 준다. 또한 알코올은 체내에서 지방산의 합성을 증가시켜서 인슐린 저항성을 일으키고, 당뇨병성 신경병증, 당뇨병성 미세혈관 합병증(망막증, 신증) 및 동맥경화증(중풍, 심장병) 등의 당뇨병 합병증도 증가시킨다. 당뇨인은 간장이 나쁜 사람이 많은데 기본적으로 술은 당뇨인의 간장에 매우 나쁘며, 더 나아가 간경변증이나 지방간을 유발할 수 있다. 특히 설포닐요소제의 경구혈당강하제를 복용하는 당뇨인은 음주 후에 저혈당이 올 수 있고, 바이구아나이드제는 젖산혈증(혈액 속의 대사 이상)을 유발하여 생명이 위독해질 수 있다.

조금은 마셔도 될까?

소량의 음주는 인슐린 감수성을 개선시킨다는 연구 결과가 애주가들의 핑계가 되기도 하지만 우리나라의 음주 문화를 봤을 때 소량의 음주란 현실적으로 불가능에 가깝다. 일단 한 잔을 마시면 거기서 끝내기 어려우므로 아예 술을 입에 대지 않는 것이 '절제적 음주'의 현실적인 해법이다.

또 다른 애주가들의 핑계도 있다. 맥주와 청주에는 당분이 함유되어 있어 당뇨병에 좋지 않지만 소주나 위스키는 당분이 없기 때문에 마셔도 된다는 주장이다. 예전에는 어느 정도 통용되었지만 당뇨병에 영향을 미치는 것은 단순히 당분 함량만이 아니다. 당뇨병 식사요법은 영양소의 균형을 맞추면서 최저칼로리를 섭취하는 것이다. 그런데 알코올은 주종에 상관없이 영양소가 없는 고칼로리 식품이다. 또한 과음을 하면 당뇨병의 식사 원칙을 따르지 않고 음식을 먹거나 다음 날까지 식사에 영향을 미치기 때문에 당분이 들어 있지 않은 주종이라고 해도 일정량 이상 마시는 것은 금물이다. 그러나 당뇨인마다 처한 환경이 다르므로 의사와 상담하도록 한다.

술, 마신다면 이런 점에 주의한다

술은 마시지 않는 것이 최선이지만, 부득이하게 술을 마셔야만 하는 상황이라면 다음 사항들은 반드시 지키도록 한다.

- 술은 공복 상태에서 마시지 말고, 천천히 마신다.
- 남성은 2잔, 여성은 1잔 이내로 마신다. 1잔은 소주 1잔(50cc), 맥주 1잔(200cc), 막걸리 1잔(200cc) 기준이다.
- 가능한 한 알코올 함량이 낮은 술을 선택하고, 알코올 함량이 높은 술은 물이나 얼음을 넣어 희석하여 마신다. 설탕이 많이 함유된 과실주는 마시지 않는 것이 좋다.
- 안주는 식사량 범위 내에서 먹는다.
- 만약의 경우를 대비하여 당뇨인임을 나타내는 '당뇨 인식표'를 지참한다. 이는 간혹 저혈당에 빠진 위험한 상황이 술에 취한 상태로 오인될 수 있기 때문이다.
- 경구혈당강하제를 복용하고 있거나 인슐린 주사를 맞는 경우 술 마신 다음 날 아침 저혈당의 위험이 올 수 있으므로 혈당검사와 아침 식사를 거르지 않도록 한다.

당뇨인은 무조건 금연한다!

이미 많은 연구에서 합병증이 있는 당뇨인은 반드시 금연을 해야 한다고 밝혀져 있다. 동맥경화증은 혈압이 상승하거나 혈액 속에 지방(콜레스테롤, 중성지방)이 증가하여도 촉진되지만 담배도 주요 원인이다. 담배는 특히 심장으로 가는 관상동맥의 동맥경화를 촉진시키는데, 니코틴이 직접 혈관을 수축시켜 혈관질환을 유발, 악화시킬 수 있다. 당뇨인에게 흡연은 불난 집에 기름을 들이붓는 격이라고 할 수 있다. 당뇨인에게 적당한 흡연은 없다. 적극적인 금연이 필요하다.

혈당 조절 자체에만 초점을 맞춰 지나치게 엄격하게 살 필요는 없지만, 그렇다고 삶의 질 향상이라는 이유로 흡연이나 음주를 용납해서는 안 된다. 금연과 금주는 행복을 추구하는 기본권을 박탈하는 제한이 아니라 행복을 추구하는 여러 가지 방법들 중의 하나를 선택하는 것이라고 생각해야 한다.

간단한 발 관리로 끔찍한 불행을 예방한다

당뇨병 유병기간이 길어질수록 당뇨병성 족부질환, 즉 당뇨발의 위험도가 높아진다. 티눈, 무좀, 발톱무좀, 굳은살, 궤양, 건조증, 가려움증 등 발의 여러 문제점을 빨리 발견하고 이를 치료해서 궤양으로 발전하지 않도록 주의해야 한다. 매일 발을 관찰하여 상처나 다른 질환 등이 생기지 않았는지 확인하고, 상처가 있다면 늦어도 48시간 이내에 치료받도록 한다.

발 관리를 잘못하면 당뇨병성 괴저와 같은 족부질환으로 발을 절단하는 불행한 상황에 처할 수도 있다. 그러나 몇 가지의 요령을 숙지해서 실천한다면 이러한 불행을 예방하는 것이 어렵지 않다.

건강한 발 관리를 위한 매일 습관

- 매일 규칙적으로 발을 움직이며 운동하는 것이 좋다.
- 매일 발가락 사이와 발 표면을 관찰하고 이상이 있으면 즉시 병원을 찾는다.
- 자극이 적은 비누와 미지근한 물로 매일 씻고 발가락 사이에 물기가 남지 않도록 잘 말린다.
- 적당한 보습크림이나 로션을 발라 발이 지나치게 건조해지지 않도록 한다. 단, 발가락 사이는 제외하고 바른다.
- 양말을 신어 발을 보호한다. 꽉 조이는 양말은 피하고, 땀 흡수가 잘 되는 양말을 선택한다. 특히 맨발로 다니는 것은 위험하므로 절대 금물이다.
- 신발을 신을 때 매번 털어서 신는다. 신발 안에 이물질이 들어갔을 경우 발에 상처가 날 수 있다.
- 발에 잘 맞는 편안한 신발을 신는다. 너무 꼭 죄는 신발이나 새 신발을 신으면 발의 혈액순환이 나빠져서 좋지 않다.
- 발톱은 일자로 넉넉히 자른다. 둥글게 자르면 발톱이 살을 파고 들 수 있다.
- 발에 뜨거운 물주머니, 전기장판, 찜질팩을 사용하지 않는다.
- 사마귀, 티눈, 굳은살을 약이나 칼로 제거하지 않는다.

혈당 잡고 합병증 예방하는 당뇨병 관리 10계명

1 자가혈당 측정을 생활화한다

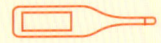

혈당은 약물치료를 받아도 하루에도 수시로 변한다. 식사나 운동, 스트레스 등이 혈당에 많은 영향을 미치기 때문이다. 혈당을 잘 조절하기 위해서는 자신의 혈당을 스스로 체크하며 혈당 변화의 원인을 확인하고 늘 주의를 기울여야 한다.

2 고혈압 관리에 힘쓴다

혈액 속에 당이 많으면 혈관이 손상되기 쉬워 당뇨인들은 고혈압 등 혈관계 질환에 취약하다. 고혈압을 예방하거나 개선하기 위해 체중 관리, 저염식, 규칙적인 운동을 생활화하고 스트레스와 술, 담배를 멀리해야 한다.

3 식사요법을 잘 실천한다

혈당은 먹은 음식에 영향을 많이 받기 때문에 당뇨병에 있어서 식사요법은 매우 중요한 치료법이다. 하루 세끼를 규칙적인 시간에 5대 영양소를 고루 섭취할 수 있는 음식으로 천천히 꼭꼭 씹어 먹는다. 중요한 것은 이런 건강한 식습관을 꾸준히 실천하여 평생 지켜나가는 것이다.

4 규칙적으로 운동을 한다

운동은 혈당 조절을 도와주고 몸의 면역력을 키워주기 때문에 당뇨병 환자에게 매우 중요하다. 일주일에 3~5회 이상 유산소운동과 근력운동을 병행한다. 유산소운동은 혈당을 낮추는 데 효과적이고, 근력운동은 혈당 조절 능력을 키우는 데 도움이 된다.

5 적정체중을 유지한다

제2형 당뇨병에서 비만은 가장 큰 원인으로 꼽힌다. 지방 조직이 인슐린 저항성을 키워 혈당 조절 능력을 떨어뜨리기 때문이다. 체중이 정상 범위를 벗어난다면 적절한 식사요법과 운동으로 체중 감량을 한다. 한 달에 0.5~1kg의 체중 감량을 목표로 삼고 적정체중이 될 때까지 감량한다.

당뇨병은 아직까지 원인도 명확하게 밝혀지지 않았고 완치 방법도 없다.
하지만 한 가지 확실한 것은 관리만 잘하면 평생 건강하게 살 수 있다는 점이다.
성공적인 당뇨병 관리를 위해 매일매일 실천하자.

---

6 약물요법을 잘 실천한다

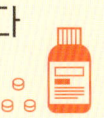

의사에게 처방 받은 약물을 충실히 복용하고, 자의로 약물을 바꾸거나 마음대로 투약 규칙을 바꾸지 않는다. 약을 바꿀 때는 반드시 주치의와 상의하여야 한다.

7 정기검진을 빼먹지 않는다

1년에 1~2회 전반적인 상태와 합병증 예방을 위한 검사를 받고, 3개월에 한 번씩 병원에서 혈당검사(당화혈색소 등)를 받는다. 혈당검사를 한다고 일부러 식사량을 조절하거나 하면 정확한 결과를 얻을 수 없으므로 평소 생활 그대로 유지한 채 검사받도록 한다.

8 저혈당에 주의한다

저혈당 증상에 적절하게 대처하지 않으면 부상이나 후유증을 입거나, 심한 경우 사망에 이를 수 있다. 당뇨병 관리 원칙을 잘 실천한다면 저혈당을 예방할 수 있으며, 만일의 경우를 대비해 '당뇨 인식표'와 사탕이나 설탕 등 저혈당 응급식품을 늘 지니고 다닌다.

9 스트레스를 잘 관리한다

아무리 혈당 관리를 잘하고 있어도 스트레스가 심하면 혈당이 오를 수 있다. 규칙적인 생활과 식습관으로 몸이 최대한 스트레스를 받지 않도록 하고, 자신만의 스트레스 해소법을 찾아 평소 스트레스 관리에 신경 써야 한다.

10 발을 잘 살핀다

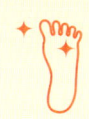

당뇨병 유병기간이 길어질수록 당뇨병성 족부질환의 위험도가 높아진다. 발에 문제가 생겼을 때 빨리 발견하고 병원에 가서 치료받는 것이 중요하다. 매일 발을 관찰해서 상처나 다른 질환이 생기지 않았는지 확인하는 습관을 들인다.

PART 2

최고의
당뇨병 명의는
건강한 밥상이다

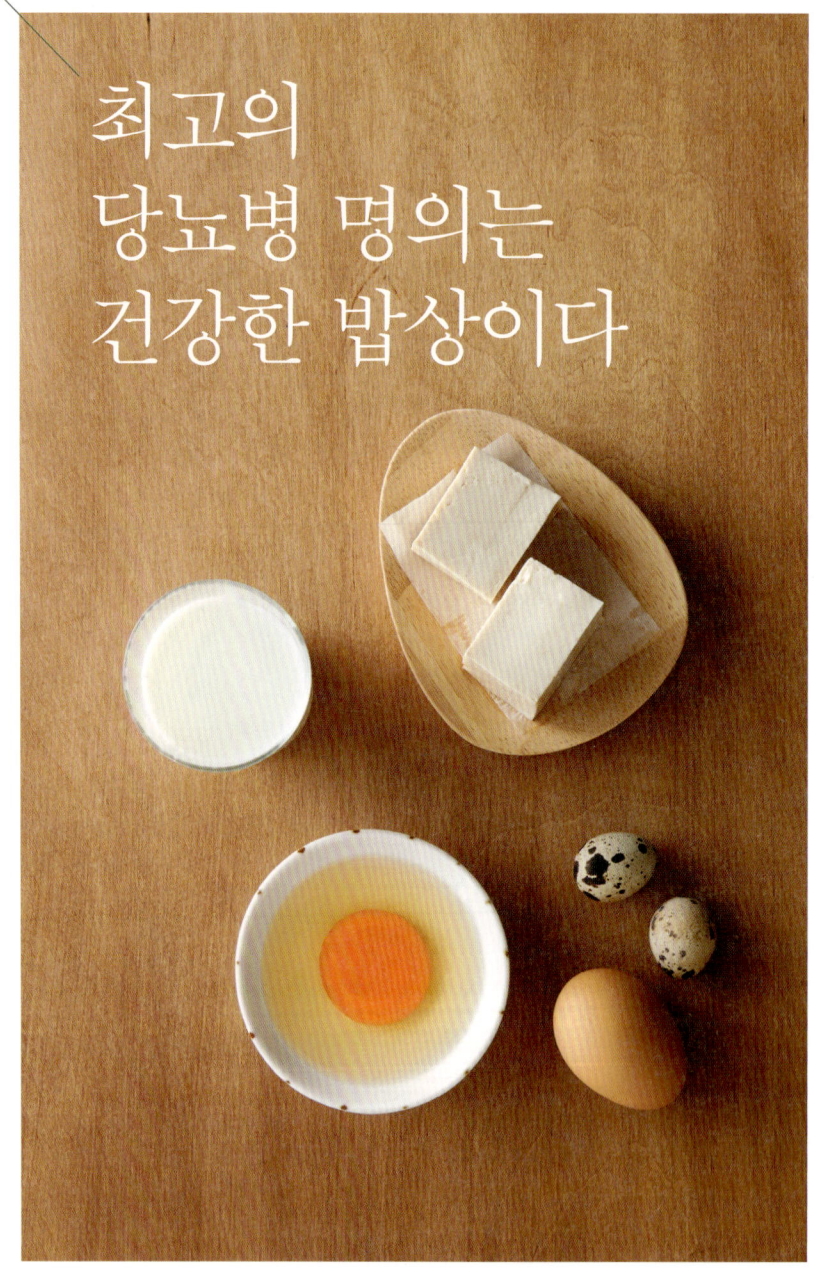

건강한 식습관은 건강한 밥상에서 시작한다.
건강한 밥상은 당뇨병을 관리하는 원천 기술이다.
당뇨 밥상은 혈당 관리는 물론 무시무시한 당뇨병 합병증을 예방하며,
약물요법과 운동요법의 효과를 높이는 역할을 한다.
당뇨 밥상은 당뇨인의 삶의 질을 개선시켜 준다.

1 당뇨병에 좋은 '기적의 식품' 있다?!

당뇨병 치료하는 기적의 식습관 있다?!

최근 각종 건강 프로그램에서 하루가 멀다 하고 당뇨병에 좋은 음식과 안 좋은 음식을 소개하고 있다. 매스컴에서 소개하는 당뇨병에 좋다는 음식이 과연 효과가 있는 걸까? 답은 '글쎄요.'다.

당뇨병에 좋다는 어떤 음식을 먹었을 때 일시적으로 혈당 관리가 될 수도 있지만 지속적인 혈당 관리에 도움이 되었다는 연구 결과는 아직까지 없다. 이 말은 당뇨병을 치료하는 '기적의 식품'은 없다는 뜻이다. 그러나 정상 수치에 가까운 혈당을 유지하고, 당뇨인에게 가장 무서운 당뇨병 합병증을 예방하는 '기적의 식습관'은 있다.

사람은 생명 유지와 활동을 위해 다양한 영양소가 공급되어야 한다. 매일 먹는 식품과 음식으로 영양소 공급을 하게 된다. 음식의 종류, 섭취량, 흡수 속도, 식사 시간과 간격 등이 모두 혈당에 영향을 준다.

제2형 당뇨병은 식습관 관리만으로도 정상 혈당을 유지할 수 있다는 연구 결과처럼 건강한 식습관은 당뇨병 관리의 원천 기술이다. 건강한 식습관은 건강 밥상에서 비롯된다. 건강 밥상의 기본이자 핵심은 우리 몸에 필요한 영양소와 열량을 적절한 식품으로 규칙적으로 먹는 것이다.

혈당을 안정적으로 만드는 건강한 식습관은 반드시 실천하도록 하자. 한 번에 모두 실천할 수 없다면 꾸준히 한두 개씩이라도 실천하다 보면 몸에 배게 되고 혈당도 조절될 것이다.

하루 필요 식사량을 알고 규칙적으로 먹는다

하루 필요 식사량은 적절한 체중 유지와 활동에 필요한 양을 말한다. 이는 키, 체중, 나이, 활동 정도 등에 따라 다르다. 병원에서 상담을 통해 하루에 필요한 열량을 처방받을 수 있다. 산출 방법은 뒤에서 자세히 다룬다.

하루 필요 식사량을 세끼에 비슷하게 배분하여 매일 비슷한 시간에 먹는 것이 가장 좋다. 물론 본인의 생활 패턴에 따라 어느 정도 조정은 가능하다. 식사 간격은 보통 4~5시간 정도가 적당하고, 식사는 20분 이상 천천히 먹는다. 필요에 따라 간식 시간을 정해 놓고 적정량의 간식을 먹는 것도 좋다. 끼니를 거르거나 식사 시간이 불규칙하면 혈당 조절이 잘 되지 않고, 저혈당에 빠질 수도 있으며 다음 식사에 과식하게 되어 혈당 조절에 실패하게 되니 주의한다.

매일 다양한 식품을 골고루 먹는다

우리 몸은 생명 유지와 활동을 위해 열량과 다양한 영양소의 공급이 필요하다. 필요한 열량과 영양소가 모두 들어 있는 단일 식품은 없기 때문에 매일 다양한 식품을 골고루 먹어야 한다. 생명 유지와 활동에 필요한 주요 열량원인 탄수화물은 곡류로, 우리 몸을 이루는 세포의 재료가 되는 필수 아미노산 공급원인 단백질은 육류와 어패류 등으로, 우리 몸의 열량 창고이며 주요 성분인 지방은 가급적 식물성 기름 혹은 견과류에서, 신체의 여러 기능을 조절하고 조직을 구성하는 비타민과 무기질은 채소와 과일로, 그리고 부족하기 쉬운 영양소인 칼슘은 우유로 섭취한다. 건강한 당뇨 밥상은 탄수화물, 단백질, 지방, 비타민, 식이섬유소 등의 필수 영양소를 골고루 섭취할 수 있도록 다양한 식품으로 구성한 밥상이어야 한다.

매끼 식이섬유소를 충분히 먹는다

당뇨인의 경우 식이섬유소 섭취가 중요하다. 식이섬유소는 위에 포만감을 주어 식사량을 조절할 수 있고, 탄수화물(당질)의 흡수 속도를 느리게 하여 혈당이 빠르게 오르는 것을 막아 준다. 그러므로 식이섬유소가 풍부한 식품인 현미처럼 도정하지 않은 쌀과 보리 등 잡곡류와 채소, 해조류 등을 매끼 식사에 빠지지 않도록 하자.

주의해야 할 식품의 섭취 횟수와 양을 줄인다

단 음식

설탕, 조청 등은 단순당이 많이 함유된 식품이다. 단순당은 소화 흡수가 빨라 혈당을 빠르고 급격하게 올리므로 당뇨인이 가장 피해야 할 식품이다. 가능하면 요리할 때 설탕이나 조청을 사용하지 않도록 하고, 꼭 필요한 경우에는 소량만 넣거나 저열량 감미료를 사용한다. 이 외에도 단순당이 함유된 사탕, 케이크, 음료수나 과일주스, 요구르트 등은 제품에 표시된 영양성분표를 확인하고 적정량을 섭취한다.

포화지방산, 트랜스지방산, 콜레스테롤이 많이 함유된 음식

당뇨인은 대부분 체중 조절이 필요하거나, 심혈관계 질환이 생기지 않도록 해야 한다. 따라서 지방 섭취에 주의해야 한다. 포화지방산이 많이 함유된 고기(등심·삼겹살·갈비 등), 버터류, 콜레스테롤이 많이 함유된 젓갈류(명란젓·창란젓 등), 곱창, 막창, 장어, 달걀 등은 섭취 횟수와 양을 줄이는 것이 좋다.

소금

짠 음식은 '밥도둑'이라고 한다. 음식이 짜면 밥을 많이 먹게 되어 주의해야 할 탄수화물 섭취가 늘어난다. 탄수화물 섭취가 증가하면 혈당 조절에 실패할 뿐 아니라 체중 증가의 원인이 된다. 또한, 짠 음식은 고혈압 발병 원인 중 하나로, 당뇨병에 고혈압이 동반되면 심혈관계 질환의 발병률이 높아진다. 그러므로 요리할 때 소금 사용량을 1/3 정도 줄이거나, 국이나 찌개, 면류를 먹을 때는 건더기만 먹고 국물은 남기도록 한다. 김치와 장아찌류는 적게 먹고, 소금 사용량이 많은 가공식품의 섭취 빈도를 줄이는 것이 좋다.

알아두기

저열량 감미료

단맛이 필요한 경우 설탕 대신 이용하며, 저열량 감미료 또는 인공 감미료라고 한다. 저열량 감미료를 구입할 때에는 원료명을 반드시 확인하고 선택하는 것이 좋다. 저열량 감미료는 제품마다 단맛의 정도와 특징이 다르므로 조리 시 적절히 사용한다.

- **아스파탐**: 현재 우리나라에서 가장 많이 쓰고 있는 감미료로 그린스위트, 화인스위트라는 제품명으로 판매된다. 1g당 4㎉를 내지만, 단맛이 설탕의 200배로 극히 소량만 사용하기 때문에 칼로리가 없다고 보면 된다. 혈당에 거의 영향을 주지 않는다. 열을 가하면 단맛이 없어져 무침이나 냉채 등 열을 가하지 않는 요리에 이용하면 좋다.

- **사카린**: 단맛이 설탕의 300~400배로, 체내에서 대사되거나 축적되지 않고 소변으로 배출된다. 어묵이나 햄 등에 주로 들어간다.

- **아세설팜 칼륨**: 단맛이 설탕의 200배로 산뜻하고 신선한 맛이나 고농도에서는 쓴맛이 난다. 안전성이 높아 액상이나 제빵, 요리, 음료에 많이 쓰인다.

- **수크랄로스**: 단맛이 설탕의 600배 정도이고 열에 안전하여 빵, 껌, 소스, 유제품 등에 광범위하게 첨가되어 있다.

> 알아두기

영양성분표 제대로 읽기

식품 구매 시 영양성분표를 확인하는 것은 건강의 첫걸음이다. 영양성분표는 가공식품에 함유된 영양성분 및 함량을 분석한 표이다. 제품의 일정량(100g, ㎖, 1인 분량, 포장단위(캔 · 병 · 봉))에 대한 영양성분이 표시되어 있다. 열량, 탄수화물(당류), 단백질, 지방(포화지방 · 트랜스지방), 콜레스테롤, 나트륨 등의 양을 확인할 수 있다.

가공식품에는 생각보다 탄수화물과 당류가 많이 포함되어 있고 양에 비해 열량이 높은 경우도 많다. 또 지방, 나트륨 등도 많이 포함되어 있다. 같은 종류의 식품 중에서도 탄수화물과 당류의 함량이 낮은 것을 확인하여 구매한다면 보다 효과적으로 혈당 관리를 할 수 있다. 영양성분표를 잘 활용하면 부족하기 쉬운 영양소는 보다 잘 챙겨 먹게 되고, 과잉으로 섭취하기 쉬운 영양소는 적정량만 섭취하게 되어 균형 잡힌 영양 상태를 유지하는 데 도움이 된다.

〈영양성분표의 예-라면〉

1회 제공량 1봉지(125g), 총 1회 제공량(125g)		
	1회 제공량당 함량	% 영양소 기준치
열량	535kcal	-
탄수화물	84g	25%
당류	2g	-
단백질	12g	22%
지방	17g	33%
포화지방	9g	60%
트랜스지방	0g	0%
콜레스테롤	0mg	0%
나트륨	1850mg	93%
칼슘	163mg	23%
% 영양소 기준치: 1일 영양소 기준치에 대한 비율		

1. **1회 제공량 1봉지(125g), 총 1회 제공량(125g)**
   이 제품의 1회 제공량은 1봉지, 125g이며, 1봉지에는 1회 분량이 들어 있다는 의미다.

2. **% 영양소 기준치**
   하루에 섭취해야 할 영양소의 기준을 100이라고 할 때, 이 식품을 통해 얻는 영양소의 비율을 나타낸다.

3. **열량**
   열량은 탄수화물, 단백질, 지방의 함량으로 결정된다. 체중 감량을 해야 한다면 1회 섭취 열량을 확인하는 것이 좋다.

4. **탄수화물(당류)**
   1회 분량을 먹으면 하루에 섭취해야 할 탄수화물 양의 25%를 섭취하는 것이다. 라면 1봉지에 들어 있는 탄수화물 양이 84g인데, 이 양을 식품교환표(곡류군 1교환단위=탄수화물 23g) 기준으로 환산하면 곡류군 3.6교환단위가 된다. 이는 보통 당뇨인이 먹는 곡류군 3교환단위(밥 210g)보다 많은 양이다.
   총 탄수화물에는 식이섬유소, 당류, 전분이 포함되며 총 탄수화물 섭취량은 혈당에 영향을 준다.

5. **지방(포화지방, 트랜스지방, 콜레스테롤)**
   모두 만성질환 발생과 관련이 있는 영양소로 하루 식사에서 1일 영양소 기준치를 넘지 않도록 하고 가능한 한 수치가 낮을수록 좋다. 트랜스지방은 식물성 지방을 가공하는 과정에서 생기는 지방으로 몸에 좋지 않으니 가능하면 섭취하지 않는 것이 좋다.

6. **나트륨**
   나트륨 1850mg은 라면 1개를 먹으면 하루 섭취할 염분의 93%를 섭취한다는 의미다. 염분이 많은 국물과 곁들이는 김치는 적은 양만 먹도록 한다. 대한당뇨병학회에서는 하루 소금 섭취량을 5g(나트륨 2000mg)이 넘지 않도록 권고하고 있다. 나트륨 함량을 확인하여 가능하면 싱겁게 먹도록 하자.

7. **칼슘**
   충분히 섭취하면 건강 증진과 질병 발생률을 낮추는 데 도움을 준다. 하루 전체 식사에서 적어도 1일 영양소 기준치만큼 섭취하도록 한다.

8. **% 영양소 기준치 비율 활용법**
   식품 1개에 지방 17g이라는 수치는 어떤 수준인지 모호하나 % 영양소 기준치가 33%라면 하루에 다른 식품에서 지방을 67% 먹을 수 있다는 의미다. % 영양소 기준치를 확인하여 지방이 높은 식품을 먹었다면 다른 식품은 지방이 낮은 것을 선택하도록 한다.

2 당뇨 밥상은 혈당 관리 이상의 효과가 있다

당뇨 밥상은 혈당 관리만을 위한 것이 아니다. 영양적으로 균형된 섭취를 통해 몸의 상태를 좋게 하고, 체력을 증진시키며, 가장 무서운 합병증을 예방하여 궁극적으로 당뇨인의 삶의 질을 개선시켜 준다. 또한 약물요법이나 운동요법의 효과를 높이는 기초가 된다.

영양 밸런스를 유지한다

당뇨 밥상은 우리 몸에 필요한 영양소를 골고루 섭취할 수 있도록 다양한 식품으로 구성하는 게 기본 원칙이다. 따라서 건강한 당뇨 밥상을 지속하면 자연스럽게 우리 몸은 영양소의 과부족이 없는 좋은 상태가 유지되어 궁극적으로 체력이 향상되고 건강을 되찾을 수 있다.

적절한 체중을 유지한다

하루 필요 열량만 섭취하면 자연스럽게 적절한 체중이 유지된다. 식사량이 많으면 체중이 증가하여 혈당 조절이 어렵고, 고혈압, 심혈관계 질환 등의 위험성이 높아진다. 당뇨병이면서 과체중이거나 비만인 경우 식사량을 줄여 체중이 감소하면 혈당과 인슐린 감수성이 개선되고, 혈중 지질, 혈압을 낮추는 데 도움이 된다. 대한당뇨병학회 진료 지침에서도 비만한 경우 초기 체중에서 5~10% 감소를 목표로 적극적인 생활 습관 개선을 권고하고 있다.

바람직한 체중 감량은 일주일에 0.5~1kg이 좋다. 이 정도 체중 감량을 위해서는 평소 하루 섭취량에서 500㎉를 줄이면 된다. 하지만 체중 감량이 필요하지 않은 경우에 필요량보다 적게 섭취하는 것은 바람직하지 않으므로 자신의 적정체중을 알아 두는 것이 좋다.

혈당 조절 및 합병증을 예방한다

매일 섭취하는 건강한 당뇨 밥상, 운동, 그리고 인슐린이나 약물, 이 세 가지가 균형을 이루면 혈당과 혈중 지질 수치가 정상에 가까운 수준으로 유지되어, 고혈당과 약물이나 인슐린 사용 시 일어날 수 있는 부작용 중 하나인 저혈당을 예방할 수 있다. 무엇보다 당뇨병으로 인해 발생되는 여러 합병증의 위험을 줄일 수 있다.

당뇨인의 현명한 장보기

건강 밥상의 시작은 장보기에서 시작한다. 가급적 먹지 않는 게 좋은 식품은 아예 구매하지 말자. 견물생심이라는 말처럼 평소 잊고 있다가도 냉장고에 있는 걸 보면 충동적으로 먹게 될 테니까.

	허용 식품	제한 식품
곡류군	· 정제가 덜 된 현미나 잡곡류 · 통밀빵, 베이글 · 국수류	· 단팥빵이나 크림빵 등 달고 기름진 빵 · 달콤한 과자, 케이크, 파이, 꿀떡
어육류군	· 소고기, 돼지고기는 기름기를 완전히 제거한 살코기 · 껍질을 제거한 닭고기 · 생선, 달걀	· 삼겹살, 갈비, 내장육 · 껍질째 튀긴 닭 · 가공식품(스팸, 소시지, 베이컨 등) · 뱀장어, 미꾸라지, 젓갈류
채소군 및 과일군	· 신선한 모든 채소 · 생과일	· 과일 통조림, 가당 과일주스, 말린 과일
지방군	· 식용유 · 참기름 · 들기름 등 식물성 기름, 땅콩 · 아몬드 등 견과류	· 버터나 마가린 · 돼지기름, 소기름, 마요네즈
우유군	· 저지방우유나 탈지분유 · 플레인 요구르트	· 가당 요구르트, 바나나우유, 딸기우유, 커피우유, 아이스크림
기타	· 곤약, 우무 · 겨자, 식초, 레몬즙, 계피, 후추	· 유자차, 모과차, 식혜, 수정과 등 달콤한 차, 탄산음료, 사탕, 초콜릿, 젤리, 꿀, 시럽, 잼, 엿, 양갱, 조청

3 당뇨 밥상의 설계도면, 하루 필요 열량

하루 필요 열량은 적절한 체중 유지와 활동을 위해 필요한 열량이다. 이는 건축을 할 때 어떤 도면으로 얼마의 비용을 들여 설계할 것인가를 알아야 하는 것처럼, 당뇨인의 건강 밥상 설계에 필요한 기초 자료다. 하루 필요 열량은 연령, 성별, 표준체중, 그리고 활동 정도에 따라 개인마다 다르다. 우선 건강을 유지하는 데 적절한 체중을 정하고, 이를 기준으로 하루 필요 열량을 산출한다. 의료진이나 임상영양사와 상담하면 본인에게 적절한 하루 필요 열량을 처방해 준다. 병원에서 하루 필요 열량을 처방받지 못했더라도 걱정하지 말자. 다음 방법을 따라 하면 하루 필요 열량을 산출할 수 있다.

1단계. 표준체중 산출하기

오랜 기간 습관화된 과식으로 인한 비만이 당뇨병 발병이나 악화의 원인인 경우가 많다. 비만한 당뇨인은 체중 조절만으로도 혈당 조절이 잘 되는 경우가 많다. 당뇨인은 자신의 표준체중을 알고 표준체중의 일정 범위 내에서 유지하는 것이 중요하다.

표준체중이란 일상생활에서 건강을 유지하는 데 가장 적절한 체중으로, 성별과 키에 따라 다르다. 평소 체중은 표준체중의 ± 10% 범위에서 유지하는 것이 좋다.

표준체중 구하기

남성 = 키(m) × 키(m) × 22
여성 = 키(m) × 키(m) × 21

2단계. 평소 활동 수준 알아보기

자신의 활동 수준은 하루 필요 열량을 결정하는 데 중요한 기준이 된다. 체중 외에 나이, 성별, 활동 정도와 활동 시간에 따라 필요한 열량이 달라진다. 그날그날 활동량에 따라 필요 열량은 다를 수 있다. 그러나 활동 또한 개인의 생활 습관이기 때문에 변화 폭이 그리 크지 않다. 따라서 자신이 가장 많은 시간을 보내는 주된 활동을 기준으로 산정하면 된다.

가벼운 활동 정도는 대부분의 시간을 앉아서 보내는 사무직 일 등이 해당되며, 중등도 활동 정도는 주로 앉아서 보내지만 가사일이나 가벼운 운동 등의 활동을 할 때다. 심한 활동 정도는 주로 서서 하는 작업이나 활발한 움직임이 있는 운동 등의 활동을 의미한다.

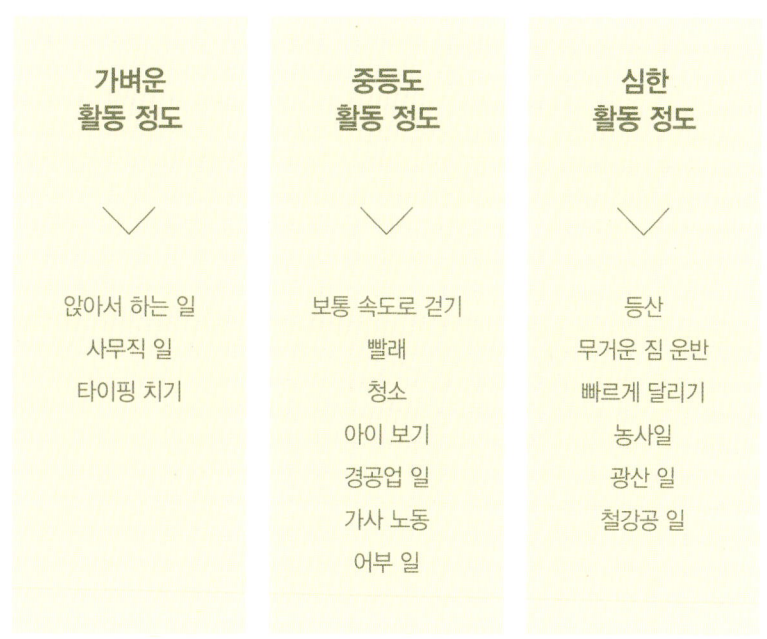

3단계. 하루 필요 열량 계산하기

하루 필요 열량은 체질량지수(BMI)를 계산해 비만도를 평가하고, 본인의 주된 활동 정도를 기준으로 필요 열량을 산출한다.

체질량지수(BMI)를 이용하여 비만도 구하기

체질량지수 = 체중(kg) ÷ (키(m) × 키(m))

BMI	판정
< 18.5	저체중
18.5~22.9	정상 체중
23~24.9	과체중
25~29.9	1단계 비만
≥ 30	2단계 비만

〈 출처 : 대한비만학회, 비만진료지침 2014 〉

하루 필요 열량 구하기

표준체중(kg) × 비만도와 활동량에 따른 열량(kcal/kg)

활동 정도	저체중(kg당)	정상(kg당)	비만(kg당)
가벼운 활동 정도	35kcal	30kcal	20~25kcal
중등도 활동 정도	40kcal	35kcal	30kcal
심한 활동 정도	45kcal	40kcal	35kcal

비만도와 활동량에 따른 열량

예를 들어 키 168cm, 체중 75kg, 중등도 활동을 하는 남성의 경우 하루 필요 열량은 다음과 같이 산출한다.

표준체중
1.68 × 1.68 × 22 = 62.1kg

체질량지수(BMI)
75 ÷ (1.68 × 1.68) = 26.6으로 1단계 비만으로 평가된다.

하루 필요 열량
표중체중 62.1kg × 비만도와 활동량에 따른 열량 30kcal = 1863kcal로, 하루에 1800kcal 정도를 섭취하면 된다.

다음 표는 계산하는 번거로움을 줄이기 위해 키에 따른 표준체중과 하루 필요 열량이니 참고하자.

	키(cm)	표준체중(kg)	필요 열량(kcal)
여성	143~145	43~44	1300
	146~151	45~48	1400
	152~156	49~51	1500
	157~160	52~54	1600
	161~166	55~58	1700
	167~169	59~61	1800

	키(cm)	표준체중(kg)	필요 열량(kcal)
남성	160~162	55~58	1700
	163~166	59~61	1800
	167~170	62~64	1900
	171~174	65~67	2000
	175~179	68~71	2100
	180~183	72~74	2200

키에 따른 표준체중과 하루 필요 열량의 예시

4 식품교환표를 알면 당뇨 밥상 어렵지 않다

하루 필요 열량을 알았다면 이제 어떤 종류의 식품이나 음식을 얼마큼 먹어야 영양 밸런스가 맞는지 알아보자. 하루 필요 열량을 기준으로 탄수화물은 총열량의 55~60%, 단백질은 15~20%, 지방은 20~25% 정도의 비율로 섭취하는 게 당뇨인을 위한 영양소의 황금비율이다. 그러나 일상에서 일일이 영양소의 비율을 계산하면서 식품을 선택해 섭취하는 것은 전문가가 아닌 이상 거의 불가능한 일이다. 당뇨 전문가들은 영양소의 비율이나 음식의 열량을 일일이 계산하지 않고도 필요 열량과 영양소의 균형을 맞출 수 있는 방법을 고안하였다. 바로 '식품교환표'를 이용하는 방법이다.

식품교환표란 식품에 주로 함유된 영양소에 따라 곡류군, 어육류군, 지방군, 채소군, 과일군, 우유군으로 분류한다. 동일한 영양소를 함유하고 있는 기준량을 설정하여 이것을 1단위 또는 1교환단위라고 정하였다. 식품마다 영양소 함유량이 다르기 때문에 1교환단위에 따른 식품 중량이 다르다. 예를 들어 곡류군에 속하는 밥, 식빵, 국수 어느 것을 먹어도 주요 섭취 영양소는 탄수화물과 단백질이다. 단지 식품마다 영양소 함량이 다르기 때문에 섭취해야 할 양은 다르다.

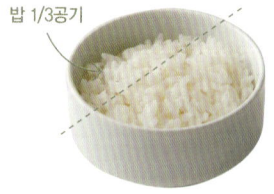
밥 1/3공기

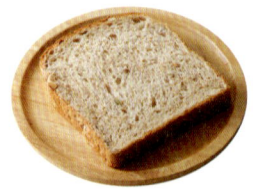

밥 1/3공기(70g)와 식빵 1쪽(35g)은 곡류군 1교환단위로 영양소 함량은 비슷하고 서로 바꿔 먹을 수 있다.

		열량 (kcal)	탄수화물 (g)	단백질 (g)	지방 (g)	식품별 1교환단위
곡류군		100	23	2	-	밥 70g(1/3공기), 죽 140g(2/3공기), 식빵 35g(1쪽), 떡 50g, 고구마 70g, 감자 140g
어육류군	저지방	50	-	8	2	살코기 40g(탁구공 크기), 가자미/동태/조기 50g(소 1토막), 멸치 15g, 새우 50g(중하 3마리)
	중지방	75	-	8	5	소고기(등심) 40g(탁구공 크기), 고등어/삼치/꽁치 50g(소 1토막), 달걀 55g(1개), 두부 80g
	고지방	100	-	8	8	갈비/삼겹살 40g, 소시지 40g, 치즈 30g, 참치 통조림 50g(1/3컵)
채소군		20	3	2	-	푸른잎채소 70g(익혀서 1/3컵), 무/오이/애호박/콩나물 70g, 김 2g(1장), 버섯 50g, 도라지 40g, 배추김치 50g
지방군		45	-	-	5	식물성 기름 5g(1작은술), 견과류(땅콩/아몬드/호두/잣) 8g, 버터 5g, 마요네즈 5g
우유군	일반우유	125	10	6	7	우유 200㎖(1컵), 두유 200㎖(1컵), 전지분유 25g(5큰술)
	저지방우유	80	10	6	2	저지방우유 200㎖(1컵)
과일군		50	12	-	-	사과(부사) 80g, 배 110g, 귤 120g, 딸기 150g, 단감 50g, 참외 150g

식품군별 식품과 1교환단위량의 예

자주 먹는 식품 위주로 1교환단위의 중량과 목측량을 기억해 두면 일일이 영양소를 계산하지 않아도 필요 열량에 맞춰 먹는 양을 조절할 수 있다. 이제 각 식품군에 대해 자세히 알아보자.

곡류군

주로 탄수화물을 많이 함유하고 있는 식품군이며, 우리나라에서는 주식으로 섭취한다. 곡류군에 함유된 탄수화물은 단순 탄수화물과 복합 탄수화물로 나눌 수 있다. 단순 탄수화물은 화학구조가 단순해 체내 분해가 빠르고, 혈액으로 빠르게 흡수되어 혈당을 급격히 올린다. 반면, 복합 탄수화물은 화학구조가 복잡한 전분과 식이섬유소로 구성되어 있어 혈당을 천천히 올리고, 음식물의 소화 흡수 속도를 늦춰주고, 혈중 콜레스테롤을 낮추는 데 도움을 준다.

단순 탄수화물을 많이 함유한 대표적인 식품은 흰 쌀밥과 흰 밀가루이고, 도정하지 않은 현미, 보리, 잡곡류들은 복합 탄수화물 식품으로 분류된다. 매끼 주식으로 먹는 밥은 흰 쌀밥보다는 현미나 보리, 율무, 팥 등을 적당히 섞어 먹는 것이 혈당 조절에 도움이 될 뿐만 아니라 외피에 함유된 비타민과 무기질을 섭취하는 효과가 있다. 감자, 고구마, 밤, 묵, 떡 등 탄수화물 식품들은 밥 양에 따라 조절하여 먹거나, 주식 이외에 적당량의 간식으로 먹을 수 있다. 하지만 과식하지 않도록 주의해야 한다.

곡류군 1교환단위의 기준 열량은 100kcal이며 1교환단위의 식품 양은 밥의 경우 70g(1/3공기)이며, 식빵은 35g(1쪽)이다. 즉, 밥 1/3공기 대신 빵으로 먹을 경우 식빵 1쪽으로 대체할 수 있다는 의미다.

식품	무게(g)	어림치
쌀밥	70	1/3공기(소)
현미밥	70	1/3공기(소)
쌀죽	140	2/3공기(소)
백미, 보리, 현미	30	3큰술
밀가루	30	5큰술
마른 국수, 스파게티(건조)	30	–
감자	140	중 1개
고구마	70	중 1/2개
가래떡	50	썬 것 11~12개
인절미	50	3개
식빵	35	1쪽
바게트빵	35	2쪽(중)
도토리묵	200	1/2모(6×7×4.5cm)
누룽지(건조)	30	지름 11.5cm
마	100	–
콘플레이크	30	3/4컵

곡류군 1교환단위(열량 100kcal, 탄수화물 23g, 단백질 2g)

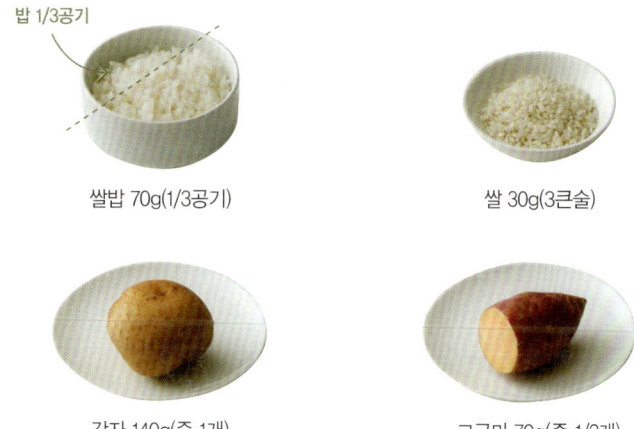

밥 1/3공기

쌀밥 70g(1/3공기)   쌀 30g(3큰술)

감자 140g(중 1개)   고구마 70g(중 1/2개)

어육류군

신체를 구성하고 우리 몸에서 조절 작용을 하는 영양소인 단백질을 주로 함유한 식품군이다. 어육류군은 단백질 외에도 지방을 함유하고 있어 지방 함량에 따라 저지방 어육류군, 중지방 어육류군, 고지방 어육류군으로 분류한다. 어육류군에 함유되어 있는 지방 성분인 포화지방산과 콜레스테롤은 제한해야 하므로 가급적 저지방이나 중지방 어육류군의 식품을 선택하는 것이 좋다. 어육류군 1교환단위의 열량은 저지방 50kcal, 중지방 75kcal, 고지방 100kcal이다. 어육류군 1교환단위의 식품량은 고기류는 40g(탁구공 크기의 1토막), 생선류 50g(소 1토막), 두부 80g, 달걀 55g(중 1개), 치즈 30g(1.5장)이다.

식품	무게(g)	어림치
닭고기(살코기)	40	소 1토막(탁구공 크기)
돼지고기, 소고기(살코기)	40	로스용 1장(12×10.3cm)
광어, 대구, 동태, 연어, 조기	50	소 1토막
굴	70	1/3컵
꽃게	70	소 1마리
낙지	100	1/2컵
물오징어	50	몸통 1/3등분
새우(중하)	50	3마리
조갯살, 홍합, 멍게, 문어	70	1/3컵
뱅어포	15	1장
멸치	15	잔 것 1/4컵
육포	15	1장(9×6cm)

저지방 어육류군 1교환단위(열량 50kcal, 단백질 8g, 지방 2g)

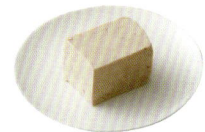

두부 80g

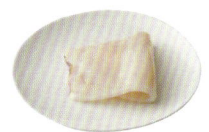

물오징어 50g(몸통 1/3등분)

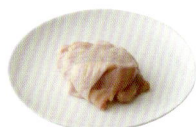

닭다리 40g(1개)

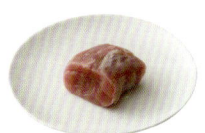

돼지고기 40g
(기름기 없는 살코기)

식품	무게(g)	어림치
돼지고기(안심)	40	소 1토막(탁구공 크기)
소고기(등심, 안심)	40	로스용 1장(12×10.3cm)
고등어, 청어, 임연수어, 삼치, 꽁치, 연어, 전갱이	50	소 1토막
장어 ◎	50	소 1토막
검은콩	20	2큰술
낫토	40	작은 포장 단위 1개
달걀 ◎	55	중 1개
두부	80	1/5모
순두부	200	1/2봉지(지름 5×10cm)
콩비지	150	1/2봉, 2/3공기(소)
햄(로스)	40	2장(8×6×0.8cm)

중지방 어육류군 1교환단위(열량 75kcal, 단백질 8g, 지방 5g)
◎ 콜레스테롤이 많은 식품

식품	무게(g)	어림치
닭고기(껍질 포함) ★	40	닭다리 1개
돼지족, 돼지머리 ★	40	–
삼겹살 ★	40	–
소갈비 ★	40	소 1토막
뱀장어 ◎	50	소 1토막
프랑크 소시지 ★	40	1 1/3개
생선 통조림	50	1/3컵
유부	30	5장(초밥용)
베이컨	40	1 1/4장
치즈	30	1.5장

고지방 어육류군 1교환단위(열량 100kcal, 단백질 8g, 지방 8g)
◎ 콜레스테롤이 많은 식품 ★ 포화지방산이 많은 식품

채소군

채소군은 우리 몸의 생리 활동에 윤활유 역할을 하는 비타민과 무기질 함량이 높고, 항산화작용과 항암작용을 하며, '제7의 영양소'라 불리는 피토케미컬(식물 속에 포함되어 있는 모든 종류의 화학 물질로 항산화작용에 효과적이다)과 식이섬유소가 함유된 식품군이다. 다른 식품군에 비해 열량이 낮고, 식이섬유소가 많아 혈당 관리에 도움이 되니 양에 신경 쓰지 말고 매끼 충분히 섭취해도 좋다.

채소 자체는 열량이 높지 않지만, 조리과정에서 첨가되는 기름과 양념으로 인해 열량이 높아질 수 있으므로 조리법에 주의해야 한다. 튀김이나 볶음보다는 생채, 냉채, 샐러드로 먹는 것이 좋고, 끓는 물에 살짝 데치거나 전자레인지를 이용해 데쳐 먹어도 좋다. 싱싱한 제철 채소를 이용하면 영양소도 풍부하고 맛도 좋다. 채소류에 함유된 다양한 비타민, 무기질, 그리고 피토케미컬의 균형을 위해 다양한 색의 채소류를 먹도록 하자.

채소군 1교환단위의 열량은 20kcal로, 1교환단위의 식품 양은 채소류 70g, 버섯류 50g, 김치류 50g 정도다.

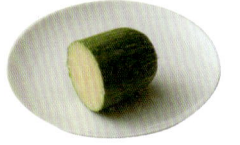
애호박 70g

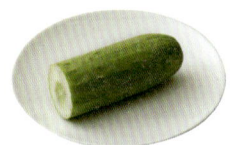
오이 70g(중 1/3개)

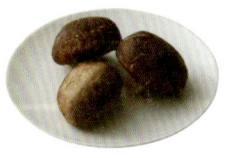
표고버섯 50g(대 3개)

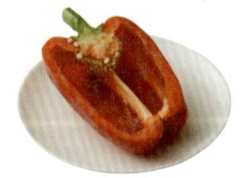
파프리카 70g(대 1/2개)

식품	무게(g)	어림치
가지	70	지름 3cm×길이 10cm
고구마 줄기, 고사리, 근대, 미나리, 부추, 쑥갓, 시금치, 숙주, 아욱	70	익혀서 1/3컵
깻잎	40	20장
단호박 ◆	40	1/10개(지름 10cm)
당근 ◆	70	대 1/3개(4×5cm)
마늘종	40	3개(6.5~7cm)
무	70	지름 8cm×높이 1.5cm
무말랭이	7	불려서 1/3컵
배추	70	중 3잎
붉은 양배추	70	1/5개(9×4×6cm)
상추	70	소 12장
애호박	70	지름 6.5cm×높이 2.5cm
연근 ◆	40	–
오이	70	중 1/3개
우엉 ◆	40	–
치커리, 케일	70	–
콩나물	70	익혀서 2/5컵
파프리카	70	
풋고추	70	중 7~8개
피망	70	중 2개
김	2	1장
미역(생), 우뭇가사리, 톳(생), 파래(생)	70	–
느타리버섯(생)	50	7개(8cm)
송이버섯(생)	50	소 2개
표고버섯(생)	50	대 3개
깍두기	50	10개(1.5cm)
배추김치	50	6~7개(4.5cm)

채소군 1교환단위(열량 20㎉, 탄수화물 3g, 단백질 2g)
◆ 탄수화물을 6g 이상 함유하고 있어 섭취 시 주의해야 할 채소

지방군

열량의 주요 공급원이며, 우리 몸의 체온 유지 및 세포막 형성 등 몸의 생리작용에도 중요한 역할을 하는 지방을 주로 함유한 식품군이다. 지방군에 속하는 식품은 식물성 기름(참기름·들기름·올리브유 등), 고체기름(버터·마가린 등), 견과류 등이 있다. 지방 성분에는 우리 몸의 구성 성분인 필수지방산과 비만, 심혈관계 질환에 좋지 않은 포화지방산이 있다. 식물성 기름, 견과류에는 필수지방산이 주로 함유되어 있고, 버터, 마가린, 마요네즈에는 건강에 위해한 포화지방산이 함유되어 있어 많은 양을 먹지 않도록 한다. 요리할 때 사용하는 식물성 기름 정도면 하루에 필요한 지방군을 충분히 섭취할 수 있다.

호두, 잣, 땅콩 등의 견과류는 불포화지방산의 좋은 급원이다. 건강에 좋다는 생각으로 과다 섭취하는 경우가 많다. 견과류는 지방 함량이 높기 때문에 하루 1~2교환단위만 섭취한다. 견과류 1교환단위는 아몬드 7개, 땅콩 8개, 잣과 해바라기씨는 밥 수저로 1큰술, 호두는 큰 것 1개다. 지방군의 식품은 적은 양으로도 높은 열량을 내므로 적정 체중을 유지하거나, 체중을 줄이기 위해서는 적정량 이상을 섭취하지 않도록 한다.

지방군 1교환단위의 열량은 45kcal이며, 1교환단위 식품의 양은 식물성 기름 5g, 견과류 8g 정도다.

식품	무게(g)	어림치
옥수수기름, 콩기름	5	1작은술
들기름, 참기름	5	1작은술
올리브유 ◈	5	1작은술
카놀라유 ◈	5	1작은술
마가린	5	1작은술
마요네즈	5	1작은술
버터 ★	5	1작은술
프렌치 드레싱	10	2작은술
참깨(건조)	8	1큰술
아몬드 ◈	8	7개
잣	8	50알(1큰술)
땅콩 ◈	8	8개(1큰술)
호두	8	중 1.5개
피스타치오 ◈	8	10개

지방군 1교환단위(열량 45㎉, 지방 5g)
★ 포화지방산이 많은 식품   ◈ 단일 불포화지방산이 많은 식품

우유군

우유군은 탄수화물, 단백질, 지방을 골고루 함유하고 있는 완전식품이며 질 좋은 단백질 식품이다. 우유군을 별도로 분류한 이유는 칼슘 때문이다. 몸의 골격과 치아의 구성 성분인 칼슘은 부족하기 쉬운 무기질이다. 따라서 단일 식품으로 칼슘 함량이 높은 우유를 별도로 챙겨 먹는 것이 좋다.

우유에 함유되어 있는 지방이 부담스럽다면 저지방우유로 바꾸어 먹어도 된다. 단백질과 칼슘의 양은 일반우유와 동일하고 열량은 줄일 수 있다. 우유를 먹으면 속이 더부룩하거나 설사를 하는 경우에는 우

유 대신 요구르트를 먹어도 좋다. 시판 요구르트는 단순당이 첨가되어 있는 제품이 많으므로 플레인 요구르트로 섭취하는 것이 좋다. 우유군에는 일반우유, 저지방우유, 두유가 있다. 우유군 1교환단위의 열량은 125kcal이며 1교환단위의 식품 양으로는 우유인 경우 200㎖다.

식품	무게(g)	어림치
일반우유	200	200㎖ 1팩(1컵)
락토우유	200	200㎖ 1팩(1컵)
저지방우유	200	200㎖ 1팩(1컵)
두유(무가당)	200	200㎖ 1팩(1컵)
전지분유	25	5큰술
조제분유	25	5큰술

우유군 1교환단위(열량 125kcal, 탄수화물 10g, 단백질 6g, 지방 7g)
*저지방우유는 열량 80kcal, 탄수화물 10g, 단백질 6g, 지방 2g

과일군

탄수화물 외에 항산화영양소, 비타민, 식이섬유소가 풍부한 식품군이다. 과일에 들어 있는 탄수화물은 대부분 단순 탄수화물인 과당과 포도당 성분으로, 체내에서 빠르게 흡수되어 혈당을 급격히 상승시키므로 양 조절이 필요하다. 당뇨인은 이왕이면 당지수가 낮은 사과, 토마토 등이 좋고, 말린 과일은 당이 농축되어 있어 피하는 게 좋다. 주스나 즙보다는 식이섬유소가 그대로 있는 생과일로 먹는 것이 좋다. 과일을 좋아하는 여성 당뇨인은 자주 먹는 과일의 1교환단위 중량과 어림치를 알아 두자. 과일군 1교환단위의 열량은 50kcal이며, 1교환단위의 식품 양은 사과인 경우 80g(중 1/3개), 귤인 경우 120g(소 2개) 정도다.

식품	무게(g)	어림치
귤	120	소 2개
단감	50	중 1/3개
딸기	150	중 7개
바나나(생)	50	중 1/2개
방울토마토	300	-
배	110	대 1/4개
복숭아(백도)	150	소 1개
복숭아(천도)	150	소 2개
사과(후지)	80	중 1/3개
수박	150	중 1쪽
연시, 홍시	80	소 1개, 대 1/2개
오렌지	100	대 1/2개
자몽	150	중 1/2개
참외	150	중 1/2개
토마토	350	소 2개
키위	80	중 1개
파인애플	200	-
포도	80	소 19알
과일주스	100	1/2컵

과일군 1교환단위(열량 50kcal, 탄수화물 12g)

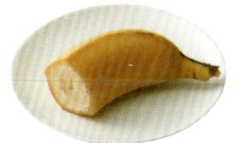
바나나 50g(1/2개)

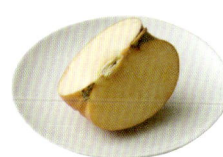
사과 80g(중 1/3개)

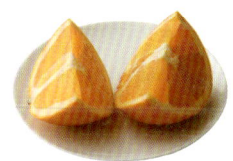
오렌지 100g(1/2개)

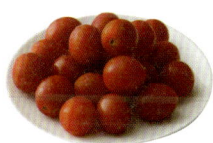
방울토마토 300g

5. 어떤 식품을 얼마큼 먹어야 할까?

하루 필요 열량을 모두 곡류군 식품으로만 먹거나 어육류군 식품으로만 섭취해도 될까? 당연히 답은 '아니요.'다. 그렇다면 식품군별로 다양하게만 먹으면 되는 걸까? 이 역시 '아니요.'다. 약도 적정 복용량이 있듯이 식품도 적정 섭취량이 있으며, 영양소의 균형을 위하여 식품군별로 정해진 양이 있다. 가급적 그 양을 초과하지 않는 것이 좋다.

식품군별 교환단위 수 배분

당뇨 밥상의 궁극적인 목표는 건강을 되찾는 것으로, 우리 몸에 필요한 영양소가 골고루 공급되도록 구성해야 한다. 그러기 위해서는 식품교환표의 6가지 식품군에서 각각 식품을 선택하여 적정량을 섭취하도록 계획해야 한다. 이 또한 당뇨 전문가들이 식품교환표를 이용하여 하루 필요 열량별로 각 식품군의 적정 섭취 교환단위 수를 배분하였다. 이를 참조하여 본인의 기호에 맞는 식품으로 선택하면 된다.

예를 들어 하루 필요 열량이 1800kcal인 경우 곡류군은 9교환단위, 어육류군 5교환단위(저지방 어육류군 2교환단위 + 중지방 어육류군 3교환단위), 채소군 7교환단위, 지방군 4교환단위, 우유군 1교환단위, 과일군 2교환단위를 섭취하면 된다. 이를 다시 세끼와 간식으로 배분하면 된다. 끼니별 교환단위 수는 세끼에 비슷하게 배분하는 것이 가장 바람직하다. 어렵지 않은 내용이니 '나만의 식단 구성하기'에서 예와 함께 설명한다.

이 배분표는 합병증이 없는 당뇨인에게 적용할 수 있으며, 신장 합병증이 있는 경우 단백질 식품의 제한이 필요하므로 전문가와 상담해야 한다.

열량(kcal)	식품군						
	곡류군	어육류군		채소군	지방군	우유군	과일군
		저지방	중지방				
1200	5	1	3	6	3	1	1
1300	6	1	3	6	3	1	1
1400	7	1	3	6	3	1	1
1500	7	2	3	7	4	1	1
1600	8	2	3	7	4	1	1
1700	8	2	3	7	4	1	2
1800	9	2	3	7	4	1	2
1900	9	2	3	7	4	2	2
2000	10	2	3	7	4	2	2
2100	10	2	4	7	4	2	2
2200	11	2	4	7	4	2	2

열량별 식품군 교환단위 수 배분표

6 나만의 식단 구성하기

지금까지 당뇨 밥상의 원리와 이론에 대해 알아보았다. 이제 본격적으로 자신의 상황에 맞추어 당뇨 식단을 구성해 보자.

1단계. 하루 필요 열량별 식품 교환단위 수 알아 두기

앞에서 설명했던 하루 필요 열량을 기준으로 섭취해야 할 식품군별 교환단위 수를 활용하여 하루 식사량을 결정한다. 아래 표는 하루에 먹어야 할 식품군별 교환단위 수를 의미한다. 예를 들어 하루 필요 열량이 1800kcal인 경우 곡류군 9교환단위, 어육류군 5교환단위(저지방 어육류군 2교환단위 + 중지방 어육류군 3교환단위), 채소군 7교환단위, 지방군 4교환단위, 우유군 1교환단위, 과일군 2교환단위를 섭취하면 된다.

열량(kcal)	식품군						
	곡류군	어육류군		채소군	지방군	우유군	과일군
		저지방	중지방				
1400	7	1	3	6	3	1	1
1600	8	2	3	7	4	1	1
1800	9	2	3	7	4	1	2
2000	10	2	3	7	4	2	2

2단계. 끼니별로 교환단위 수 배분하기

하루 필요 열량에 따른 식품군별 하루에 섭취해야 할 교환단위 수를 세끼와 간식으로 배분한다. 식사 형태로 먹는 곡류군, 어육류군, 채소군, 지방군은 아침, 점심, 저녁 세끼로 배분하고, 과일과 우유 및 유제품류는 간식으로 배분하면 된다. 다음은 1600kcal, 1800kcal의 끼니별 교환단위 수의 배분 예다.

식품군		하루 양	아침	간식	점심	간식	저녁	간식
곡류군		8	2		3		3	
어육류군	저지방	2	1		1			
	중지방	3			1		2	
채소군		7	2		2.5		2.5	
지방군		4	1		1.5		1.5	
우유군		1		1				
과일군		1				1		

1600kcal 끼니별 교환단위 수 배분 예

식품군		하루 양	아침	간식	점심	간식	저녁	간식
곡류군		9	3		3		3	
어육류군	저지방	2	1		1			
	중지방	3			1		2	
채소군		7	2		2.5		2.5	
지방군		4	1		1.5		1.5	
우유군		1		1				
과일군		2				1		1

1800kcal 끼니별 교환단위 수 배분 예

하루 1800kcal 끼니별 교환단위 수 배분의 예를 자세히 살펴보자.

곡류군   곡류군 섭취량은 9교환단위로 세끼에 동일하게 배분하면 끼니별로 3교환단위가 된다. 끼니마다 밥으로 먹을 경우 밥 1교환단위의 중량은 70g(1/3공기)으로 3교환단위면 70g × 3교환단위 = 210g(1공기)이 된다. 즉, 끼니마다 밥 1공기씩 먹으면 된다. 이왕이면 흰 쌀밥보다는 잡곡밥으로 먹는다.

어육류군   어육류군 섭취량은 5교환단위로, 저지방 어육류군 2교환단위, 중지방 어육류군 3교환단위다. 이를 아침 1교환단위, 점심과 저녁은 2교환단위씩 배분했다. 점심에 연어를 먹는다면, 연어의 1교환단위는 50g이므로 50g × 2교환단위 = 100g이 된다.

채소군   채소군 섭취량은 7교환단위로 아침에 3교환단위, 점심과 저녁에 2.5교환단위씩 배분했다. 채소는 열량이 낮으므로 교환단위 수에 구애받지 않아도 된다. 단, 튀김이나 볶음요리는 칼로리가 높으니 제한하고, 가볍게 무친 나물, 채소찜, 쌈채소, 샐러드 등으로 충분히 먹어도 된다.

지방군   지방군 섭취량은 4교환단위로 끼니마다 1~1.5교환단위씩 배분한다. 요리할 때 사용되는 식물성 기름(참기름, 식용유, 올리브유 등)의 1교환단위 중량은 5g(1작은술)으로 매끼 요리할 때 5~7g 정도 사용하면 된다.

우유군 섭취량은 1교환단위로 우유 200㎖(1팩)를 간식으로 섭취한다. 이상지질혈증이 있거나 동맥경화증을 동반하고 있는 경우 포화지방산을 제한할 필요가 있으므로 일반우유보다는 저지방우유를 권장한다.

 과일군 섭취량은 2교환단위다. 과일은 한 번에 1교환단위씩만 섭취하는 것이 좋다. 1교환단위인 사과 1/3개, 오렌지 1/2개를 나누어 간식으로 섭취한다.

3단계. 메뉴 구성하기

본격적으로 식품군별로 구체적인 메뉴를 구성하여 보자. 메뉴는 식품교환표를 이용하여 본인의 식습관과 취향에 맞는 식품을 선택한다. 다음은 본 책에 소개하는 메뉴로 구성한 1800kcal 하루 식단의 예다.

나만의 맞춤 식단 (1800kcal 식단 구성 예)

식품군		하루 양	아침	간식	점심	간식	저녁	간식
곡류군		9	3단위 통곡 토스트 1쪽 고구마 소 2개(140g)		3단위 검은콩밥 1공기		3단위 완두콩밥 1공기	
어육류군	저지방	5	2단위		2단위 연어구이 (연어 100g)		1단위	
	중지방		미니 채소오믈렛 (달걀 2개)				소고기실파말이 (소고기 40g)	
채소군		7	2단위 미니 채소오믈렛 (파프리카 45g)		2.5단위 시래기된장국 (시래기 50g)		2.5단위 소고기실파말이 (실파 40g)	

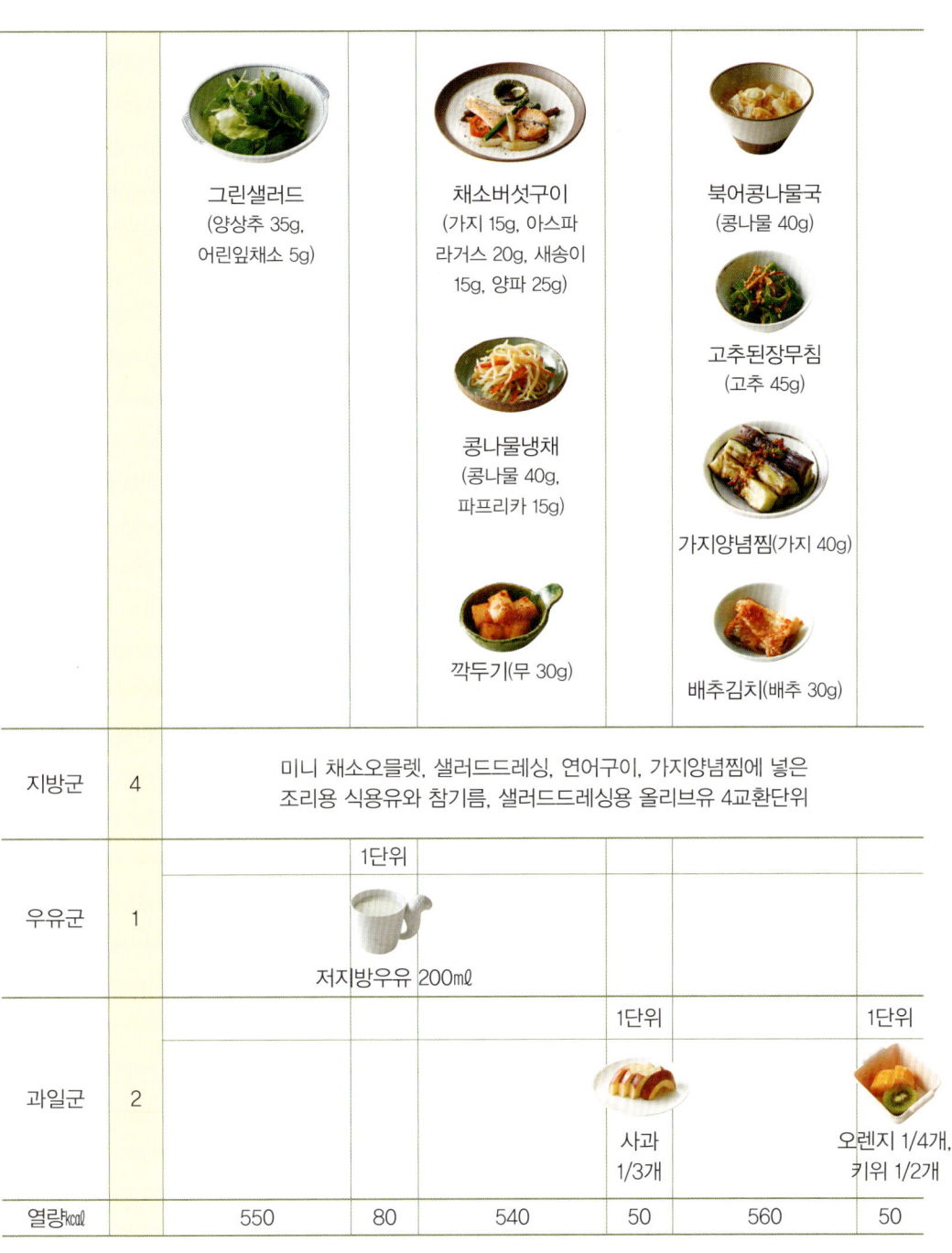

			그린샐러드 (양상추 35g, 어린잎채소 5g)	채소버섯구이 (가지 15g, 아스파라거스 20g, 새송이 15g, 양파 25g) / 콩나물냉채 (콩나물 40g, 파프리카 15g) / 깍두기(무 30g)		북어콩나물국 (콩나물 40g) / 고추된장무침 (고추 45g) / 가지양념찜(가지 40g) / 배추김치(배추 30g)	
지방군	4		미니 채소오믈렛, 샐러드드레싱, 연어구이, 가지양념찜에 넣은 조리용 식용유와 참기름, 샐러드드레싱용 올리브유 4교환단위				
우유군	1			1단위 저지방우유 200㎖			
과일군	2					1단위 사과 1/3개	1단위 오렌지 1/4개, 키위 1/2개
열량kcal		550	80	540	50	560	50

아침 + 점심 + 저녁 + 간식 = 1830kcal

7 당뇨인이라면 식품을 계량하자

식품교환표에는 식품마다 1교환단위의 무게와 목측량이 제시되어 있다. 식품의 무게와 부피는 식품의 상태에 따라 다르므로 목측량에만 의존하다 보면 식품교환표에 제시된 양과 많은 차이가 날 수 있다. 여러 번 반복해서 계량하다 보면 목측량의 정확한 크기를 기억하게 돼 매번 저울을 사용하지 않아도 식품의 양을 가늠할 수 있다. 식사량을 정확히 알기 위해 처음 일주일 동안은 매끼 저울로 무게를 계량해 정확한 목측량을 익혀보자. 다음과 같은 경우 반드시 식품을 정확하게 계량하도록 한다.

- 적정량을 먹는 것 같은데 체중이 감소하거나 증가할 때
- 1회 분량을 배우거나 식사계획을 바꿔야 할 때
- 혈당이 목표 범위에서 벗어났을 때
- 당뇨약이나 운동량이 바뀔 때
- 1회 분량이 점차 증가하는 것 같을 때
- 새로운 식품을 시도할 때

식품을 계량하는 방법

식품을 계량하는 방법에는 무게를 측정하는 방법과 부피를 측정하는 방법이 있다. 곡류군, 어육류군, 채소군, 과일군의 식품들은 주로 저울로 무게를 달아 계량한다. 저울에는 아날로그 저울과 디지털 저울이 있는데, 디지털 저울이 사용하기 간편하다.

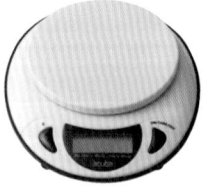

식품용 디지털 저울

식품교환표에는 쌀과 밥으로 구분하여 무게를

제시한 경우도 있지만, 대부분 조리 전 식품의 1교환단위의 무게가 표기되어 있다. 조리 후에는 식품의 무게가 달라지기 때문에 조리하기 전에 계량한다. 식품교환표에 제시된 식품의 무게는 생선의 머리나 가시, 내장, 닭고기의 뼈, 과일의 씨 등 먹지 않는 부분은 제외한 것이다. 식품의 무게를 잴 때는 먹지 않는 부분을 제거하고 계량한다.

우유군과 지방군의 식품은 주로 부피를 측정하고 계량스푼이나 계량컵을 사용해 계량한다. 계량컵은 200㎖, 계량스푼은 1큰술은 15㎖, 1작은술은 5㎖다. 계량스푼이나 계량컵에 재료를 담았을 때 윗면을 평평하게 하여 부피를 계량해야 한다.

8 당뇨병 치료를 돕는 건강 조리법

요리를 하거나 식사할 때 양념류의 칼로리는 간과하기 쉽다. 너무 과한 양념류를 사용해 조리하는 경우 계획된 열량보다 10~15% 정도 더 섭취하게 된다. 불필요한 열량을 내거나 혈관 건강에 악영향을 주는 설탕 등 단순 탄수화물, 지방, 소금을 줄일 수 있도록 건강하게 조리한다.

설탕을 줄이자

매운맛, 쓴맛, 신맛, 짠맛, 고소한 맛 등은 어느 선을 넘으면 쾌감에서 불쾌감으로 돌변한다. 그러나 단맛은 농도에 관계없이 쾌감을 주며 중독성도 있다. 단맛의 대표 식품인 설탕은 당뇨인에게는 혈당을 급격히 상승시키는 '독'과 같다.

설탕 외에도 꿀이나 조청 등 단맛을 내는 식품은 먹지 않는 것이 좋지만, 어렵다면 요리할 때 사용량을 최대한 줄이도록 하자. 설탕 대신 식초, 겨자, 계피, 후춧가루, 생강 등의 향신료나 양념류를 적당히 이용해 음식의 맛을 내는 것도 좋다. 설탕 대신 이용할 수 있는 다양한 저열량 감미료들이 시중에 나와 있으니 이를 이용해도 좋다. 감미료의 종류별로 특성, 안전 사용량, 혈당에 미치는 영향이 다르므로 제품을 구입할 때 원료명을 반드시 확인하고 선택한다.

조리 방법을 조금만 바꾸거나, 자체적으로 풍부한 단맛을 가진 식품들을 활용하면 설탕을 사용하지 않고도 충분히 단맛을 낼 수 있다. 요리에 설탕 대신 넣으면 단맛과 더불어 비타민, 항산화 영양소까지 챙길 수 있는 좋은 식품을 소개한다.

- **과일** : 과일에는 단맛 성분인 포도당이나 과당이 많이 함유되어 있다. 이외에도 비타민과 식이섬유소, 항산화제 등이 들어 있다. 과일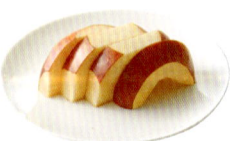

은 즙을 내어 소스나 양념에 사용하면 음식의 향이 더욱 풍부해지고 깊은 맛이 난다. 특히 고기 양념을 할 때 설탕 대신 사과, 배, 파인애플, 키위 등 과일로 단맛을 내면 맛의 품격이 한결 높아진다. 레몬즙을 이용하면 신맛으로 단맛의 상승 효과를 낼 수 있다. 그러나 과일 역시 많이 먹게 되면 열량 섭취가 높아지니 반드시 양 조절이 필요하다.

- **양파** : 양파라면 톡 쏘는 매콤한 맛부터 생각하는 사람들이 많지만 양파만큼 단맛이 풍부한 식품도 드물다. 볶음이나 구이에 양파를 첨가하면 다른 감미료를 사용하지 않고도 충분히 단맛을 낼 수 있다.
- **양배추** : 날것으로 씹으면 씹을수록 단맛이 살아나 샐러드나 볶음요리에 활용하면 설탕 사용량을 줄일 수 있다.
- **고구마, 단호박, 무** : 단맛이 많이 나는 식품으로, 조림이나 찜을 할 때 썰어 넣거나 삶아서 으깨어 넣으면 적당한 단맛을 낼 수 있다.

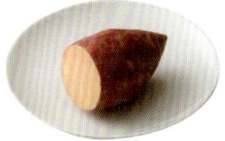

지방을 줄이자

지방군의 하루 권장 섭취량은 4~5교환단위로 식물성 기름으로 먹을 경우 4~5작은술이다. 한식의 경우 식물성 기름의 사용은 양념류의 유화를 도와 음식의 풍미를 돋우는 중요한 역할을 한다. 볶음이나 무침 요리를 할 때 사용하는 기름 양이면 적정하다. 기름은 적은 양이라도 열량이 높아 튀김이나 전 요리를 먹게 되면 하루 권장 섭취량을 쉽게 초과한다. 또한 지방은 단백질 식품군인 어육류군에도 함유되어 있으니 가급적 고지방 어육류군의 식품은 피하고, 저지방이나 중지방 어육류군의 식품을 섭취한다.

- 고기류는 가급적 지방이 적은 부위(양지·사태 등)를 선택하고, 등심, 갈비, 삼겹살 등 지방이 많은 부위는 섭취 횟수를 줄이거나 적은 양만 먹는다.
- 닭고기, 오리고기는 지방이 많은 껍질은 벗겨 내고 살코기만 먹는다.
- 튀김, 전, 볶음요리보다는 구이, 찜, 무침요리가 좋다. 특히 수육이나 돼지고기 편육처럼 고기를 찌거나 삶으면 고온에서 다량의 지방이 용해되어 제거되기 때문에 지방을 줄여서 섭취할 수 있다.
- 생선을 구울 때는 석쇠나 오븐을 이용한다. 프라이팬에 식용유를 두르고 굽는 대신 석쇠나 오븐을 이용하면 식용유를 사용하지 않고도 맛있게 구울 수 있다.
- 볶음요리를 할 때 조리시간이 길어질수록 기름을 많이 사용하게 되므로 센 불에서 단시간에 익히는 것이 좋다. 재료를 미리 끓는 물에 데친 다음 볶으면 조리시간을 줄일 수 있다. 특히 채소류를 볶을 때는 물로 먼저 익힌 후 기름을 넣는 것이 요령이다.
- 부침개 등 부침요리를 할 때는 팬에 기름을 흠뻑 두르지 말고 기름을 묻힌 키친타월로 팬을 닦듯이 사용하면 기름 양을 많이 줄일 수 있다.
- 튀김을 할 때 튀긴 음식을 키친타월 등에 올려 기름기를 어느 정도 제거하는 것이 좋다. 기름기 제거는 물론 바삭한 식감을 살릴 수 있다.

소금을 줄이자

소금은 탄수화물처럼 혈당 상승에 직접적인 작용을 하거나, 지방처럼 열량이 높아 체중을 증가시키는 것은 아니다. 하지만 당뇨병 합병증으로 심혈관계 질환을 앓고 있는 경우 치료에 영향을 미칠 수 있다. 또한 짜게 먹으면 식사량이 증가해 혈당 관리나 체중 관리에 실패할 수 있으니 평소에 싱겁게 먹는 것이 좋다. 다음은 소금을 적게 사용하면서 맛있게 먹을 수 있는 조리법과 섭취 요령이다.

- 소금 대신 다시마, 멸치, 말린 표고버섯, 무, 양파 등 천연재료로 국물을 내면 소금이나 간장 양을 줄여도 국물 맛이 시원해진다. 또한 가루로 빻아 버섯가루, 다시마가루 등을 조미료 대신 쓸 수 있다. 이런 천연조미료를 활용하면 요리에 감칠맛을 더할 수 있다.
- 샐러드드레싱이나 채소무침에는 기름이나 단맛이 나는 드레싱보다 오리엔탈드레싱이 좋다. 소금보다는 간장을 이용하고, 레몬즙, 식초, 발사믹식초 등 신맛을 이용하면 새콤한 맛을 느껴 소금을 줄여도 맛있게 먹을 수 있다.
- 생선요리는 조림보다는 찜이나 구이가 좋다. 자반 생선 대신 신선한 생선을 구워 레몬즙을 뿌리거나 소스를 찍어 먹는다.
- 고기나 생선조림에 청주, 양파, 생강, 파, 마늘, 과일즙을 넣으면 간장 양을 줄일 수 있고 비린내도 없애준다.
- 건어물(굴비, 멸치, 건오징어 등)을 조리할 때는 물에 담가 두거나 소금이나 간장 양을 줄여 조리한다.
- 소금 양이 적은 양념류인 고추냉이, 겨자, 생강, 마늘, 파, 후춧가루, 고춧가루 등을 사용하여 싱거운 맛에 변화를 준다.
- 바질, 월계수 잎, 타임 등 허브를 이용하면 독특하고 향긋한 향이 후각을 자극하여 한결 맛있게 느껴진다.
- 가급적 화학조미료는 사용하지 않는다.
- 식사 바로 직전에 간을 하여 짠맛을 더 느낄 수 있도록 한다. 케첩, 머스터드, 드레싱 등은 먹기 전에 뿌리면 적게 먹을 수 있다.

- 가공식품은 영양성분표를 확인하여 나트륨 함량이 적은 식품을 구입한다.
- 국물요리(찌개·국 등), 염장식품(김치·장아찌·젓갈 등), 가공식품(라면·소시지 등)의 섭취를 줄인다.
- 한식 중에 소금 섭취가 가장 많은 음식이 김치와 국물요리다. 김치를 안 먹을 수 없다면 작게 썰어 작은 그릇에 담아 조금씩 먹는다. 국물요리는 작은 그릇에 담고 가급적 건더기 위주로 먹는다.
- 외식 시 주문할 때 싱겁게 해달라고 하고, 양념, 소스(소금)는 미리 다 넣지 말고 따로 달라고 요청한다.

> 알아두기

천연조미료 이용하기

양념 사용량을 줄이고 맛의 풍미를 높이기 위해 천연조미료를 이용하면 좋다. 마른 멸치, 새우, 다시마, 건표고버섯을 물에 넣고 끓이면 소금을 넣지 않아도 맛있는 국물요리를 만들 수 있고, 가루로 빻아 쓰면 나물이나 볶음요리를 할 때 조미료 대신 넣을 수 있다. 단, 천연조미료도 건조과정에 소금이 들어갈 수 있으니 너무 많이 사용하지 않는 것이 좋다.

다시마 국물 맛을 낼 때 빼 놓을 수 없는 재료로, 사방 5㎝ 크기로 잘라 밀폐용기에 담아 두고 필요할 때마다 꺼내 쓴다.

다시마가루 다시마를 가위로 잘라 마른 팬에 살짝 볶은 후 믹서에 곱게 간다.

국멸치 국멸치는 크고 푸른빛이 도는 것이 좋다. 머리와 내장을 떼어 내고 볶으면 더욱 구수한 국물 맛을 낼 수 있다.

멸치가루 기름을 두르지 않은 팬에 내장과 머리를 떼어 낸 국멸치를 넣고 약불에서 볶은 후 믹서에 곱게 간다.

건새우 건새우는 국물 맛을 업그레이드해 준다. 밀폐용기에 담아 서늘한 곳에 보관한다.

새우가루 마른 새우의 수염과 다리를 제거하고 기름을 두르지 않은 팬에 올려 약한 불에서 볶는다. 이때 청주를 살짝 넣으면 비린내 제거에 도움이 된다. 믹서에 곱게 갈아 사용한다.

건표고버섯 생표고버섯보다 보관이 쉽고 맛과 향도 좋다. 또한 건표고버섯을 불린 물은 표고버섯의 향이 우러나와 훌륭한 국물 재료가 된다. 밀폐용기에 담아 서늘한 곳에 보관하고, 사용할 때는 미지근한 물에 불려서 사용한다.

PART 3

하루 한 끼
당뇨 밥상

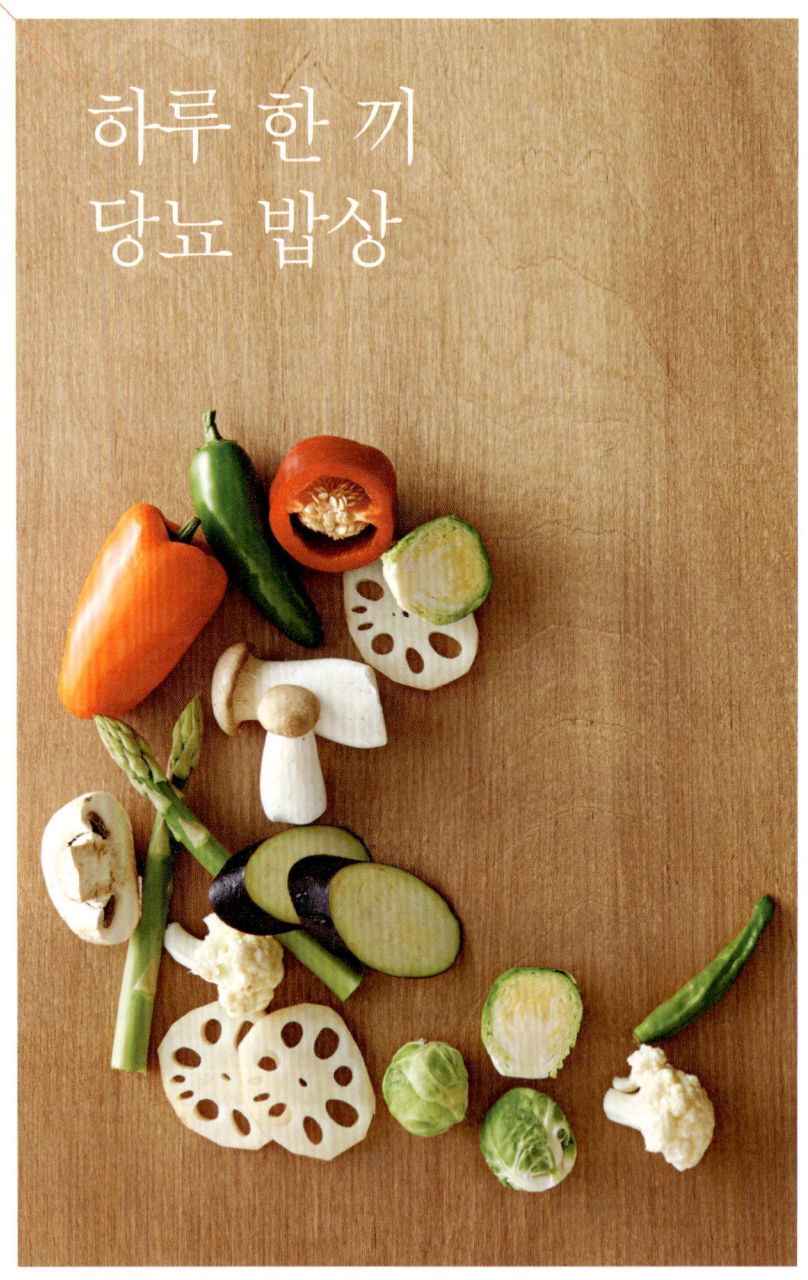

처음부터 하루 세끼를 당뇨 밥상으로 먹기는 현실적으로 어렵다.
우선 한 끼부터 바꿔보자.
건강하게 차린 당뇨 밥상으로 식사해 보면
식사가 혈당 관리에 얼마나 영향을 미치는지 깨닫게 될 것이다.
한 끼씩 바꿔 나가다 보면 평생 혈당 걱정 없이 살 수 있다!

1 당뇨 밥상 하루 한 끼부터 시작하자

혈당 조절과 당뇨병 합병증 예방을 위해 하루 세끼를 당뇨 밥상으로 먹는 것은 최고의 비법이다. 그러나 처음부터 하루 세끼를 당뇨 밥상으로 먹는 것은 현실적으로 어려운 일이다. 특히 사회생활로 바쁜 중장년층 당뇨인의 경우 오히려 당뇨 밥상에 대한 부담과 스트레스로 인해 당뇨 밥상을 포기하게 되고 결국 당뇨병 관리가 어려워진다. 뿐만 아니라 당뇨인은 당뇨병 발병 전 오랜 시간 동안 자신도 모르게 몸에 밴 잘못된 식습관을 가지고 있을 확률이 높다. 잘못된 식습관은 반드시 고쳐야 하지만 하루아침에 오랜 시간 길들여진 잘못된 식습관을 고치는 것 또한 쉽지 않은 일이다. 이러한 이유로 현실적인 당뇨 밥상에 대한 시도가 필요하다.

하루 한 끼 당뇨 밥상

우선 하루에 한 끼씩 당뇨 밥상을 시작해 보자. 어떤 행동에 대해 습관이 생기기 시작하는 데 걸리는 시간은 평균 21일 정도이고, 평균 66일이 지나면 그 행동을 하지 않으면 오히려 불편함을 느낀다고 한다. 식습관이란 말 그대로 먹는 습관이다. 당뇨 발병 전 자신도 모르게 잘못된 식습관을 갖게 되었던 것처럼 하루 한 끼만이라도 건강하게 먹는 습관을 들이다 보면 어느 날 하루 세끼를 건강 밥상으로 먹는 게 어렵지 않을 것이다.

하루 한 끼 당뇨 밥상의 효과

영양소가 골고루 포함된 당뇨 밥상으로 한 끼만 제대로 먹어도 영양소의 흡수 속도가 조절되어 혈당도 서서히 오르고 공복감도 늦게 오기 때문에 다음 끼니까지 활력을 유지할 수 있다. 예를 들어 점심식사로 라면을 먹는 경우와 밥, 국, 그리고 육류찬과 채소찬으로 구성된 백반 형태로 먹은 경우를 비교해 보자. 식사의 열량은 거의 비슷할 수 있다. 그러나 라면의 경우 탄수화물과 지방 위주로 섭취해 영양적으로 불균형하고 몸에서 빠르게 흡수되어 혈당을 급격히 올리게 된다. 이렇게 잘못된 한 끼의 식사로도 혈당은 오르게 된다. 반면 백반 형태의 식사는 밥을 통해 탄수화물, 육류찬을 통해 단백질, 채소찬으로 비타민과 식이섬유소를 섭취한다. 영양소를 골고루 섭취했을 뿐만 아니라 식이섬유소 등 여러 영양소의 상호 작용으로 몸에 서서히 흡수되어 혈당이 급격히 오르는 것을 방지한다.

그러니 하루에 한 끼라도 제대로 된 당뇨 밥상을 먹어 보자. 개인의 생활 습관에 따라 아침, 아니면 점심, 혹은 저녁을 정하고 꾸준히 먹어 보자. 그러면서 하루에 두 끼, 그러다 세끼 모두를 건강 밥상으로 먹는 습관을 들여 보자. 그러면 혈당이 관리되면서 체중이 빠지는 덤도 얻을 수 있을 것이다.

다음에 소개되는 당뇨 밥상은 아침, 점심, 저녁 등 끼니와 상황에 맞게 다양하게 선택할 수 있도록 간단 밥상, 한식 밥상, 일품 밥상으로 나누어 소개하였다. 상황에 맞는 식사를 선택하여 하루 한 끼 당뇨 밥상을 실천해 보자.

하루 한 끼 당뇨 밥상 이렇게 보세요

한 끼 밥상에 대한 칼로리와 3대 영양소인 탄수화물, 단백질, 지방의 함량을 표기했으며 1인분 기준이다.

김치는 채소군에 속하고 1교환단위는 50g이다. 한 끼에 50g씩 먹어도 되지만 나트륨 섭취량을 줄이기 위해 가급적 적게 섭취할 것을 권장하는 의미로 1인분을 30g으로 제시하였다.

사진은 모두 1인분 기준으로 촬영하였다.

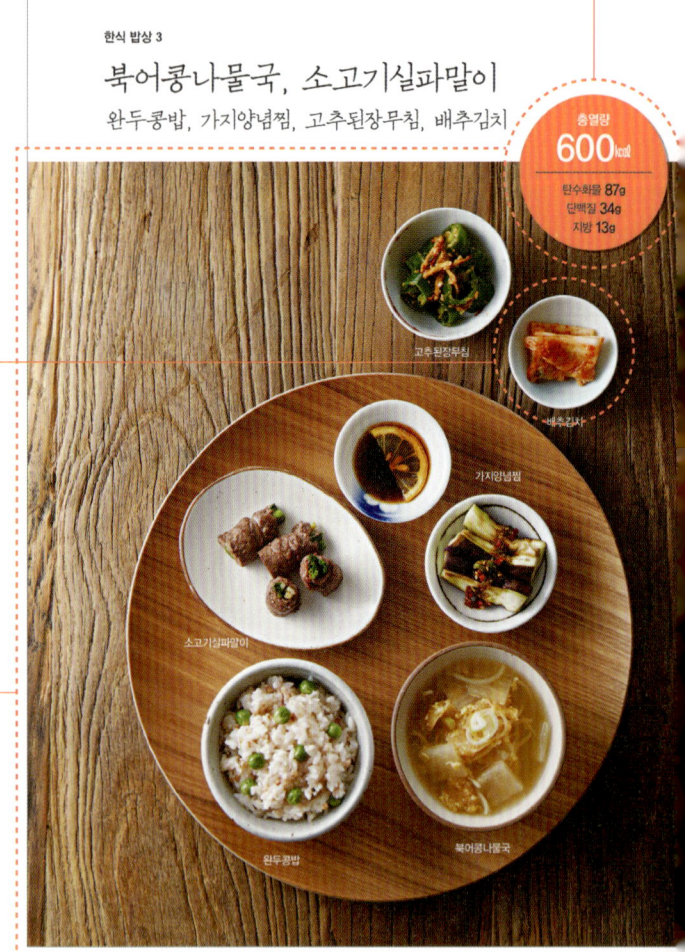

한식 밥상 3
북어콩나물국, 소고기실파말이
완두콩밥, 가지양념찜, 고추된장무침, 배추김치

총열량 **600**kcal
탄수화물 87g
단백질 34g
지방 13g

단품 메뉴의 칼로리와 탄수화물, 단백질, 지방의 함량을 표기했으며 1인분 기준이다.

정확한 계량을 위해 재료의 중량을 g으로 표기하고, 간편하게 계량할 수 있도록 양념류는 숟가락 계량도 표기했다. 1술은 어른 밥숟가락에 윗면이 평평하게 재료를 가득 담았을 때를 말하고, 0.5술은 반만 담았을 때를 말한다. 0.3술은 1술의 1/3 정도다.

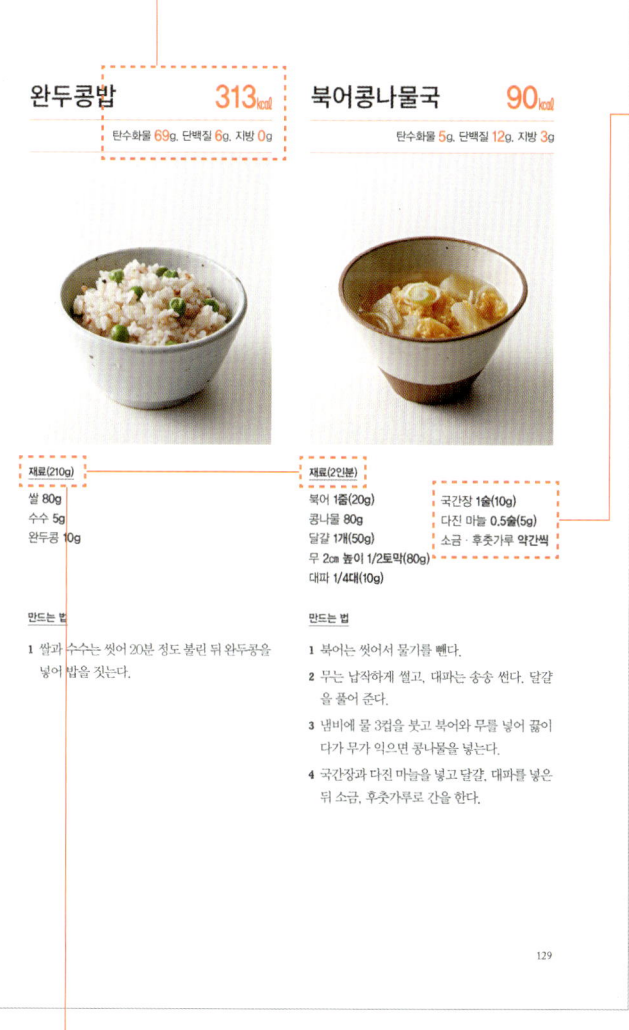

완두콩밥 313kcal
탄수화물 69g, 단백질 6g, 지방 0g

재료(210g)
쌀 80g
수수 5g
완두콩 10g

만드는 법
1 쌀과 수수는 씻어 20분 정도 불린 뒤 완두콩을 넣어 밥을 짓는다.

북어콩나물국 90kcal
탄수화물 5g, 단백질 12g, 지방 3g

재료(2인분)
북어 1줌(20g)
콩나물 80g
달걀 1개(50g)
무 2cm 높이 1/2토막(80g)
대파 1/4대(10g)
국간장 1술(10g)
다진 마늘 0.5술(5g)
소금·후춧가루 약간씩

만드는 법
1 북어는 씻어서 물기를 뺀다.
2 무는 납작하게 썰고, 대파는 송송 썬다. 달걀을 풀어 준다.
3 냄비에 물 3컵을 붓고 북어와 무를 넣어 끓이다가 무가 익으면 콩나물을 넣는다.
4 국간장과 다진 마늘을 넣고 달걀, 대파를 넣은 뒤 소금, 후춧가루로 간을 한다.

인분 수를 표기하지 않은 경우 1인분 레시피다. 식구 수에 맞춰 곱해서 조리하면 된다. 한식 나물과 국은 1인분의 양념을 제시하기 어려운 점이 있어 2인분 레시피를 제시하였다.

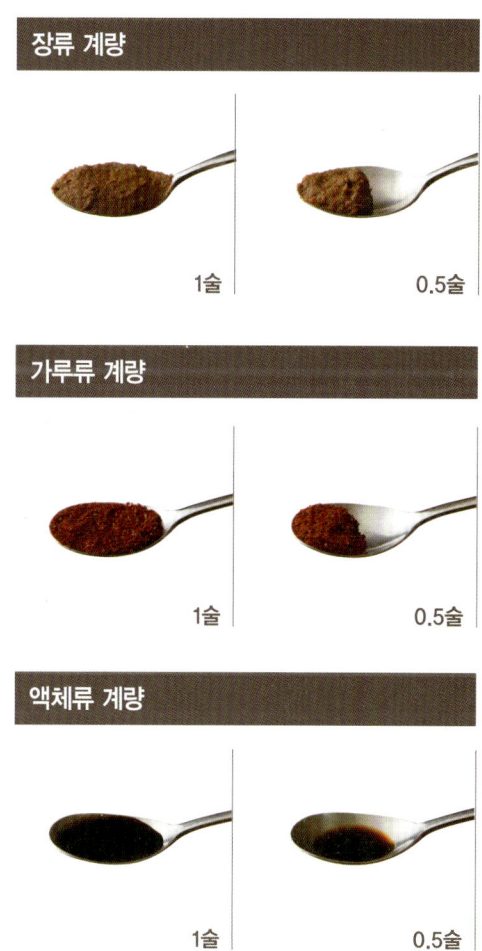

장류 계량 — 1술 / 0.5술

가루류 계량 — 1술 / 0.5술

액체류 계량 — 1술 / 0.5술

2 하루 한 끼 간단 밥상

간단 밥상 1. 미니 채소오믈렛, 그린샐러드, 고구마, 저지방우유
간단 밥상 2. 팽이버섯덮밥, 파프리카피클, 사과
간단 밥상 3. 연두부채소죽, 소고기장조림, 나박김치
간단 밥상 4. 치아바타샌드위치, 브로콜리샐러드, 바나나, 저지방우유
간단 밥상 5. 쌀가루팬케이크, 치아시드과일요거트, 치즈채소볶음
간단 밥상 6. 소고기흑미오니기리, 채소스틱

간단 밥상 1

미니 채소오믈렛, 그린샐러드
고구마, 저지방우유

총열량 530 kcal
탄수화물 66g
단백질 23g
지방 19g

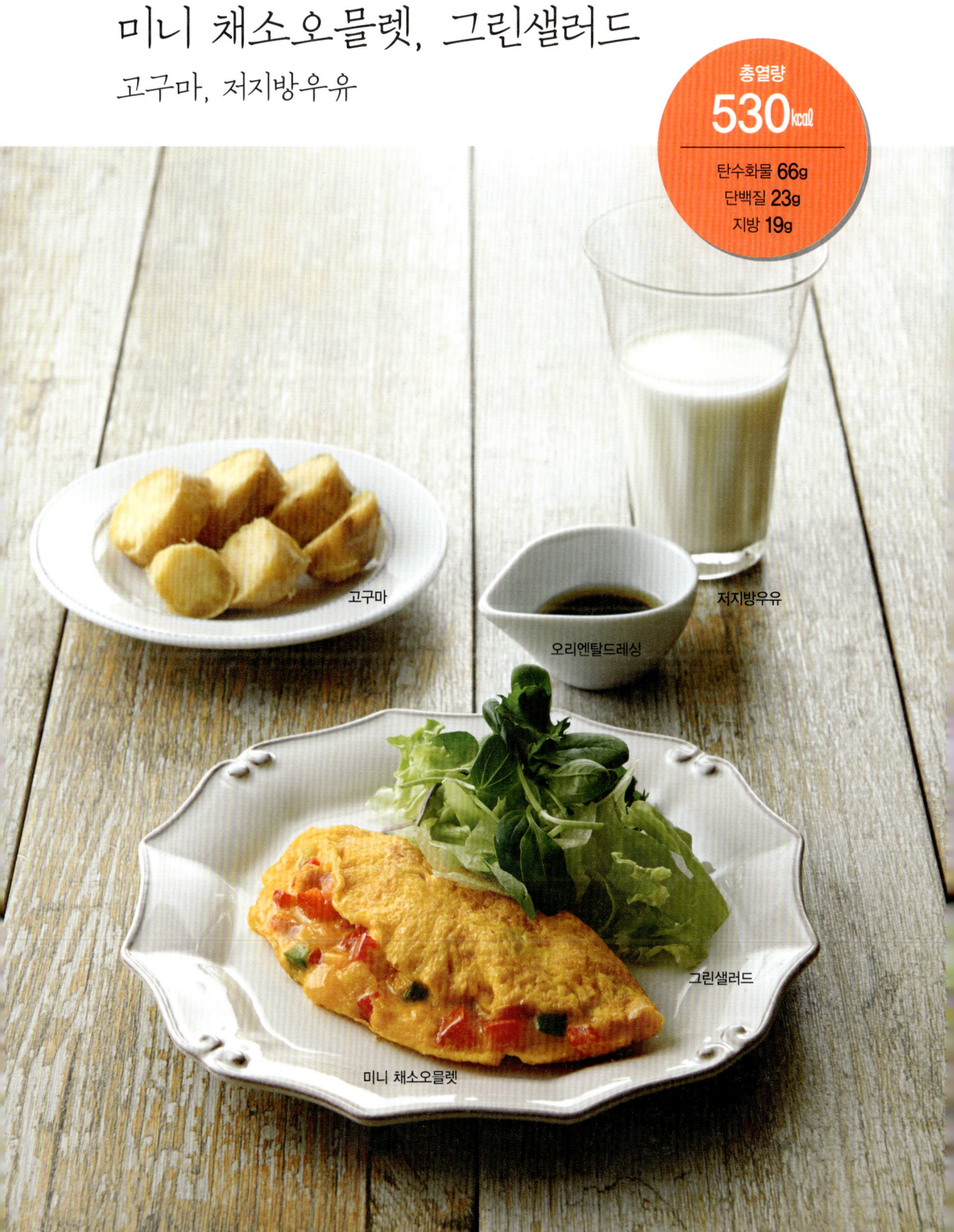

고구마
저지방우유
오리엔탈드레싱
그린샐러드
미니 채소오믈렛

미니 채소오믈렛

188 kcal

탄수화물 **7**g, 단백질 **13**g, 지방 **12**g

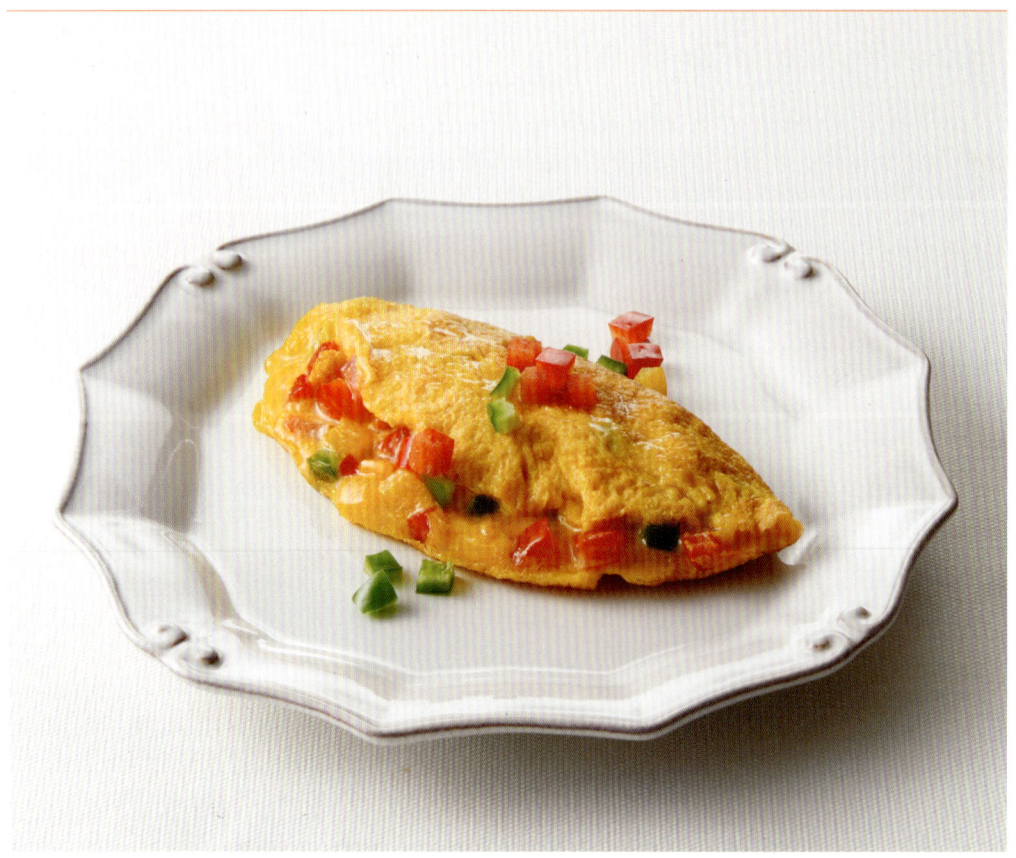

재료

달걀 **2개**
토마토 **1/4개(50g)**
다진 피망 · 노랑 파프리카 ·
빨강 파프리카 **40g**
우유 **1술(10g)**
소금 · 후춧가루 **약간씩**
식용유 **1술(7g)**

만드는 법

1 달걀은 우유, 소금, 후춧가루를 넣어 잘 풀어 준다.

2 토마토와 파프리카는 비슷한 크기로 작게 깍둑썰기 한다.

3 달걀물에 토마토, 피망, 파프리카를 넣고 섞는다.

4 달군 팬에 식용유를 두르고 3의 달걀물을 부어 스크램블을 하다가 모양을 잡아 오믈렛을 만든다.

그린샐러드 62kcal

탄수화물 3g, 단백질 0g, 지방 5g

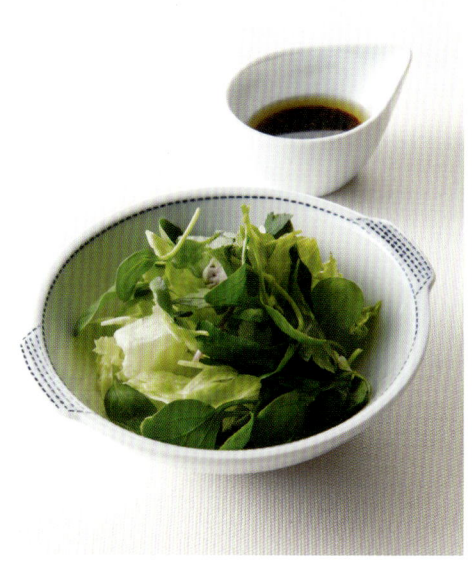

재료

양상추 2장(35~40g)
어린잎채소 5g
오리엔탈드레싱 15g

〈오리엔탈드레싱(40g)〉
올리브유 3술(20g)
간장 1.5술(15g)
설탕 0.5술(3g)
식초 0.5술(5g)
다진 양파 10g

만드는 법

1 양상추는 물에 씻어 먹기 좋은 크기로 찢고, 어린잎채소는 물에 씻어 물기를 뺀다.

2 그릇에 양상추를 깔고 어린잎채소를 올린 후 분량의 오리엔탈드레싱 재료를 섞어 곁들인다.

오리엔탈드레싱은 1인분씩 만들기 번거롭고 식구들과 함께 먹을 수 있도록 2~3인 분량을 제시했다. 드레싱양은 개인 취향에 따라 조절해도 되지만 체중 조절을 해야 한다면 1인분에 15g 정도씩 곁들여 먹는다.

고구마 2개(70g × 2개) 200kcal

탄수화물 46g, 단백질 4g, 지방 0g

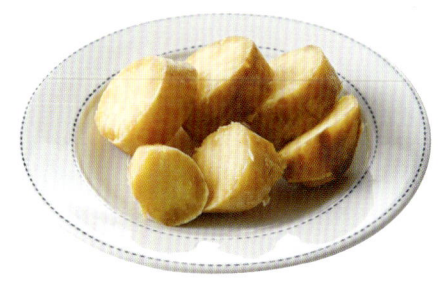

저지방우유 1컵(200㎖) 80kcal

탄수화물 10g, 단백질 6g, 지방 2g

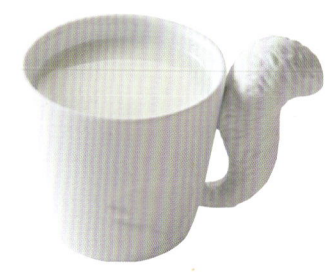

간단 밥상 2

팽이버섯돈부리
파프리카피클, 사과

총열량
480kcal

탄수화물 **78**g
단백질 **18**g
지방 **9**g

파프리카피클

사과

팽이버섯돈부리

팽이버섯돈부리

422 kcal

탄수화물 **64**g, 단백질 **18**g, 지방 **9**g

재료

잡곡밥 140g
(쌀 50g, 흑미 5g, 현미 5g)
팽이버섯 20g
실파 2대(10g)
양파 1/4개(40g)
달걀 2개(100g)
김 **약간**

〈국물〉
다시마국물 100㎖
간장 1술(10g)
맛술 1술(10g)
후춧가루 **약간**

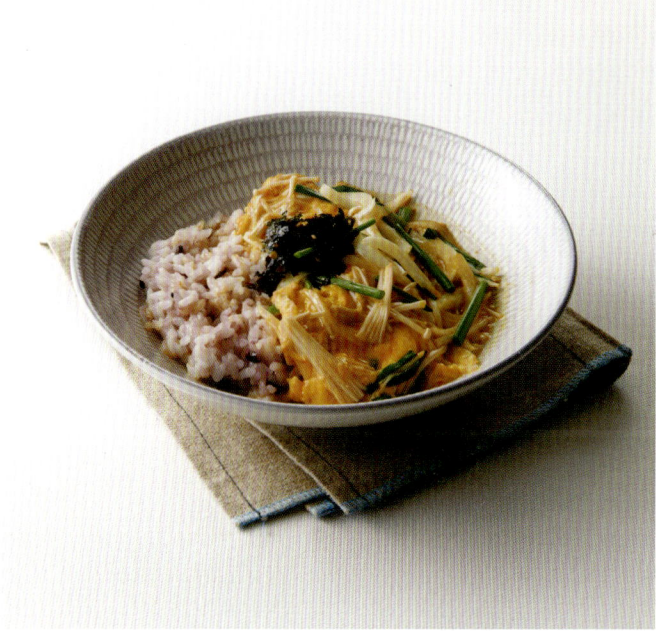

만드는 법

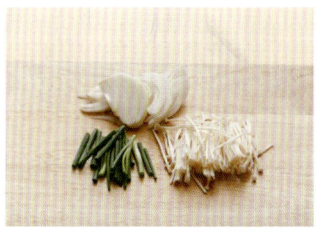

1. 팽이버섯은 가닥가닥 떼어 반으로 썰고, 실파는 팽이버섯 길이로 썬다. 양파는 채 썬다.

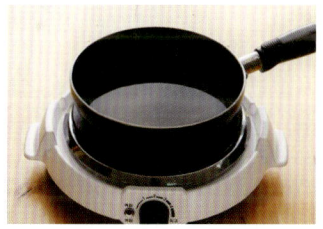

2. 다시마국물에 간장, 맛술을 넣어 끓인다.

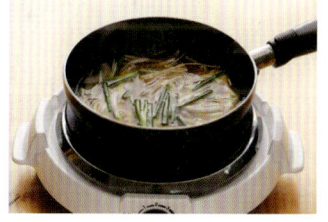

3. 국물이 끓으면 팽이버섯과 양파를 넣는다. 재료가 어느 정도 익으면 달걀을 풀어 넣고 실파를 넣은 뒤 후춧가루를 뿌린다.

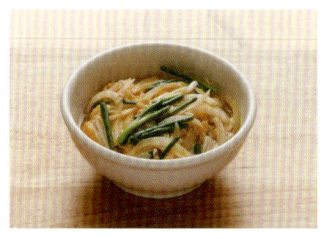

4. 그릇에 밥을 담고 3을 얹은 뒤 김을 부수어 올린다.

파프리카피클 30g 8kcal

185쪽 참고   탄수화물 2g, 단백질 0g, 지방 0g

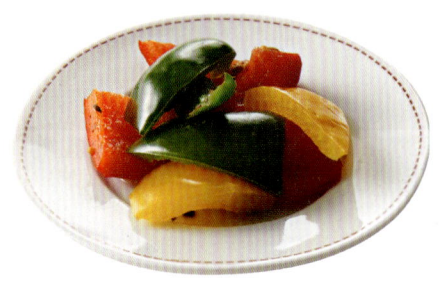

사과 1/2개(80g) 50kcal

탄수화물 12g, 단백질 0g, 지방 0g

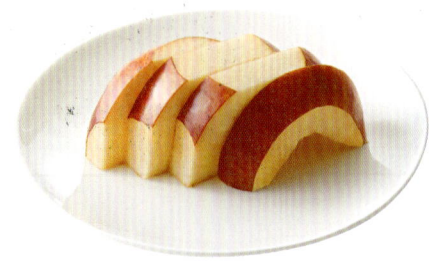

간단 밥상 3

연두부채소죽
소고기장조림, 나박김치

총열량 440kcal
탄수화물 59g
단백질 23g
지방 12g

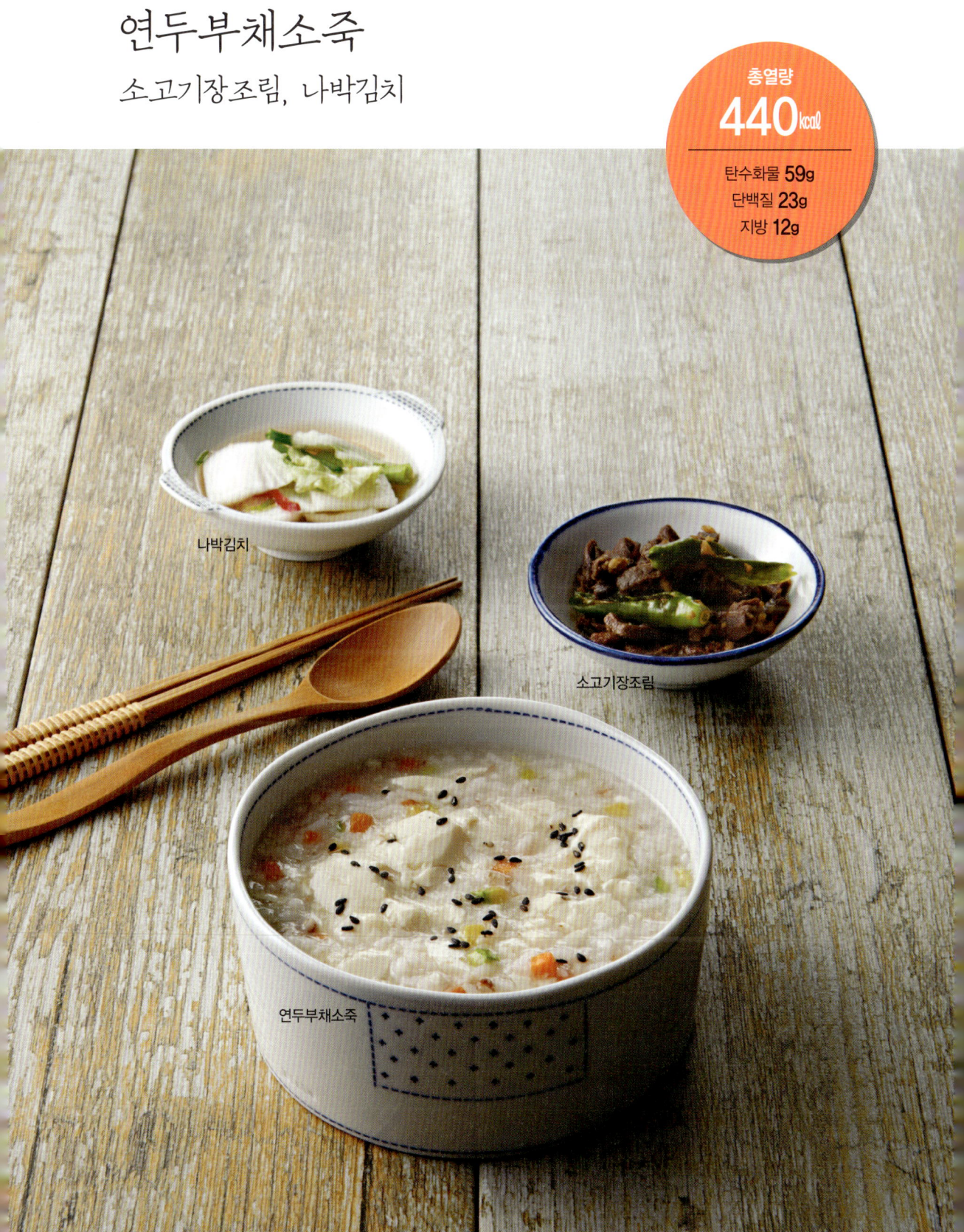

연두부채소죽

318 kcal

탄수화물 **52**g, 단백질 **13**g, 지방 **7**g

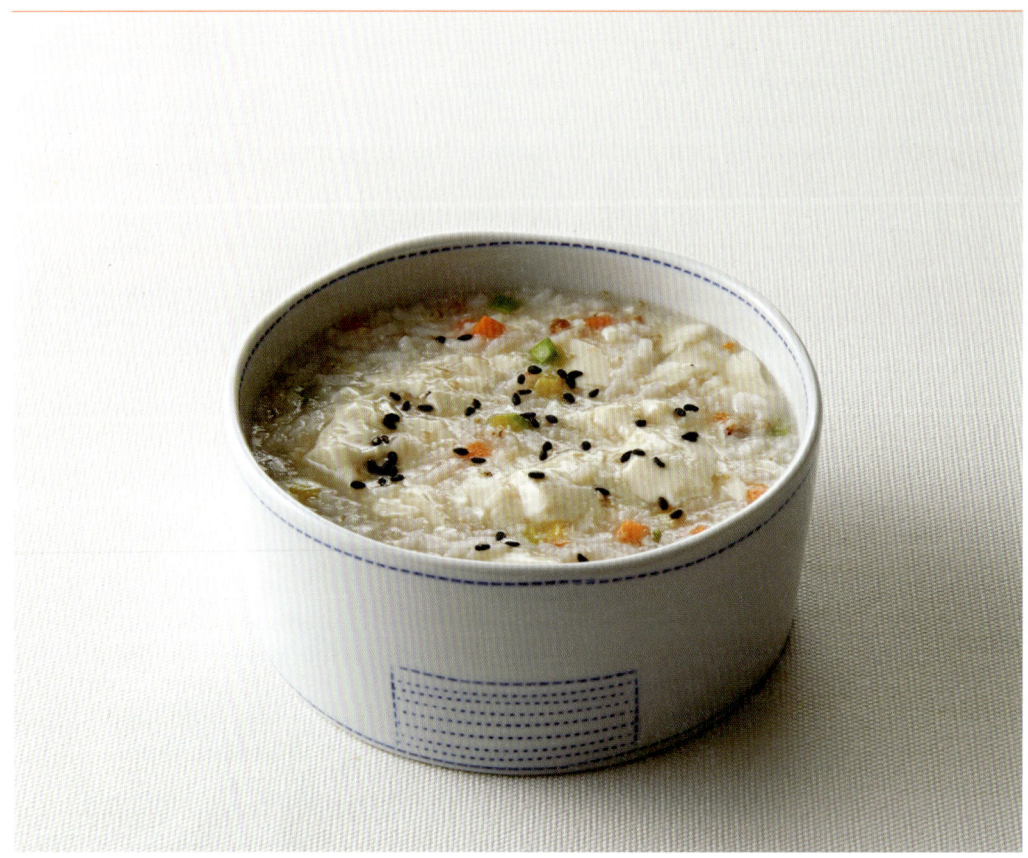

재료

잡곡밥 140g
(쌀 50g, 수수 5g, 조 5g)
연두부 1/2팩(150g)
애호박 1/8개(30g)
당근 10g
참기름 1술(7g)
소금 · 검은깨 **약간씩**

만드는 법

1 애호박, 당근은 잘게 다진다.

2 냄비에 참기름을 두르고 애호박과 당근을 볶다가 물 2컵을 붓는다.

3 냄비에 잡곡밥을 넣고 끓이다가 밥알이 퍼지기 시작하면 연두부를 숟가락으로 떠서 넣는다.

4 밥알이 완전히 퍼지면 소금으로 간하고 그릇에 담은 뒤 검은깨를 뿌린다.

소고기장조림　112 kcal

탄수화물 5g, 단백질 9g, 지방 5g

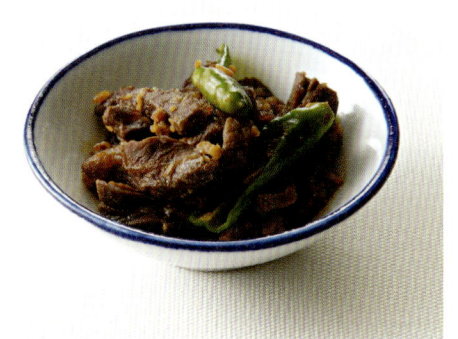

재료

소고기 40g
꽈리고추 2개(10g)

〈양념〉
물 1/4컵
간장 1술(10g)
물엿 0.5술(5g)
청주 1술(10g)
다진 마늘 0.5술(5g)
후춧가루 약간

만드는 법

1. 소고기는 키친타월로 핏물을 제거하고 채 썬다.
2. 꽈리고추는 씻어 꼭지를 떼어 내고, 큰 것은 반으로 썬다.
3. 냄비에 분량의 양념 재료와 소고기를 넣고 은근한 불에서 조린다.
4. 조리는 도중 뜨는 거품은 걷어내고 국물이 자박자박하게 졸아들면 꽈리고추를 넣고 조린다.

나박김치 30g　10 kcal

탄수화물 2g, 단백질 1g, 지방 0g

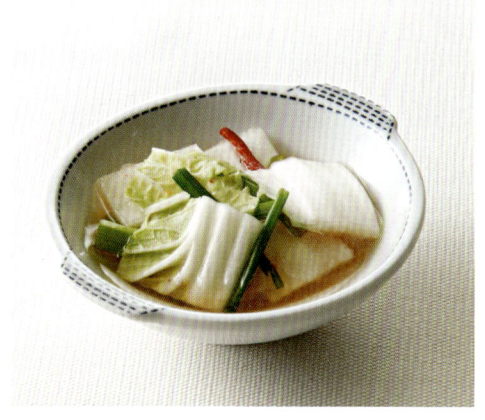

재료(5인분)

배추잎 2장
무 2㎝ 높이 1/2토막 (80g)
미나리 1/4줌(25g)
실파 2대(10g)
굵은소금 1술(10g)
마늘 1톨(5g)
생강 약간

〈김치국물〉
물 2.5컵
고춧가루 0.5술(2g)
매실청 1술(10g)
소금 약간

만드는 법

1. 배추잎과 무는 나박하게 썰어 굵은소금을 솔솔 뿌려 20분 정도 절인다.
2. 미나리와 실파는 다듬어 2㎝ 길이로 썰고, 마늘과 생강은 채 썬다.
3. 볼에 물 2.5컵을 붓고 고춧가루를 면보에 싸서 붉은색 물을 들인 다음 매실청과 소금을 김치국물을 만든다.
4. 김치통에 절인 배추잎과 무, 채 썬 마늘과 생강을 넣어 섞은 다음 3의 김치국물을 붓고 미나리와 실파를 넣는다. 바로 냉장 보관한다.

간단 밥상 4

치아바타샌드위치
브로콜리샐러드, 바나나, 저지방우유

총열량 500kcal
탄수화물 83g
단백질 22g
지방 8g

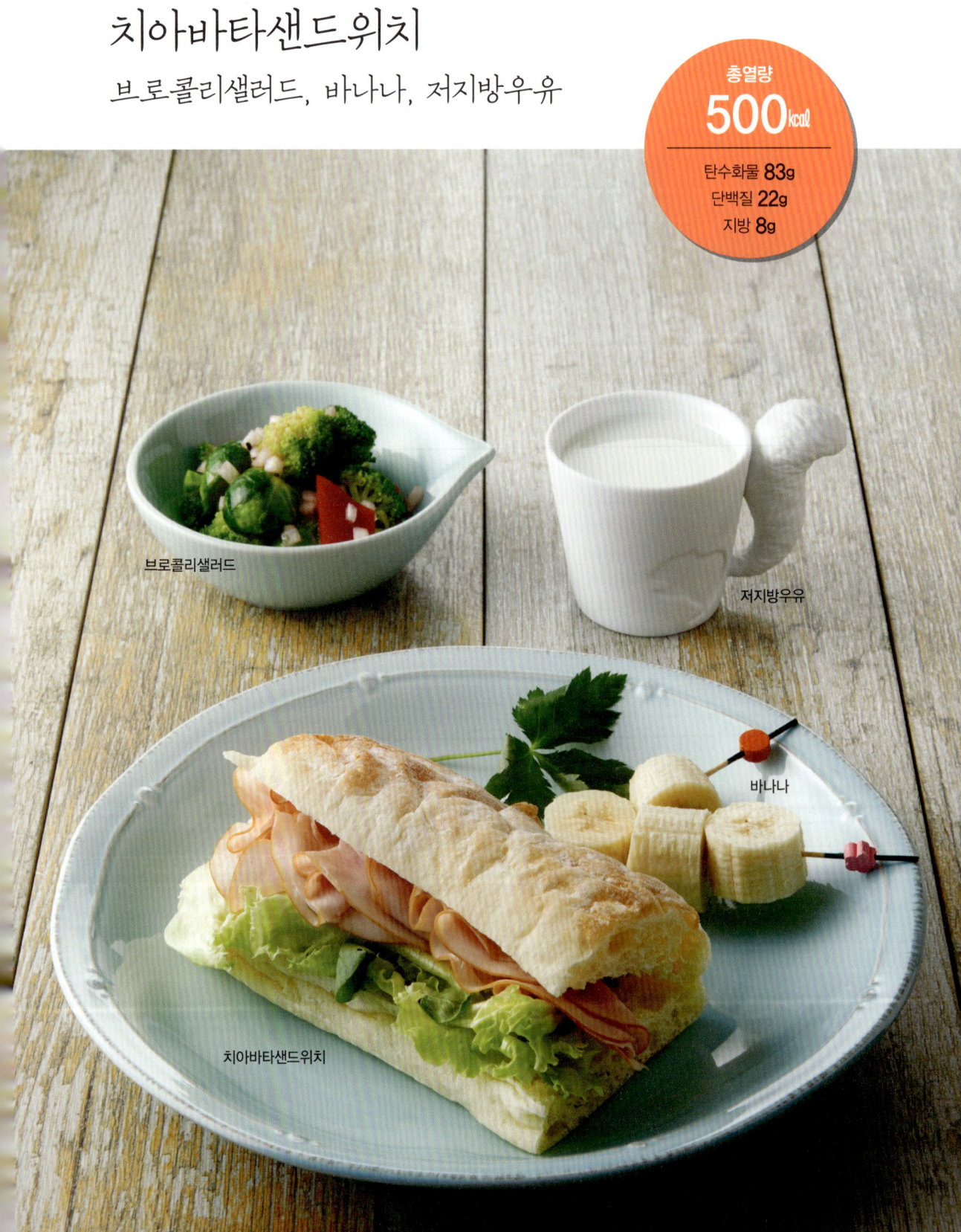

브로콜리샐러드

저지방우유

바나나

치아바타샌드위치

치아바타샌드위치

300kcal

탄수화물 **51**g, 단백질 **12**g, 지방 **6**g

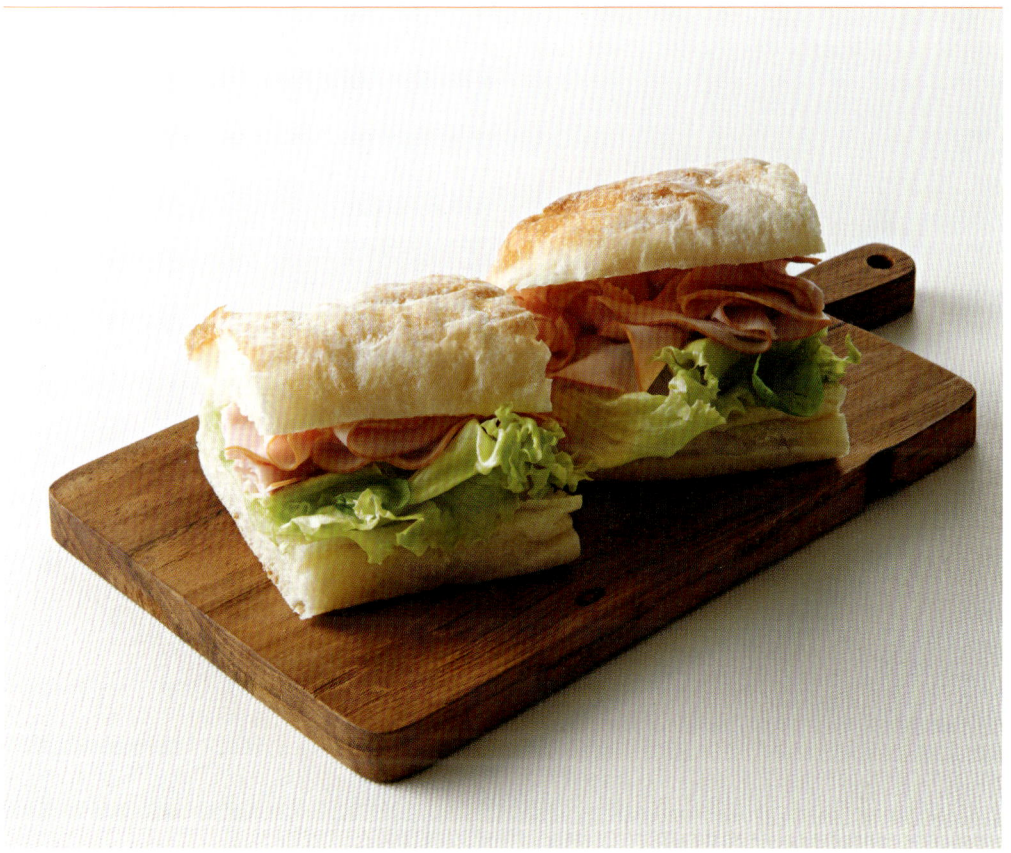

재료

치아바타 **70g**
슬라이스 햄 **40g**
양상추 **2장(35~40g)**
씨겨자 **0.3술(3g)**

만드는 법

1 양상추는 씻어 물기를 빼고 먹기 좋게 손으로 찢는다.

2 빵에 씨겨자를 바른다.

3 빵에 양상추와 슬라이스 햄을 올리고 다른 빵으로 샌드한다.

브로콜리샐러드 70kcal

탄수화물 **10**g, 단백질 **4**g, 지방 **0**g

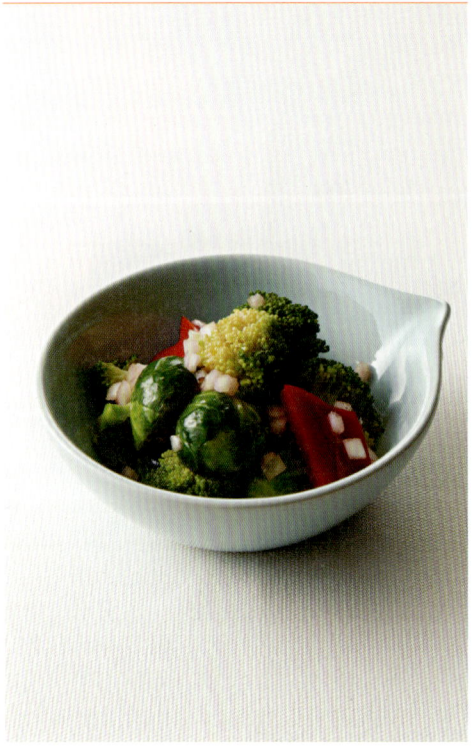

재료
브로콜리 **40g**
방울양배추 **2개(20g)**
파프리카 **1/6개(20g)**

〈홍초드레싱〉
올리브유 **1술(10g)**
홍초 **1술(10g)**
다진 양파 **10g**
소금 · 후춧가루 **약간씩**

만드는 법

1 브로콜리와 방울양배추는 끓는 물에 데쳐 찬물에 헹군다. 브로콜리는 먹기 좋게 손질하고, 방울양배추는 반으로 썬다.

2 파프리카는 한입 크기로 썬다.

3 분량의 홍초드레싱 재료를 섞는다.

4 그릇에 브로콜리, 방울양배추, 파프리카를 담고 홍초드레싱을 곁들인다.

바나나 1/2개 50kcal

탄수화물 **12**g, 단백질 **0**g, 지방 **0**g

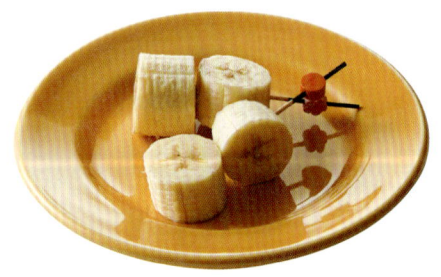

저지방우유 1컵(200㎖) 80kcal

탄수화물 **10**g, 단백질 **6**g, 지방 **2**g

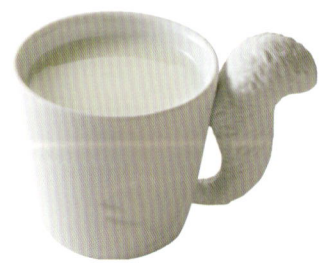

간단 밥상 5
쌀가루팬케이크, 치아시드과일요거트
치즈채소볶음

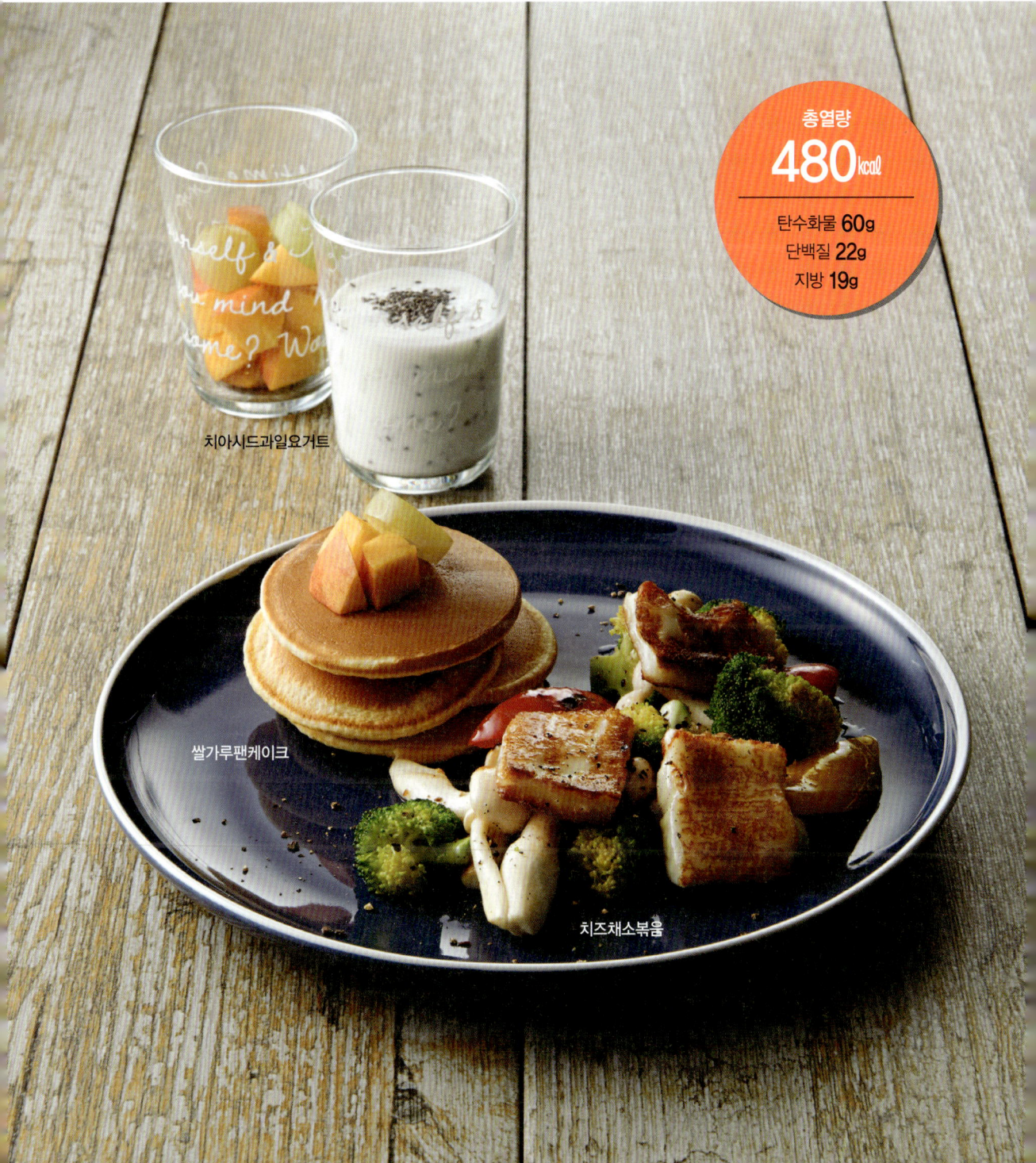

총열량
480 kcal
탄수화물 60g
단백질 22g
지방 19g

쌀가루팬케이크

211kcal

탄수화물 **37**g, 단백질 **5**g, 지방 **4**g

재료(지름 6~7㎝ 크기 4장)

쌀가루 **40g**
달걀 **15g**
우유 **30㎖**
설탕 **0.5술(4g)**
베이킹파우더 **약간**
식용유 **1g**

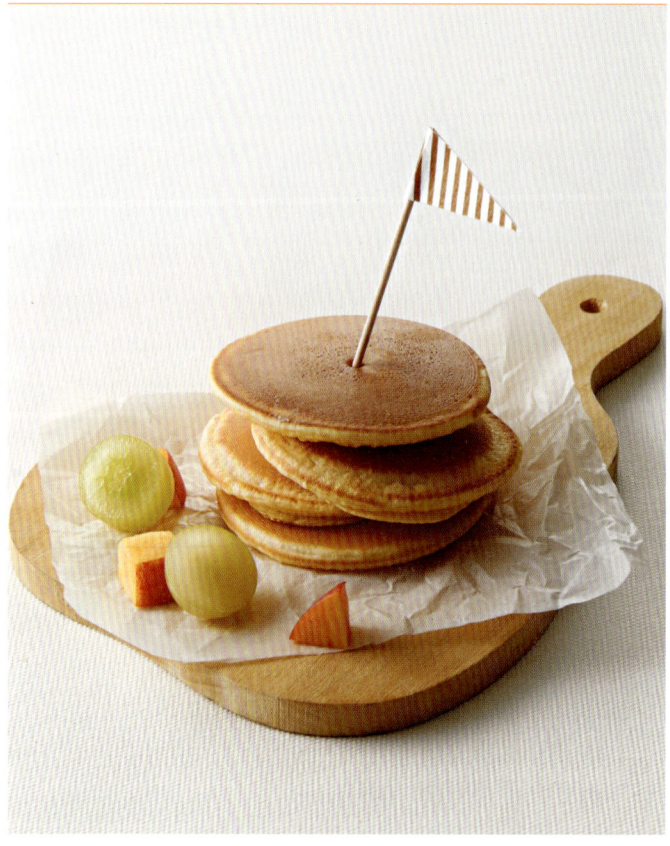

만드는 법

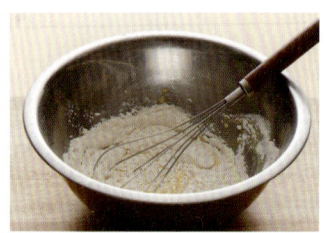

1 볼에 쌀가루, 달걀, 우유, 설탕, 베이킹파우더를 넣고 덩어리지지 않게 잘 섞는다.

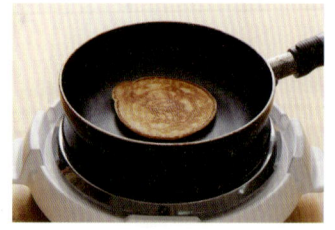

2 팬에 식용유를 살짝 두르고 키친타월로 닦아낸 뒤 팬케이크 반죽을 떠 넣어 굽는다. 반죽의 테두리 부분이 익어갈 때쯤 뒤집어 앞뒤로 노릇노릇하게 굽는다.

치아시드 과일요거트　　109 kcal

탄수화물 15g, 단백질 7g, 지방 3g

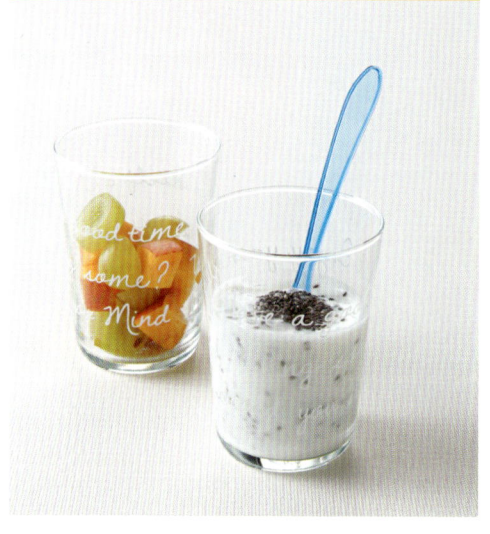

재료

치아시드 0.5술(7g)
플레인 요구르트 100g
청포도 20g
천도복숭아 35g

만드는 법

1 천도복숭아는 깨끗이 씻어 적당한 크기로 썰고, 청포도는 알알이 떼어 깨끗하게 씻는다.
2 그릇에 요구르트와 치아시드를 담고 청포도와 천도복숭아를 올린다.

치즈채소볶음　　160 kcal

탄수화물 8g, 단백질 10g, 지방 12g

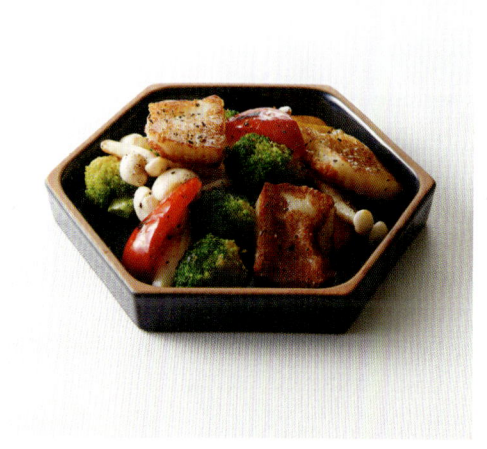

재료

구워 먹는 치즈 30g
브로콜리 1/6개(35g)
빨강 파프리카 30g
만가닥버섯 30g
식용유 1술(7g)
소금·후춧가루 약간씩

만드는 법

1 브로콜리는 끓는 물에 살짝 데친다. 파프리카는 한입 크기로 썬다.
2 구워 먹는 치즈는 먹기 좋은 크기로 썰어 팬에 노릇노릇하게 굽는다.
3 팬에 식용유를 두르고 만가닥버섯, 브로콜리, 파프리카를 센 불에서 볶다가 소금, 후춧가루로 간한다.
4 접시에 볶은 채소를 담고 구운 치즈를 올려낸다.

간단 밥상 6

소고기흑미오니기리
채소스틱

총열량 420 kcal
탄수화물 58g
단백질 15g
지방 15g

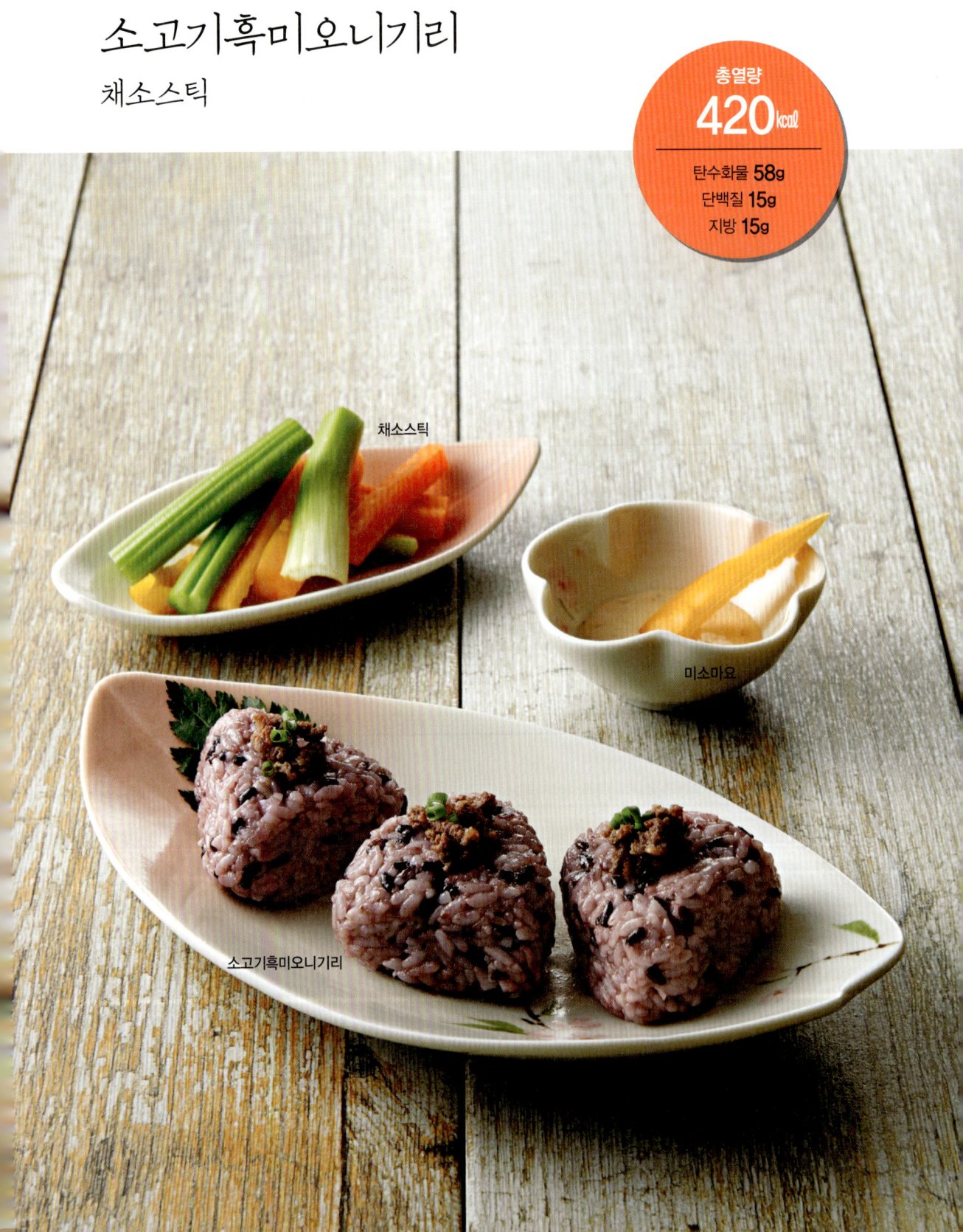

채소스틱

미소마요

소고기흑미오니기리

소고기흑미오니기리 341 kcal

탄수화물 51g, 단백질 13g, 지방 9g

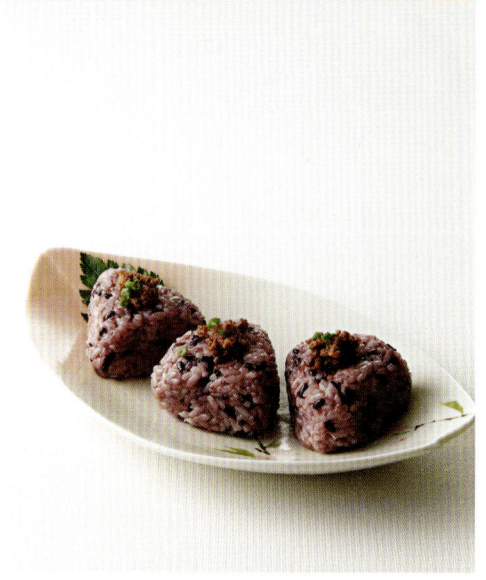

재료

흑미밥 140g
(쌀 50g, 흑미 10g)
다진 소고기 40g
참기름 0.5술(4g)
소금·후춧가루 약간씩
식용유 0.5술(3g)

〈양념〉
간장 0.5술(5g)
다진 양파 10g
다진 파 0.5술(2g)
다진 마늘 0.3술(3g)
참기름 0.3술(2g)
깨소금 0.2술(1g)

만드는 법

1 분량의 양념 재료를 섞는다. 다진 소고기는 양념에 10분 정도 재운다.

2 팬에 식용유를 살짝 두르고 1의 소고기를 볶는다.

3 흑미밥은 따뜻하게 준비해 참기름, 소금, 후춧가루를 넣고 잘 섞는다.

4 흑미밥을 손으로 쥐었다 넓게 펴고 2의 볶은 소고기를 넣어 뭉쳐 오니기리를 만든다.

채소스틱 79 kcal

탄수화물 7g, 단백질 2g, 지방 6g

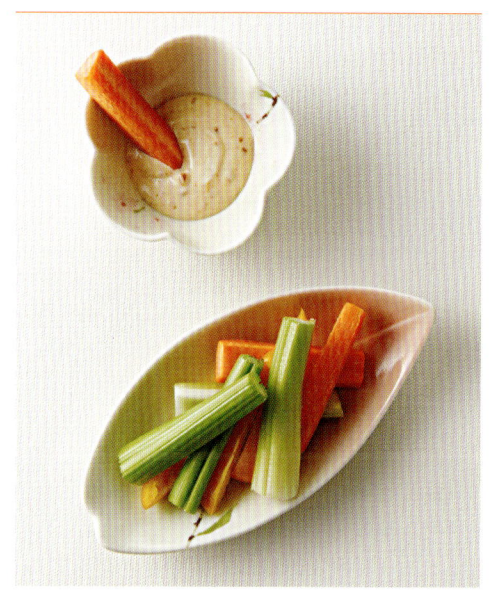

재료

당근 1/8개(30g)
노랑 파프리카 1/4개 (40g)
셀러리 1/2대(30g)

〈미소마요〉
마요네즈 1술(10g)
미소된장 0.3술(3g)
레몬즙 0.5술(5g)

만드는 법

1 당근, 노랑 파프리카, 셀러리는 깨끗이 씻어 먹기 좋은 크기의 스틱 모양으로 썬다.

2 분량의 미소마요 재료를 잘 섞는다.

3 채소스틱에 미소마요를 곁들여 낸다.

3 하루 한 끼 한식 밥상

한식 밥상 1. 곤드레밥, 순두부새우젓찌개, 삼치구이, 치커리겉절이, 깍두기
한식 밥상 2. 잡곡밥, 미역된장국, 오리고기채소두루치기, 우엉조림, 애호박새우젓볶음, 배추김치
한식 밥상 3. 완두콩밥, 북어콩나물국, 소고기실파말이, 가지양념찜, 고추된장무침, 배추김치
한식 밥상 4. 키노아밥, 콩가루배춧국, 돼지안심냉채, 멸치견과류조림, 깻잎나물, 알타리김치
한식 밥상 5. 율무밥, 낙지연포탕, 더덕구이, 깻잎달걀찜, 쑥갓나물, 오이소박이
한식 밥상 6. 검은콩밥, 시래기된장국, 연어채소구이, 콩나물냉채, 깍두기
한식 밥상 7. 보리밥, 버섯뭇국, 소고기등심구이, 콜리플라워들깨무침, 파김치
한식 밥상 8. 수수밥, 오이냉국, 닭다리조림, 청경채가쓰오부시볶음, 무미역샐러드, 배추김치
한식 밥상 9. 현미밥, 애호박고추장찌개, 닭봉감초조림, 대구조개찜, 참나물겉절이, 나박김치
한식 밥상 10. 흑미밥, 소고기밀푀유, 도라지오이생채, 열무김치

한식 밥상 1

곤드레밥, 순두부새우젓찌개
삼치구이, 치커리겉절이, 깍두기

총열량 620kcal
탄수화물 91g
단백질 28g
지방 17g

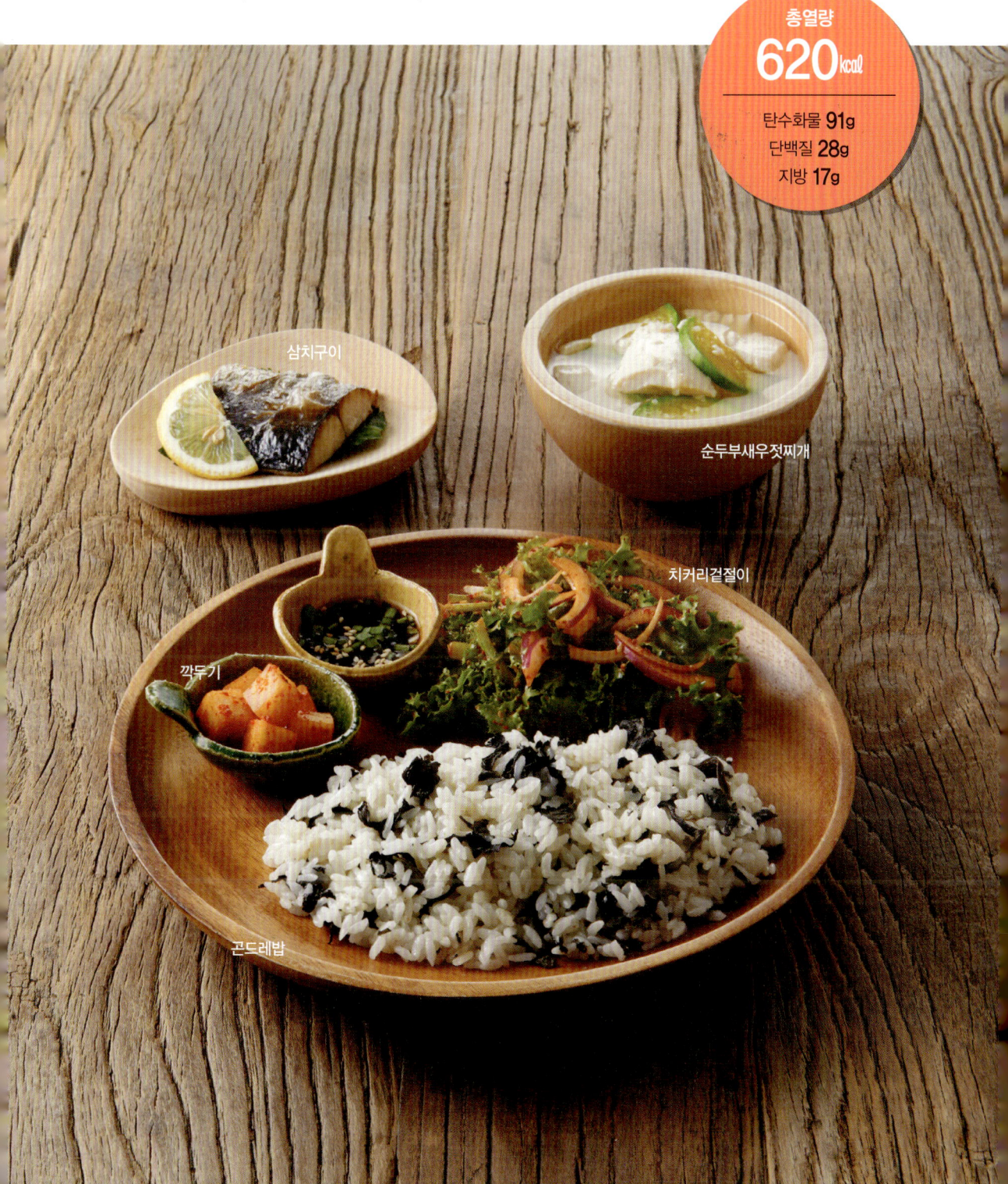

곤드레밥 396kcal

탄수화물 80g, 단백질 7g, 지방 5g

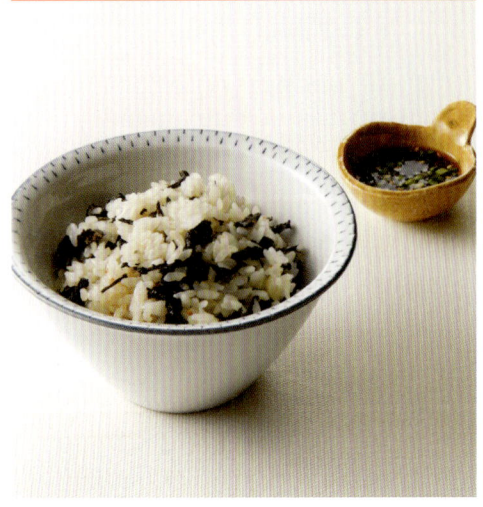

재료

쌀 90g
데친 곤드레 60g
(마른 곤드레 6g)

〈양념장〉
간장 1술(10g)
참기름 1술(7g)
송송 썬 실파 1술(2g)
깨소금 0.5술(2g)
고춧가루 0.2술(1g)

만드는 법

1. 쌀은 씻어 20분 정도 불린다.
2. 데친 곤드레는 먹기 좋은 크기로 썬다.
3. 밥솥에 불린 쌀과 데친 곤드레를 넣고 밥을 짓는다. 밥물은 쌀밥을 할 때와 동일하게 넣는다.
4. 분량의 양념장 재료를 섞어 밥에 곁들여 낸다.

순두부새우젓찌개 118kcal

탄수화물 5g, 단백질 11g, 지방 7g

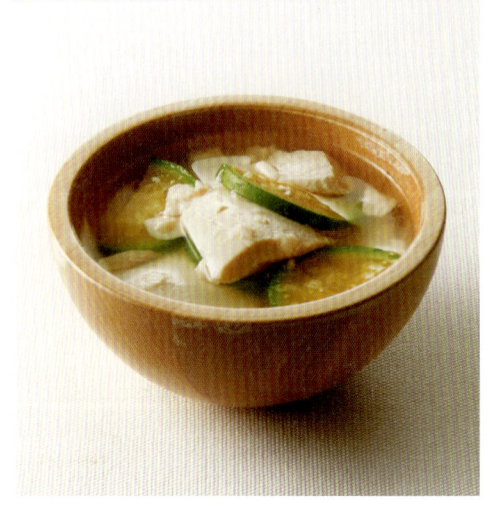

재료(2인분)

순두부 1봉지(400g)
애호박 1/4개(70g)
대파 1/4대(10g)
새우젓 1술(10g)

다진 마늘 0.5술(5g)
참기름 1술(7g)
소금·후춧가루 약간씩

만드는 법

1. 순두부는 봉지를 뜯어 그릇에 담고 숟가락으로 큼직하게 잘라 둔다.
2. 애호박은 반달 모양으로 썰고, 대파는 송송 썬다.
3. 냄비에 물 2컵을 붓고 끓이다가 애호박을 넣어 2분 정도 끓인다.
4. 애호박이 어느 정도 익으면 순두부를 넣고 끓인다.
5. 대파, 새우젓, 다진 마늘을 넣고 모자란 간은 소금, 후춧가루로 하고 참기름을 넣어 마무리한다.

삼치구이 73kcal

탄수화물 0g, 단백질 9g, 지방 4g

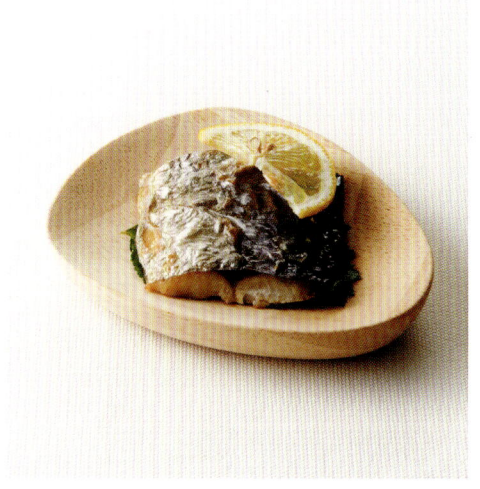

재료(2인분)

삼치 2토막(100g)
식용유 1술(7g)
소금 · 후춧가루 약간씩
레몬 1조각

만드는 법

1 삼치는 구이용으로 준비하여 소금, 후춧가루를 뿌린다.
2 팬에 식용유를 두르고 삼치를 껍질 쪽부터 노릇노릇하게 구운 뒤 뒤집어서 익힌다.
3 접시에 삼치구이를 담고 레몬을 곁들인다.

치커리겉절이 23kcal

탄수화물 4g, 단백질 1g, 지방 1g

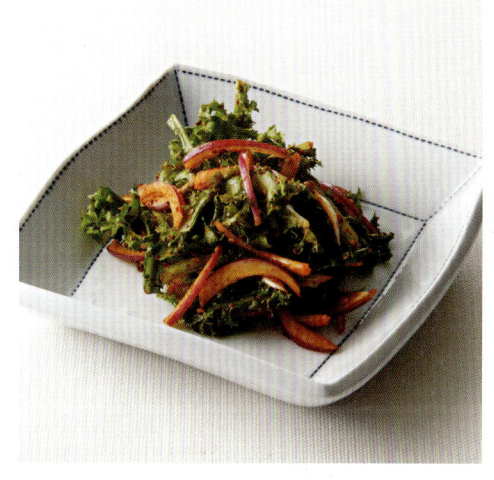

재료(2인분)

치커리 40g
보라색 양파 1/6개(30g)
고춧가루 1술(3g)
식초 1술(10g)
깨소금 1술(3g)
소금 약간

만드는 법

1 치커리는 먹기 좋은 크기로 자르고, 보라색 양파는 일정한 두께로 채 썬다.
2 보라색 양파에 고춧가루, 식초, 깨소금을 넣고 버무린 뒤 치커리를 넣어 살살 버무린다.
3 소금으로 간을 맞춘다.

깍두기 30g 10kcal

탄수화물 2g, 단백질 0g, 지방 0g

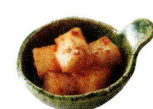

한식 밥상 2

미역된장국, 오리고기채소두루치기
잡곡밥, 우엉조림, 애호박새우젓볶음, 배추김치

총열량 630kcal
탄수화물 100g
단백질 29g
지방 14g

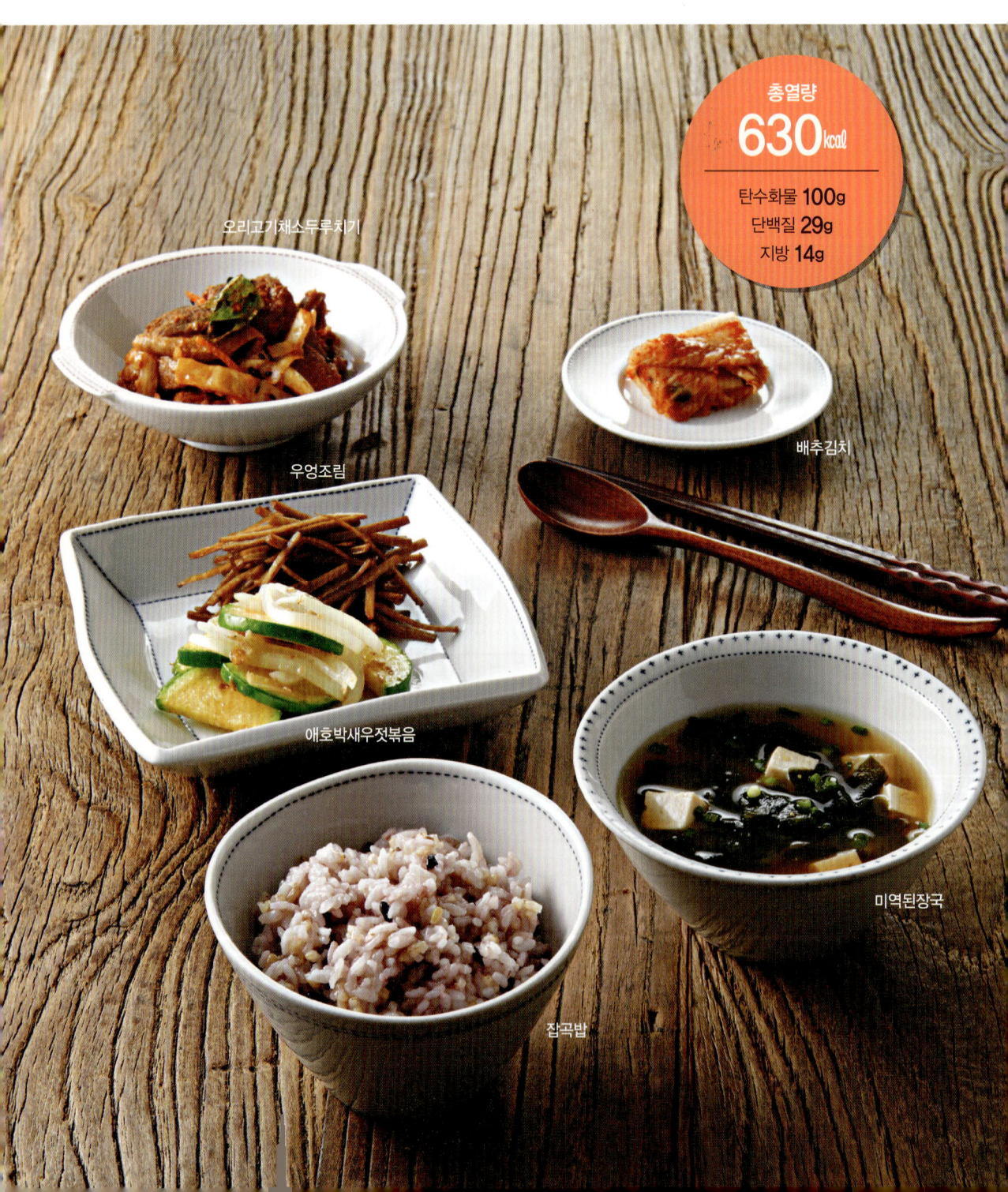

잡곡밥 334 kcal

탄수화물 73g, 단백질 6g, 지방 1g

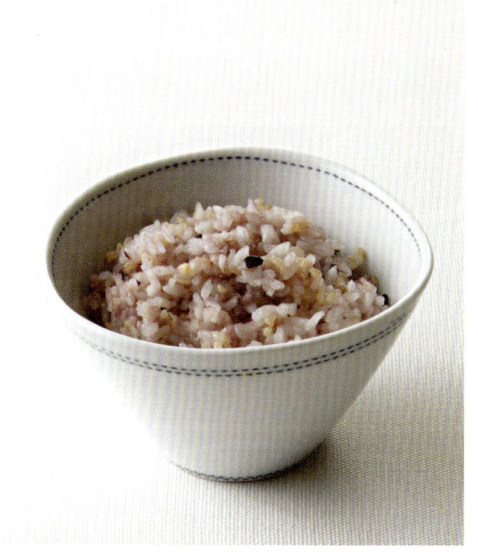

재료(210g)

쌀 80g
흑미 5g
현미 5g

만드는 법

1 쌀과 잡곡은 씻어서 20분 정도 불린 뒤 밥을 짓는다.

미역된장국 35 kcal

탄수화물 3g, 단백질 3g, 지방 2g

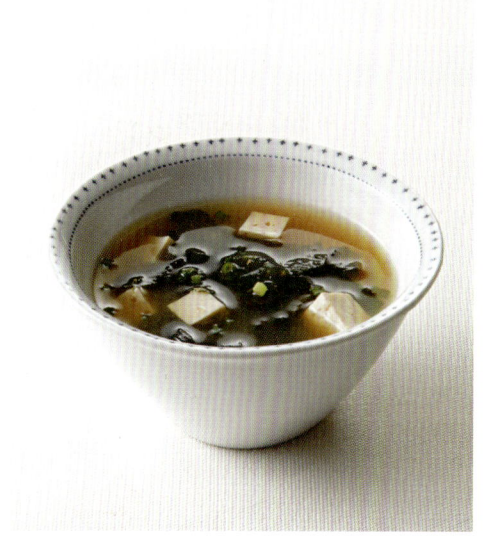

재료(2인분)

불린 미역 20g(건미역 2g)
두부 40g
된장 2술(20g)
다시마 1장(3g)

만드는 법

1 미역은 먹기 좋은 크기로 썰고, 두부는 작게 깍둑썰기 한다.

2 냄비에 물 2컵과 다시마를 넣고 끓이다가 끓으면 다시마를 건져내고 된장을 풀어 준다.

3 미역과 두부를 넣고 1분 정도 끓인다.

오리고기채소두루치기 170kcal

탄수화물 9g, 단백질 16g, 지방 7g

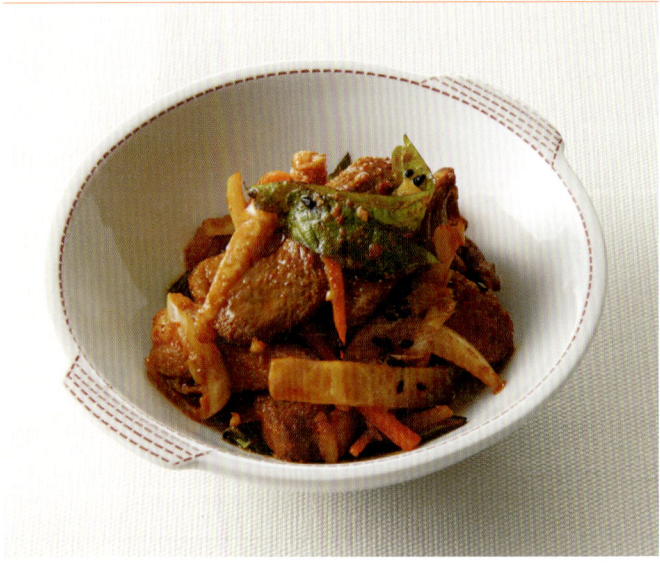

재료(2인분)
오리고기(구이용) 160g
양파 1/4개(50g)
양배추 1장(20g)
당근 약간(10g)
깻잎 2장(2g)
대파 1/4대(10g)
식용유 1술(7g)

〈고추장양념〉
고추장 2술(20g)
고춧가루 0.5술(2g)
간장 1술(10g)
청주 1술(10g)
다진 파 1술(2g)
다진 마늘 0.5술(5g)
후춧가루 약간

만드는 법

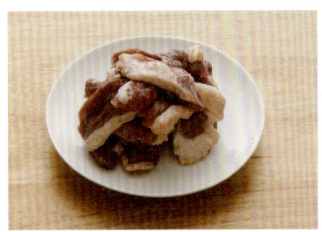

1 오리고기는 먹기 좋은 크기로 썬다.

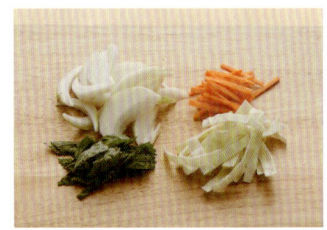

2 양파, 양배추, 당근, 깻잎은 일정한 두께로 채 썬다. 대파는 어슷 썬다.

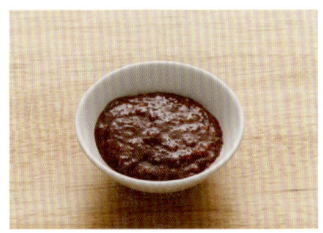

3 분량의 고추장양념 재료를 섞는다.

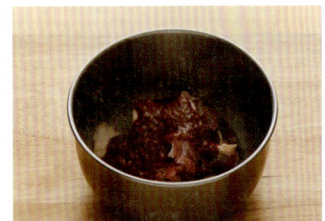

4 오리고기에 고추장양념을 넣고 버무린다.

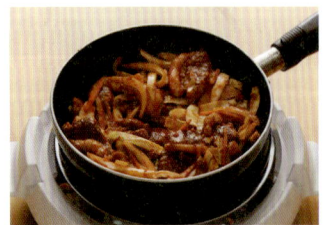

5 팬에 식용유를 두르고 오리고기를 볶다가 양파, 양배추, 당근을 넣어 볶는다.

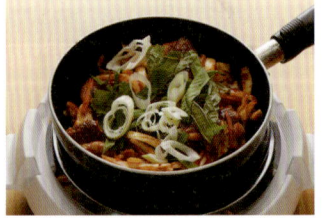

6 채소와 오리고기가 익으면 깻잎과 대파를 넣고 살짝 볶는다.

우엉조림　52kcal

탄수화물 10g, 단백질 2g, 지방 2g

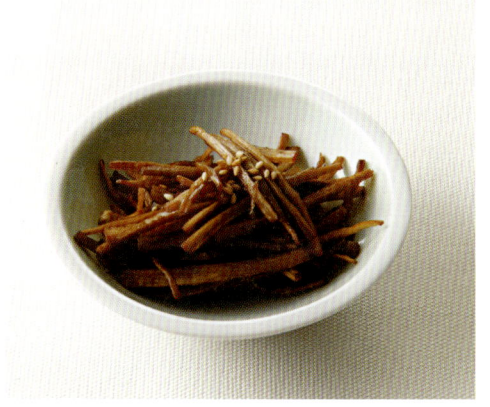

재료(2인분)

우엉 100g
들기름 1술(7g)
간장 1술(10g)
물엿 0.5술(5g)
깨소금 0.2술(1g)

만드는 법

1 우엉은 껍질을 벗기고 곱게 채 썬다.
2 팬에 들기름을 두르고 우엉을 중불에서 2~3분 정도 볶는다.
3 우엉이 부드러워지면 간장과 물엿을 넣고 조린 뒤 깨소금을 넣는다.

애호박새우젓볶음　34kcal

탄수화물 4g, 단백질 1g, 지방 2g

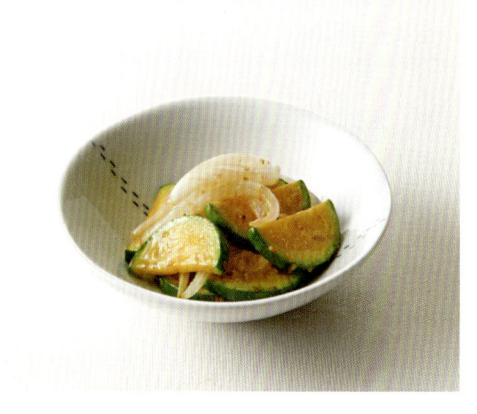

재료(2인분)

애호박 1/4개(70g)
양파 1/4개(50g)
식용유 1술(7g)
새우젓 0.5술(5g)
깨소금 0.2술(1g)
소금 · 후춧가루 약간씩

만드는 법

1 애호박은 반달 모양으로 썰고, 양파는 굵게 채 썬다.
2 팬에 식용유를 두르고 애호박과 양파를 넣어 중불에서 2분 정도 볶는다.
3 호박이 익으면 새우젓을 넣고 볶은 뒤 깨소금, 소금, 후춧가루로 간을 한다.

배추김치　30g　5kcal

탄수화물 1g, 단백질 1g, 지방 0g

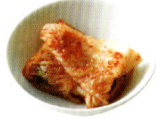

한식 밥상 3

북어콩나물국, 소고기실파말이
완두콩밥, 가지양념찜, 고추된장무침, 배추김치

총열량 600kcal
탄수화물 87g
단백질 34g
지방 13g

고추된장무침

배추김치

가지양념찜

소고기실파말이

완두콩밥

북어콩나물국

완두콩밥   313 kcal

탄수화물 **69**g, 단백질 **6**g, 지방 **0**g

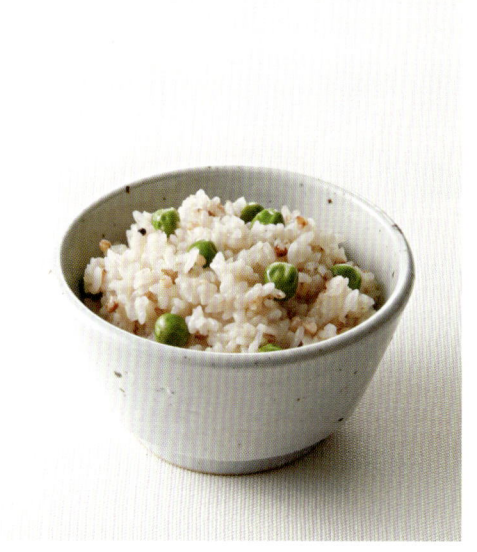

재료(210g)

쌀 80g
수수 5g
완두콩 10g

만드는 법

1 쌀과 수수는 씻어 20분 정도 불린 뒤 완두콩을 넣어 밥을 짓는다.

북어콩나물국   90 kcal

탄수화물 **5**g, 단백질 **12**g, 지방 **3**g

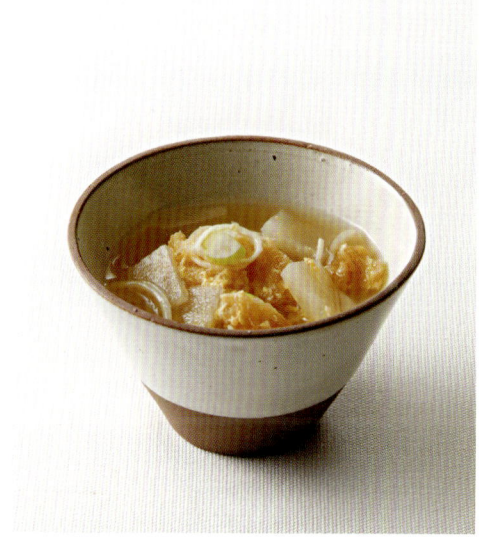

재료(2인분)

북어 1줌(20g)
콩나물 80g
달걀 1개(50g)
무 2㎝ 높이 1/2토막(80g)
대파 1/4대(10g)
국간장 1술(10g)
다진 마늘 0.5술(5g)
소금 · 후춧가루 약간씩

만드는 법

1 북어는 씻어서 물기를 뺀다.
2 무는 납작하게 썰고, 대파는 송송 썬다. 달걀을 풀어 준다.
3 냄비에 물 3컵을 붓고 북어와 무를 넣어 끓이다가 무가 익으면 콩나물을 넣는다.
4 국간장과 다진 마늘을 넣고 달걀, 대파를 넣은 뒤 소금, 후춧가루로 간을 한다.

소고기실파말이

121 kcal

탄수화물 **2**g, 단백질 **12**g, 지방 **7**g

재료(2인분)

소고기(불고기감) **120g**
실파 **80g**
후춧가루 **약간**

〈간장소스〉
물 **1/4컵**
간장 **3술(30g)**
양파 **10g**
레몬 **1조각**
감초 **1조각**

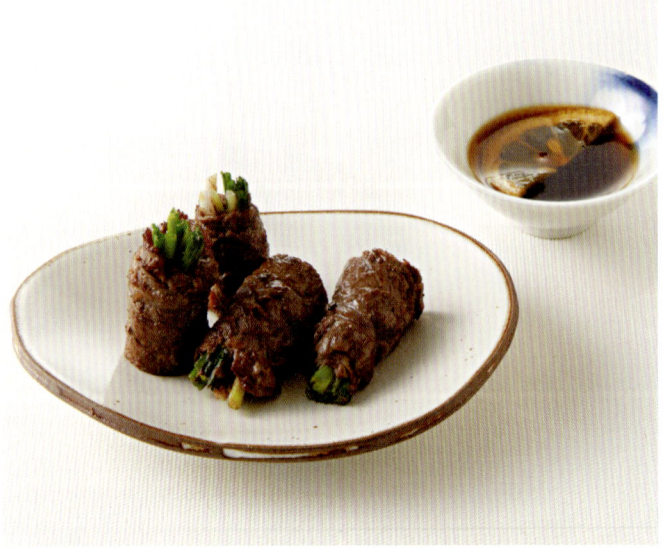

만드는 법

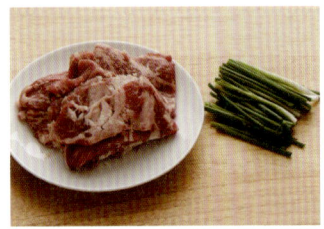

1 소고기는 후춧가루를 뿌려 밑간하고, 실파는 3㎝ 길이로 썬다.

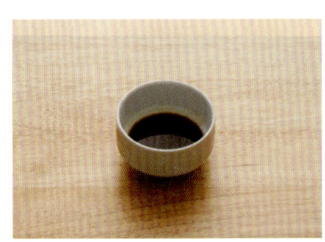

2 팬에 분량의 간장소스 재료를 넣고 약불에서 5분 정도 끓인다. 간장소스는 차게 식히고 레몬, 양파, 감초는 건져낸다.

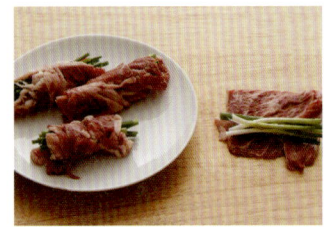

3 소고기에 실파를 적당히 올려 돌돌 말아 준다. 소고기는 200도의 오븐에서 7~8분간 굽거나 팬에 식용유를 살짝 두르고 소고기를 굴려가며 익힌다.

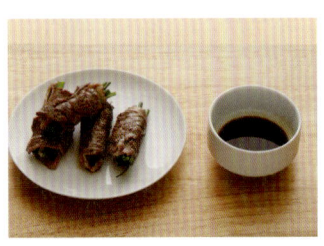

4 간장소스를 곁들여 내고 소고기실파말이를 소스에 푹 담가 먹는다.

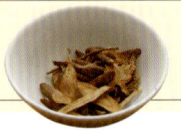

감초는 단맛이 나기 때문에 설탕 대신 넣어 단맛을 낸다.

가지양념찜 25kcal

탄수화물 3g, 단백질 1g, 지방 1g

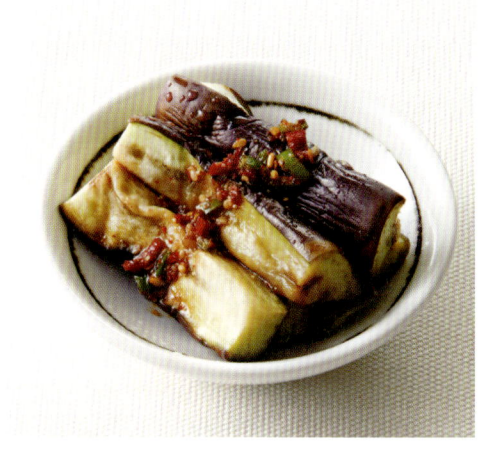

재료(2인분)

가지 1/2개(80g)

〈양념장〉
간장 1술(10g)
참기름 0.5술(4g)
고춧가루 0.2술(1g)
깨소금 0.3술(1g)
다진 풋고추 · 홍고추
각 5g씩

만드는 법

1 가지는 길쭉하게 손가락 두께로 썬다.
2 가지는 그릇에 담고 랩을 씌워 전자레인지에서 2분간 부드럽게 익힌다.
3 분량의 양념장 재료를 섞어 가지에 골고루 끼얹는다.

고추된장무침 46kcal

탄수화물 7g, 단백질 2g, 지방 2g

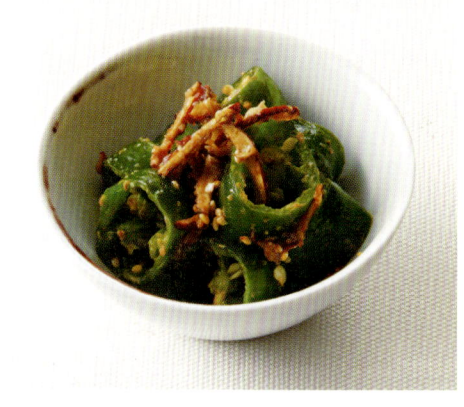

재료(2인분)

오이맛고추 3개(90g)
된장 1술(10g)
대추채 8g
깨소금 0.5술(2g)
참기름 0.5술(4g)

만드는 법

1 오이맛고추는 1cm 길이로 썬다.
2 오이맛고추에 된장, 깨소금, 참기름을 넣고 버무린다.
3 대추채를 넣어 버무린다.

배추김치 30g 5kcal

탄수화물 1g, 단백질 1g, 지방 0g

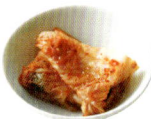

한식 밥상 4

키노아밥, 돼지안심냉채
콩가루배춧국, 멸치견과류조림, 깻잎나물, 알타리김치

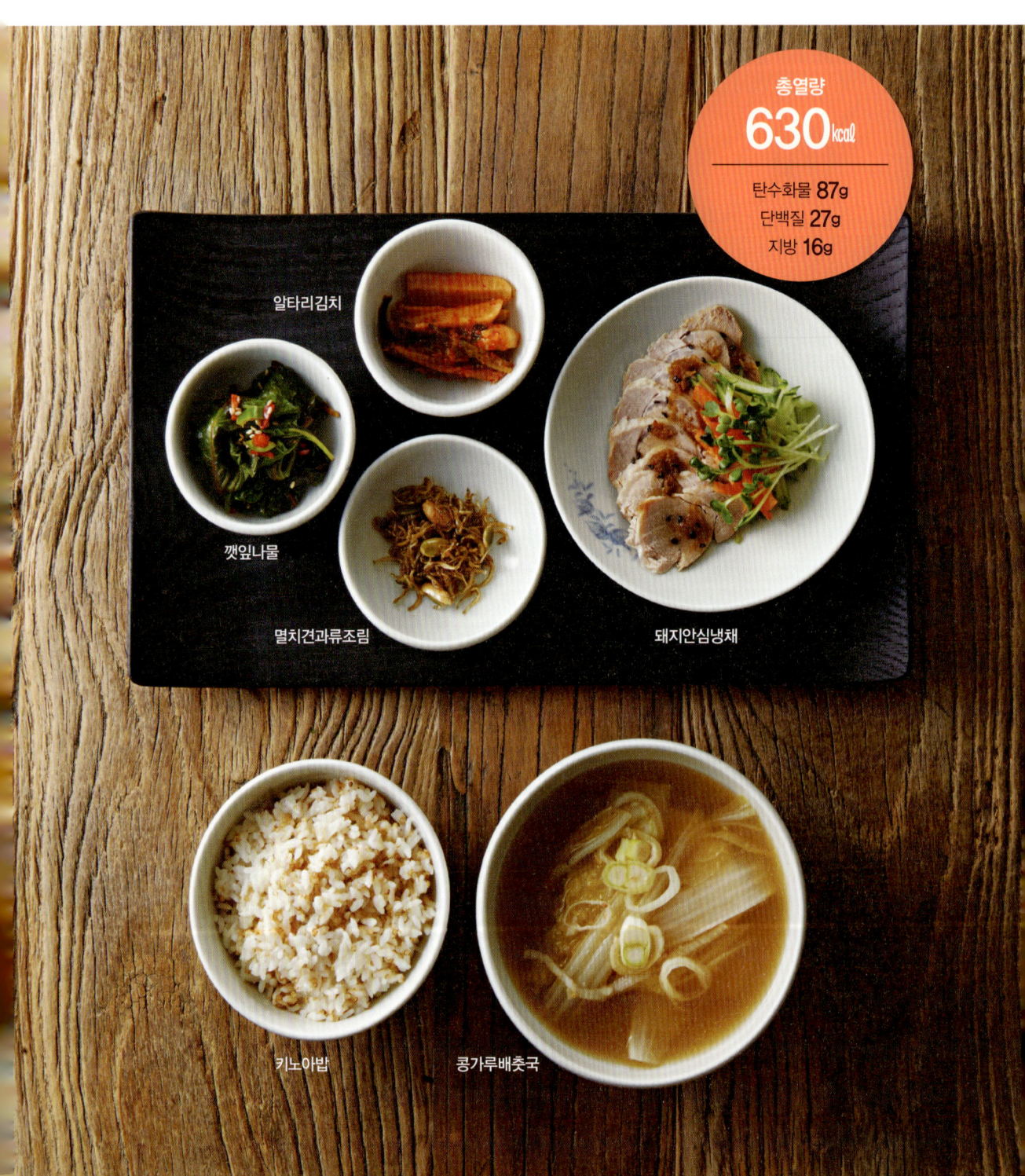

총열량
630 kcal

탄수화물 87g
단백질 27g
지방 16g

키노아밥 322 kcal

탄수화물 67g, 단백질 6g, 지방 0g

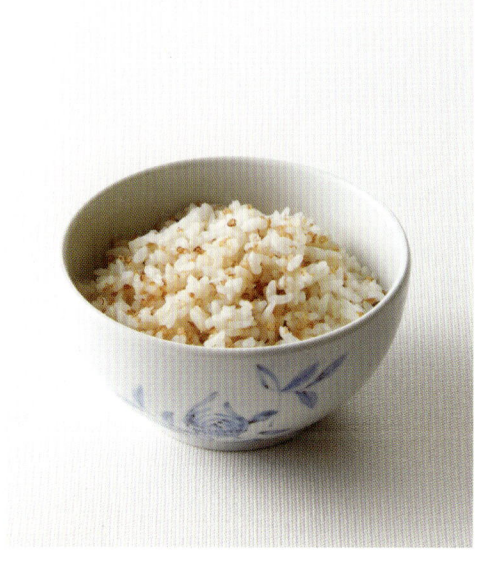

재료(210g)

쌀 60g
키노아 30g

만드는 법

1 쌀과 키노아는 씻어 20분 정도 불린 뒤 밥을 짓는다.

콩가루배춧국 41 kcal

탄수화물 6g, 단백질 4g, 지방 1g

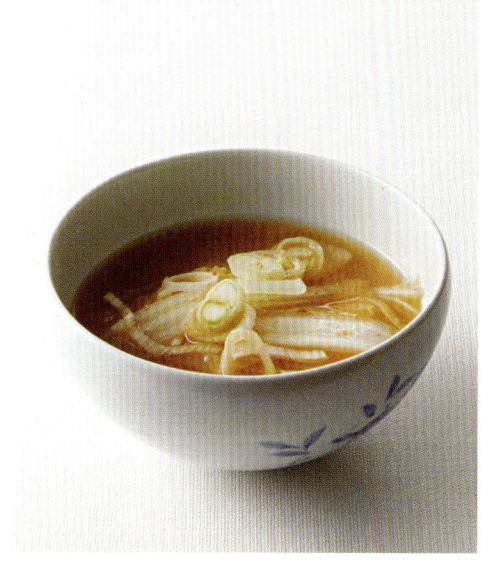

재료(2인분)

배추잎 2장(60g)
콩가루 2술(10g)
된장 2술(20g)
국멸치 6마리
대파 1/4대(10g)
다진 마늘 1술(10g)

만드는 법

1 배추는 길이대로 길쭉하게 썰고, 대파는 송송 썬다.
2 냄비에 물 3컵, 멸치를 넣고 10분 정도 끓여 국물이 우러나면 멸치를 건져낸다.
3 국물에 된장을 넣어 잘 풀어 주고 배추를 넣어 끓인다.
4 배추가 부드럽게 익으면 대파, 다진 마늘, 콩가루를 넣는다.

돼지안심냉채

166kcal

탄수화물 **4**g, 단백질 **10**g, 지방 **10**g

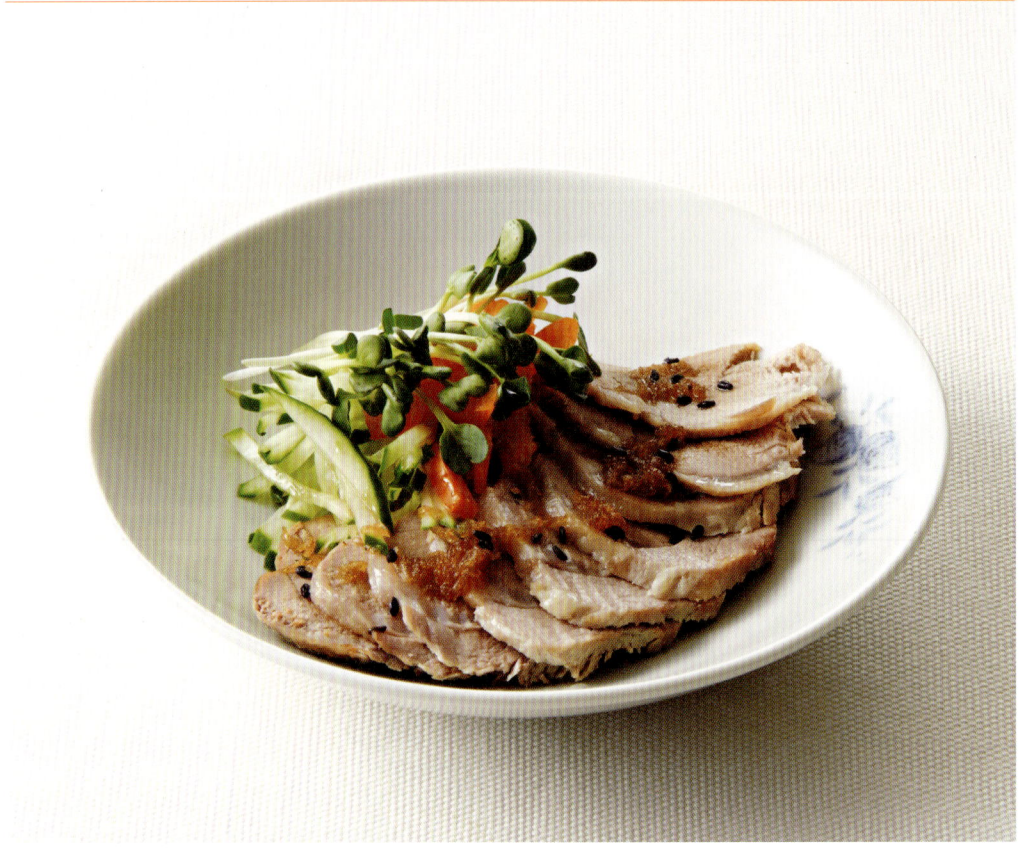

재료(2인분)

돼지고기(안심) **120g**
오이 **1/2개(90g)**
파프리카 **1/4개(30g)**
무순 **10g**

〈간장드레싱〉
간장 **1술(10g)**
올리브유 **1술(7g)**
식초 **1술(10g)**
배 간 것 **3술(30g)**
소금 · 후춧가루 **약간씩**

만드는 법

1 돼지고기는 끓는 물에서 20분 정도 삶거나 200도로 예열한 오븐에서 20분 정도 구워 차게 식힌 뒤 얇게 썬다.

2 오이, 파프리카는 일정한 두께로 얇게 채 썰고, 무순은 다듬는다.

3 분량의 간장드레싱 재료를 섞는다.

4 접시에 돼지고기를 돌려 담고 2의 채소를 곁들인다. 고기에 간장드레싱을 끼얹는다.

멸치견과류조림 55kcal

탄수화물 3g, 단백질 4g, 지방 3g

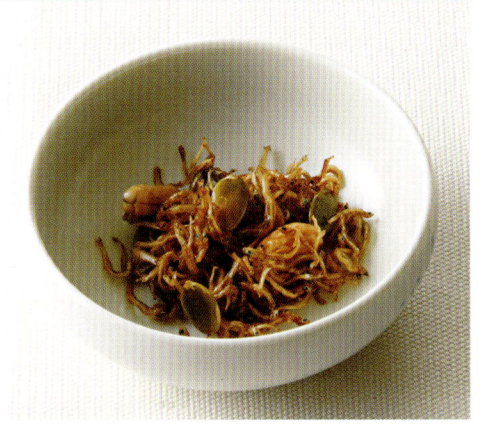

재료(2인분)

잔멸치 14g
볶은 땅콩 4g
호박씨 4g

〈조림장〉
간장 1술(10g)
맛술 1술(10g)
설탕 0.2술(1g)
참기름 0.5술(4g)

만드는 법

1 분량의 조림장 재료를 섞는다.
2 잔멸치는 마른 팬에서 비린내가 나지 않도록 바삭하게 볶는다.
3 잔멸치에 볶은 땅콩과 호박씨를 넣고 볶다가 조림장을 넣어 조린다.

깻잎나물 33kcal

탄수화물 4g, 단백질 2g, 지방 2g

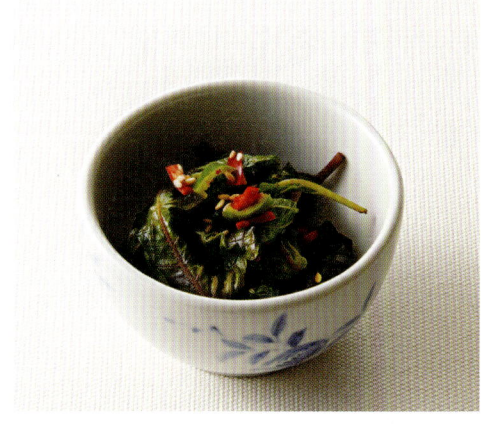

재료(2인분)

깻잎순 80g
들기름 1술(10g)
국간장 1술(10g)
고춧가루 0.3술(1g)
풋고추·홍고추 각 1/3개씩(5g)

만드는 법

1 깻잎순은 씻어 물기를 빼고, 풋고추, 홍고추는 씨째 송송 썬다.
2 냄비에 들기름을 두르고 깻잎순을 볶다가 국간장, 고춧가루, 풋고추, 홍고추를 넣은 뒤 뚜껑을 덮고 2분 정도 둔다.
3 깻잎순이 숨이 죽으면 뚜껑을 열어 조린다.

알타리김치 30g 13kcal

탄수화물 3g, 단백질 1g, 지방 0g

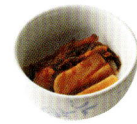

한식 밥상 5

율무밥, 낙지연포탕
더덕구이, 깻잎달걀찜, 쑥갓나물, 오이소박이

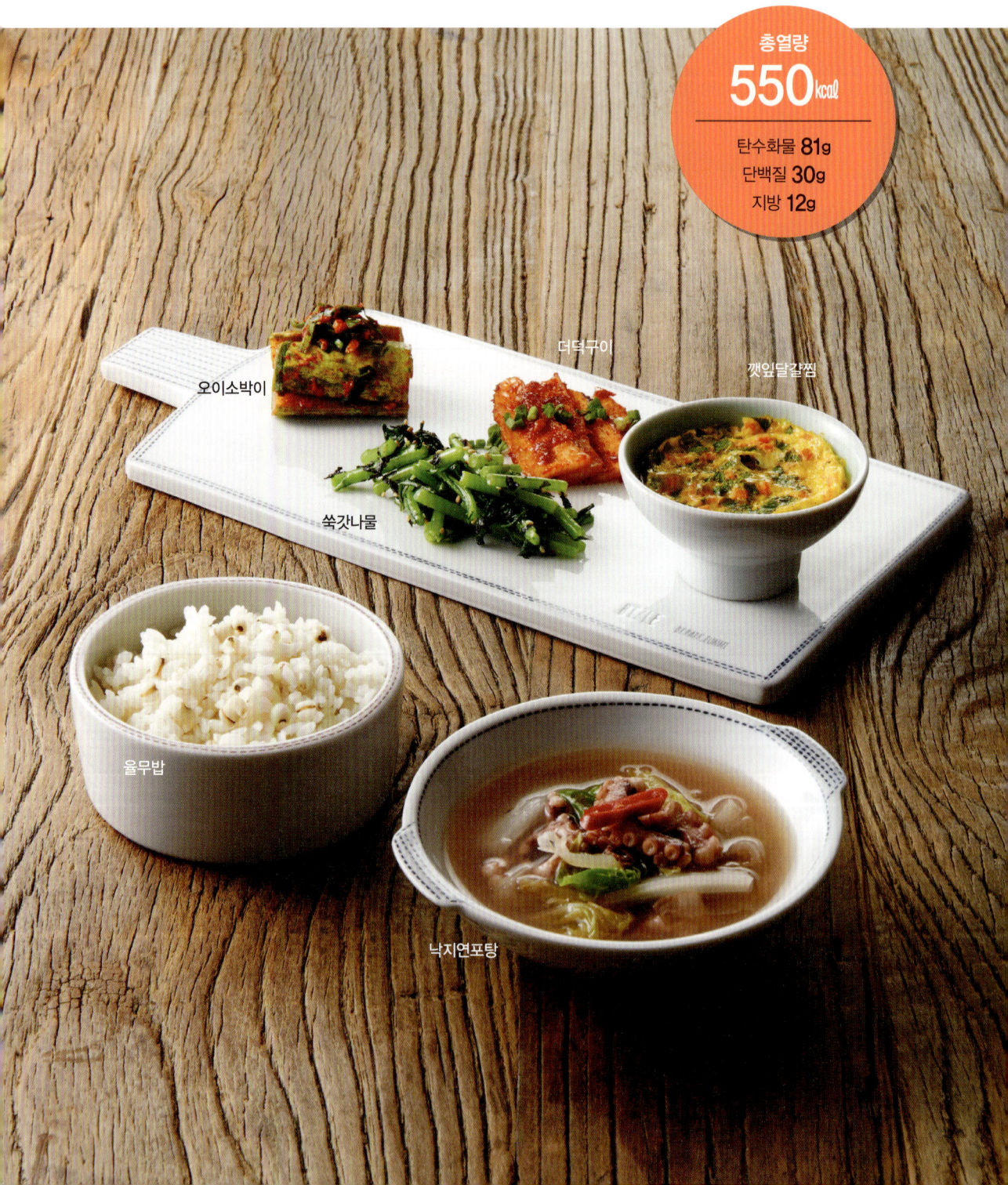

총열량
550kcal

탄수화물 **81g**
단백질 **30g**
지방 **12g**

율무밥　　323 kcal

탄수화물 68g, 단백질 8g, 지방 1g

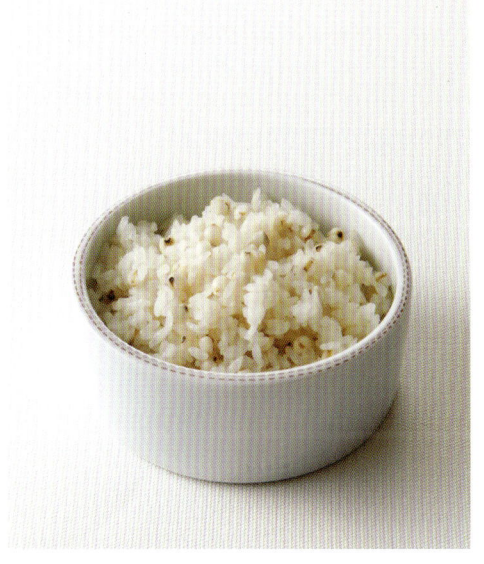

재료(210g)

쌀 60g
율무 30g

만드는 법

1 쌀과 율무는 섞어서 씻어 20분 정도 불린 뒤 밥을 짓는다.

더덕구이　　49 kcal

탄수화물 6g, 단백질 1g, 지방 3g

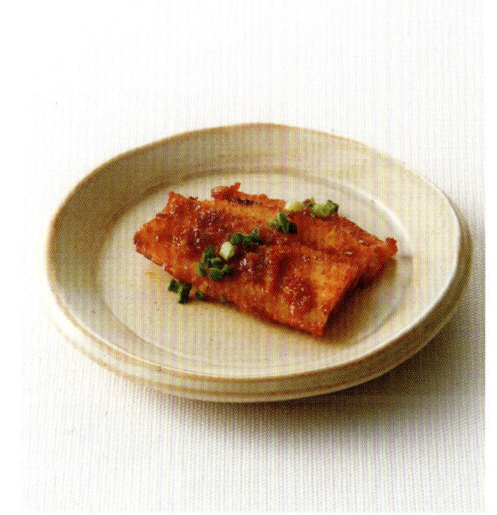

재료(2인분)

더덕 60g　　〈양념장〉
참기름 1술(10g)　고추장 0.5술(5g)
실파·깨소금 약간씩　간장 0.3술(3g)
　　　　　　　　물엿 0.3술(3g)

만드는 법

1 더덕은 껍질을 벗기고 길게 썰어 방망이로 두들긴다.

2 분량의 양념장 재료를 섞는다.

3 팬에 참기름을 두르고 더덕을 굽다가 양념장을 앞뒤로 골고루 바르고 한 번 더 살짝 굽는다.

4 접시에 더덕구이를 담고 실파, 깨소금을 뿌린다.

낙지연포탕

71 kcal

탄수화물 **2g**, 단백질 **12g**, 지방 **2g**

재료(2인분)

낙지 **2마리(200g)**
배추잎 **1장(30g)**
대파 **1/4대(10g)**
청양고추 · 홍고추 **각 1/3개씩(5g)**
국간장 **1술(10g)**
참기름 **0.5술(4g)**
소금 · 후춧가루 **약간씩**

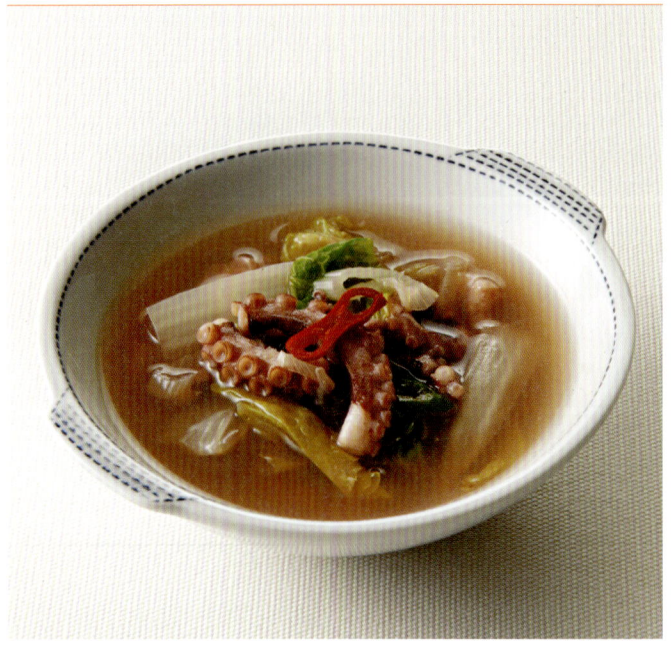

만드는 법

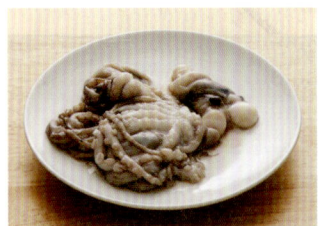

1 낙지는 물에 깨끗이 씻어 물기를 뺀다.

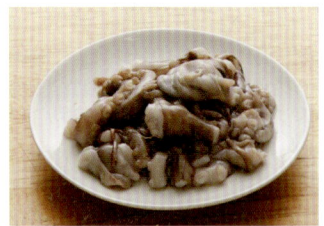

2 낙지는 먹기 좋은 크기로 자른다.

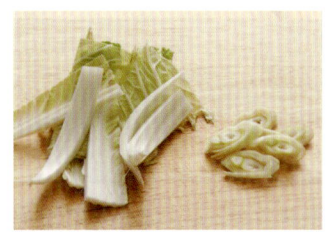

3 배추는 길쭉하게 썰고, 대파는 어슷하게 썬다.

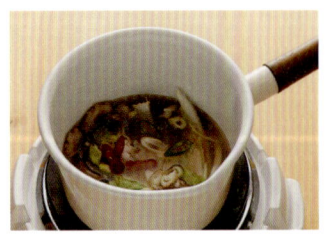

4 냄비에 물 2컵과 배추를 넣고 끓이다가 국물이 끓으면 낙지를 넣어 끓인다. 국간장, 청양고추와 홍고추를 넣어 끓인 뒤 참기름을 넣고 소금, 후춧가루로 간을 한다.

> 낙지는 오래 끓이면 질겨지니 낙지를 넣은 뒤에는 빨리 마무리한다.

깻잎달걀찜   70 kcal

탄수화물 2g, 단백질 6g, 지방 4g

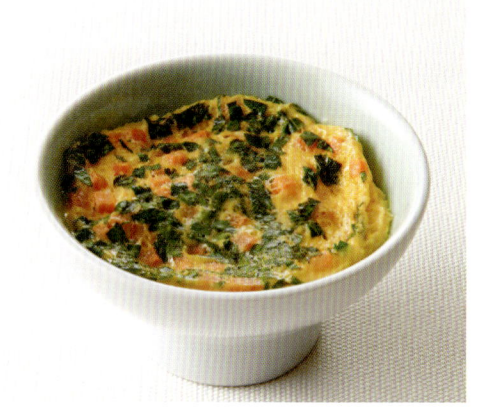

재료(2인분)

달걀 2개(100g)
깻잎 1장(2g)
당근 5g
다시마국물 3술(30g)
소금·후춧가루 약간씩

만드는 법

1 달걀은 잘 풀어서 소금, 후춧가루로 간을 하고 다시마국물을 넣어 잘 섞는다.
2 깻잎과 당근은 다진다.
3 1의 달걀물에 깻잎과 당근을 넣어 섞은 뒤 내열용기에 담고 랩을 씌워 전자레인지에서 2~3분간 익힌다.

쑥갓나물   27 kcal

탄수화물 2g, 단백질 2g, 지방 2g

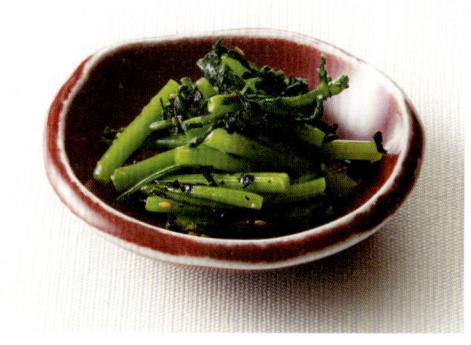

재료(2인분)

쑥갓 60g
김 1/4장(1g)
국간장 0.5술(5g)
참기름 1술(7g)
깨소금 0.5술(2g)
소금 약간

만드는 법

1 쑥갓은 다듬어 끓는 물에 소금을 약간 넣고 30초간 데친 뒤 찬물에 헹구어 물기를 뺀다.
2 쑥갓은 먹기 좋게 썰고, 김은 곱게 채 썬다.
3 쑥갓에 국간장, 참기름, 깨소금을 넣고 무친 뒤 김을 넣어 무친다.

오이소박이 30g   10 kcal

탄수화물 1g, 단백질 1g, 지방 0g

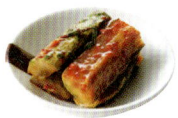

한식 밥상 6

시래기된장국, 연어채소구이
검은콩밥, 콩나물냉채, 깍두기

총열량
540kcal
탄수화물 85g
단백질 37g
지방 8g

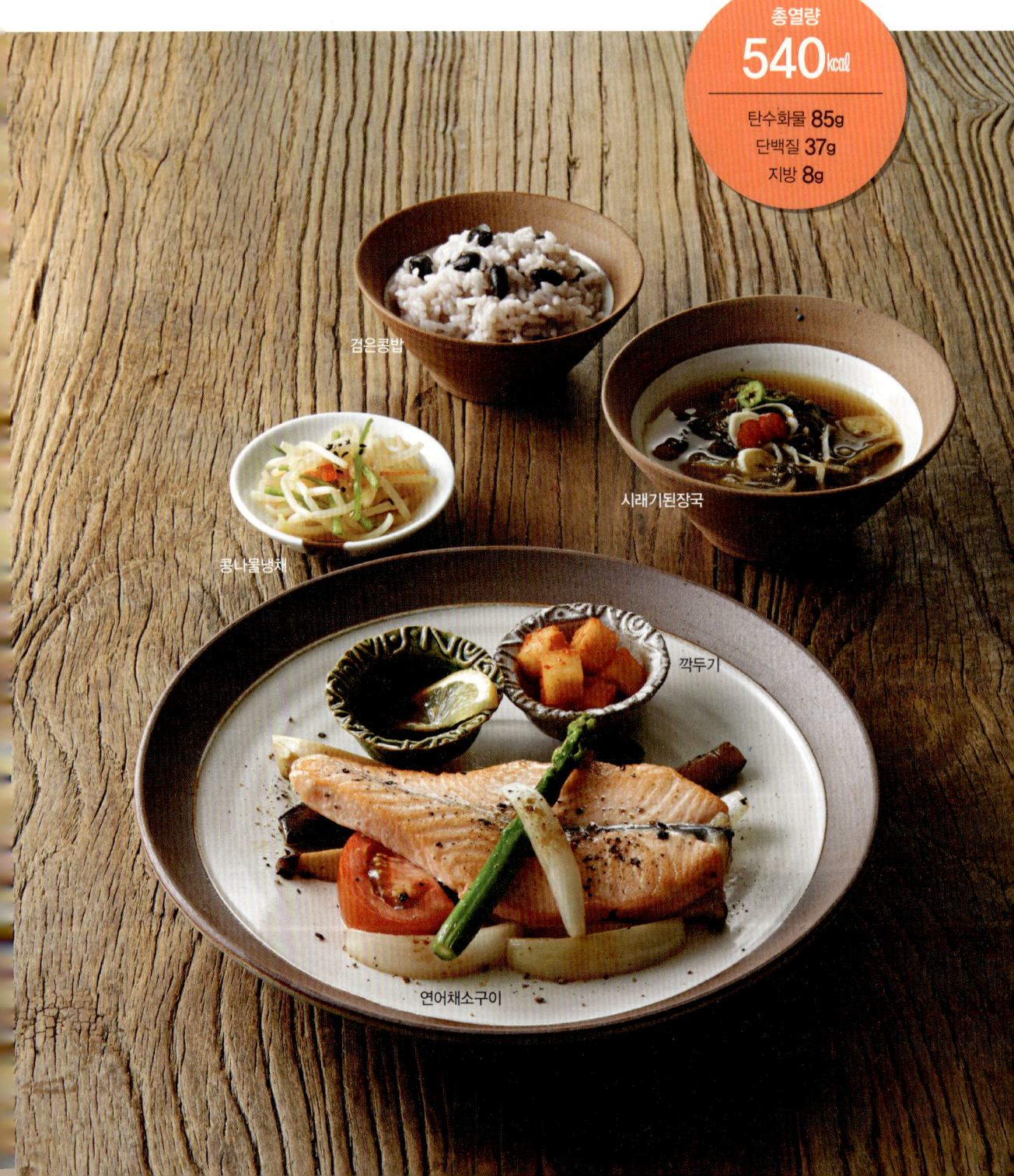

검은콩밥
시래기된장국
콩나물냉채
깍두기
연어채소구이

검은콩밥

319kcal

탄수화물 **66**g, 단백질 **8**g, 지방 **2**g

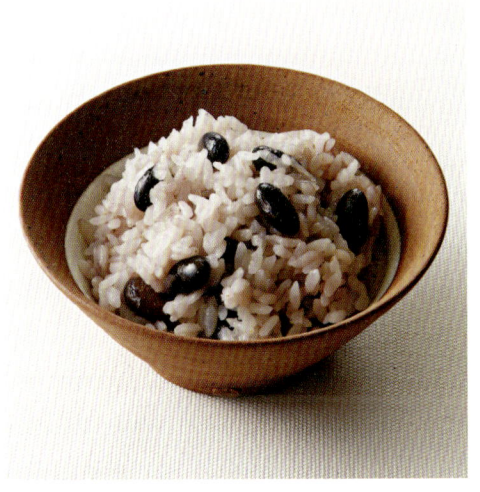

재료(210g)

쌀 **80g**
검은콩 **10g**

만드는 법

1 쌀과 검은콩은 씻어 20분 정도 불린 뒤 밥을 짓는다.

시래기된장국

38kcal

탄수화물 **7**g, 단백질 **3**g, 지방 **1**g

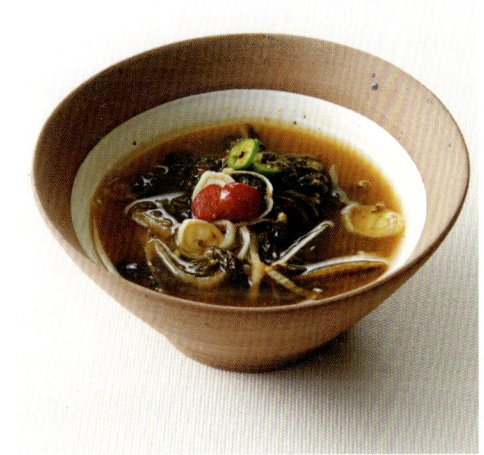

재료(2인분)

삶은 시래기 **100g**
국멸치 **6마리**
된장 **2술(20g)**
고춧가루 **0.3술(1g)**
다진 마늘 **0.5술(5g)**
대파 **1/4대(10g)**
홍고추 **2g**
소금 **약간**

만드는 법

1 삶은 시래기는 물기를 꼭 짜고 먹기 좋게 썰어 된장, 고춧가루, 다진 마늘을 넣고 무친다.

2 냄비에 물 3컵, 멸치를 넣고 10분 정도 끓인 뒤 멸치는 건져낸다.

3 대파는 송송 썬다.

4 2의 냄비에 1의 시래기를 넣고 끓인다.

5 시래기가 부드러워지면 대파를 넣고 소금으로 간을 하고 송송 썬 홍고추를 넣는다.

연어채소구이

151kcal

탄수화물 **7**g, 단백질 **23**g, 지방 **4**g

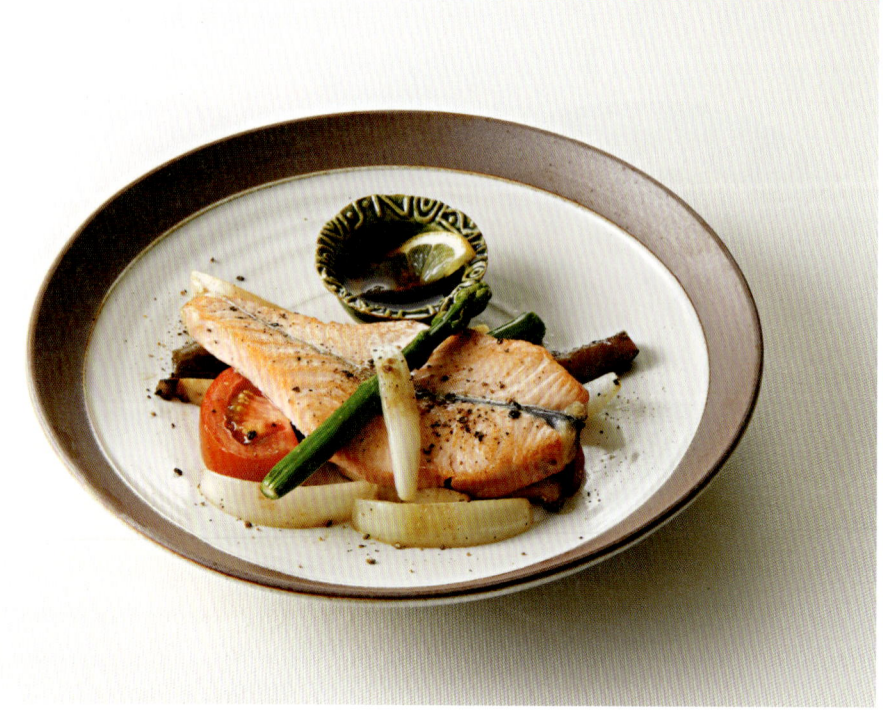

재료(2인분)

연어(스테이크용) **2조각(100g씩)**
가지 **1/4개(30g)**
아스파라거스 **2개(40g)**
새송이버섯 **1개(30g)**
토마토 **1/2개(100g)**
양파 **1/4개(50g)**
식용유 **1술(7g)**
소금·후춧가루 **약간씩**

〈레몬간장〉
간장 **1술(10g)**
레몬 **1조각**

만드는 법

1 연어는 소금, 후춧가루를 뿌려 밑간한다.

2 가지, 아스파라거스, 새송이버섯, 토마토, 양파는 먹기 좋게 썬다.

3 팬에 식용유를 두르고 연어를 센 불에서 앞뒤로 굽는다.

4 연어를 팬 한쪽에 두고 2의 채소들을 함께 구우면서 소금, 후춧가루로 간을 한다.

5 구운 연어와 채소를 접시에 담고 간장에 레몬을 넣어 곁들여 낸다.

콩나물냉채

22kcal

탄수화물 **3**g, 단백질 **3**g, 지방 **1**g

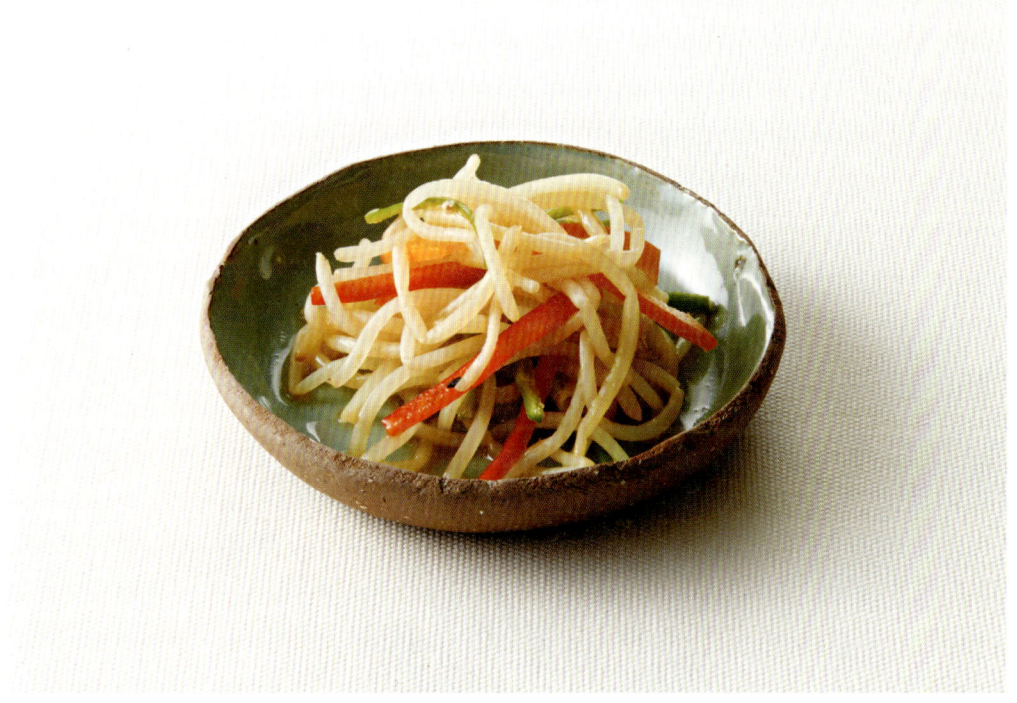

재료(2인분)

콩나물 80g
풋고추 1개(15g)
파프리카 1/4개(30g)
소금 약간

〈겨자소스〉
연겨자 0.5술(5g)
식초 1술(10g)
간장 0.3술(3g)
설탕 0.2술(1g)
소금 약간

만드는 법

1 콩나물은 꼬리를 떼어 다듬는다.
2 냄비에 약간의 물과 콩나물을 넣고 뚜껑을 덮어 5분 정도 끓인다. 콩나물이 아삭하게 익으면 건져내 식힌다.
3 풋고추와 파프리카는 가늘게 채 썬다.
4 연겨자에 식초를 넣고 잘 풀어 준 뒤 나머지 겨자소스 재료를 넣어 섞는다.
5 볼에 콩나물, 풋고추, 파프리카를 넣고 겨자소스를 넣어 버무린다.

깍두기 30g

10kcal

탄수화물 **2**g, 단백질 **0**g, 지방 **0**g

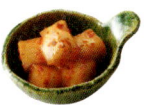

한식 밥상 7

소고기등심구이, 버섯뭇국
보리밥, 콜리플라워들깨무침, 파김치

총열량 640kcal
탄수화물 92g
단백질 31g
지방 17g

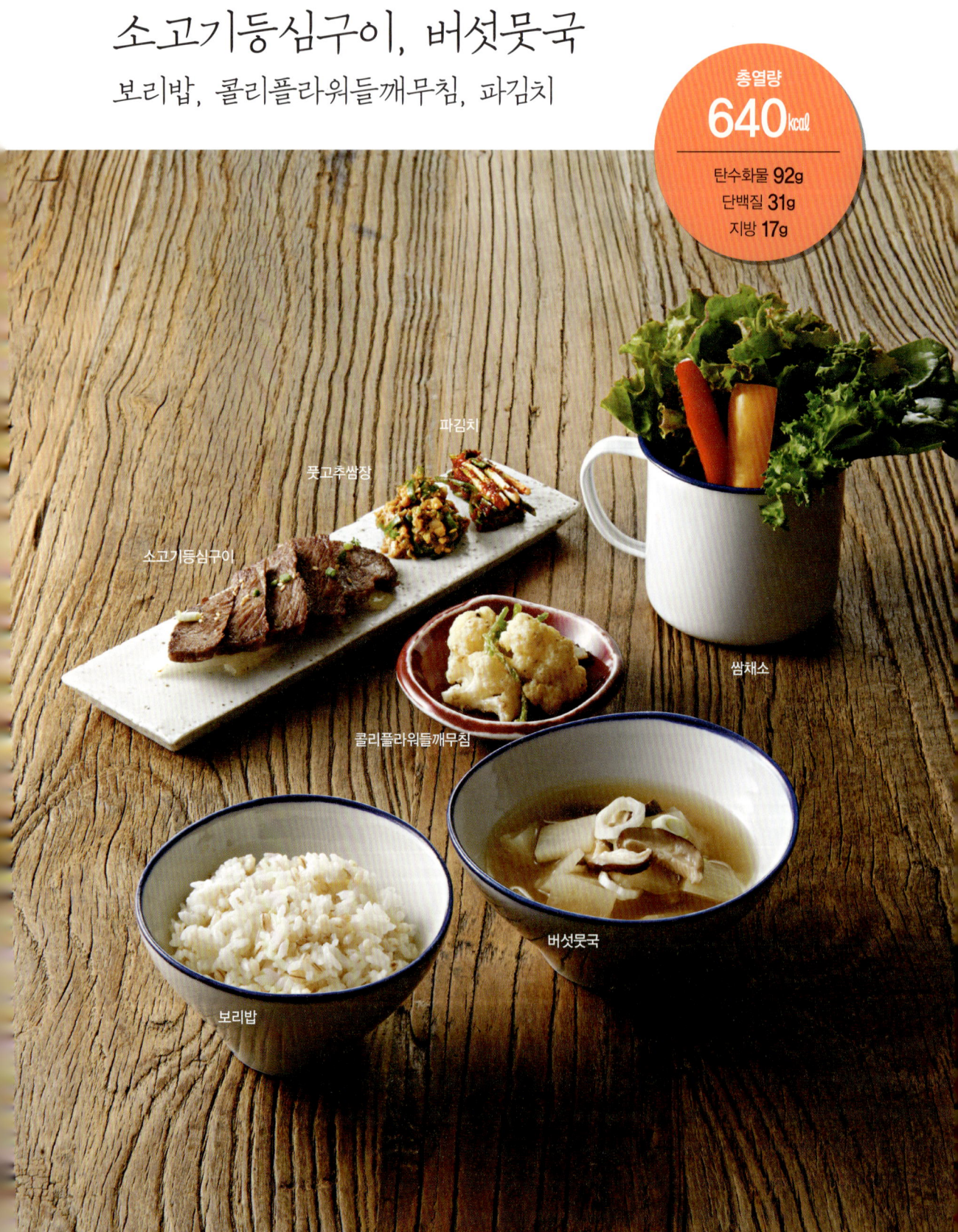

파김치
풋고추쌈장
소고기등심구이
쌈채소
콜리플라워들깨무침
보리밥
버섯뭇국

보리밥   316 kcal

탄수화물 **71**g, 단백질 **6**g, 지방 **0**g

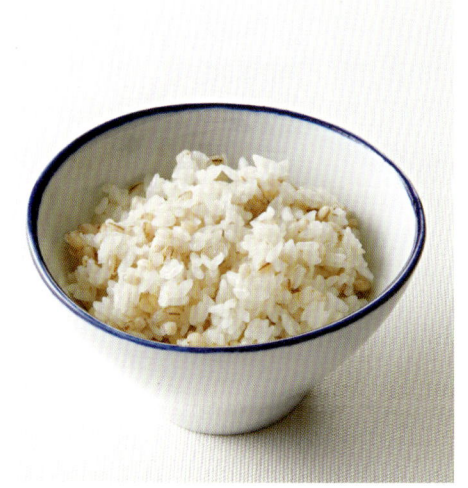

재료(210g)

쌀 **80g**
보리 **10g**

만드는 법

1 쌀과 보리는 씻어 20분 정도 불린 뒤 밥을 짓는다.

버섯뭇국   31 kcal

탄수화물 **3**g, 단백질 **1**g, 지방 **2**g

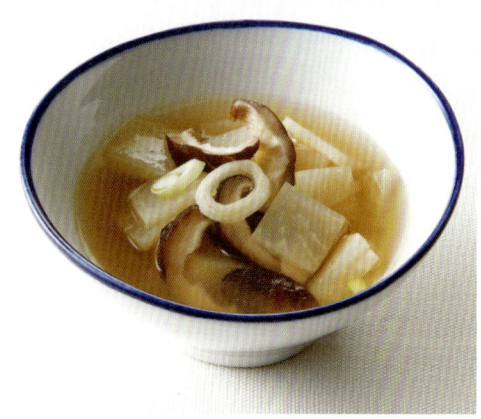

재료(2인분)

무 2cm 높이 1/2토막**(100g)**
표고버섯 2개**(40g)**
대파 1/4대**(10g)**
다시마 1장**(3g)**
참기름 1술**(7g)**
국간장 1술**(10g)**
소금·후춧가루 **약간씩**

만드는 법

1 무는 나박썰기 하고, 표고버섯은 채 썰고, 대파는 송송 썬다.
2 냄비에 참기름을 두르고 무를 볶다가 표고버섯을 넣어 볶는다.
3 냄비에 물 2컵과 다시마를 넣어 끓인다.
4 국물이 끓으면 국간장을 넣고 소금, 후춧가루로 간을 맞춘 뒤 대파를 넣는다.

소고기등심구이

244 kcal

탄수화물 10g, 단백질 22g, 지방 13g

재료(2인분)

소고기(등심) 160g
양파 1/4개(50g)
쌈채소 120g(상추, 치커리, 적근대 40g씩)
파프리카 20g
소금·후춧가루 약간씩
올리브유 1술(7g)

〈풋고추쌈장〉
풋고추 3개(45g)
조갯살 30g
된장 2술(20g)
고춧가루 0.5술(2g)
청주 1술(10g)
다진 마늘 0.5술(5g)
참기름 0.5술(4g)

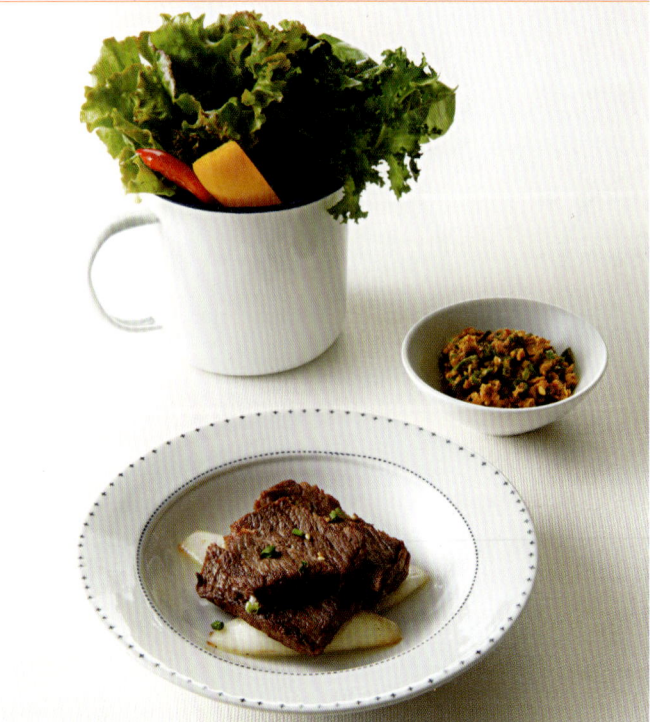

〈소고기등심구이〉
1 소고기는 소금, 후춧가루로 밑간하고 올리브유를 골고루 뿌려 5분 정도 둔다.
2 양파는 큼직하게 썰고, 쌈채소는 깨끗하게 씻어 물기를 뺀다.
3 그릴팬에 소고기를 올려 센 불에서 앞뒤로 어느 정도 구운 뒤 불을 줄여 속까지 익힌다. 팬 한쪽에서 양파를 굽는다.
4 접시에 구운 소고기와 양파를 담고, 먹기 좋게 썬 파프리카, 쌈채소, 풋고추쌈장을 곁들여 낸다.

〈풋고추쌈장 만들기〉
1 조갯살은 씻어 물기를 빼고 굵게 다진다.
2 풋고추는 씨째 다져 된장, 고춧가루, 청주, 다진 마늘을 넣어 섞는다.
3 팬에 참기름을 두르고 조갯살을 볶다가 2의 양념한 풋고추를 넣어 볶는다.

풋고추쌈장은 쌈채소를 먹을 때도 좋지만 쌈밥에 곁들여도 좋다.

콜리플라워들깨무침

33 kcal

탄수화물 **4**g, 단백질 **1**g, 지방 **2**g

재료(2인분)

콜리플라워 **100g**
풋고추 **1/2개(8g)**
들깻가루 **2술(10g)**
식용유 **1술(7g)**
소금 · 후춧가루 **약간씩**

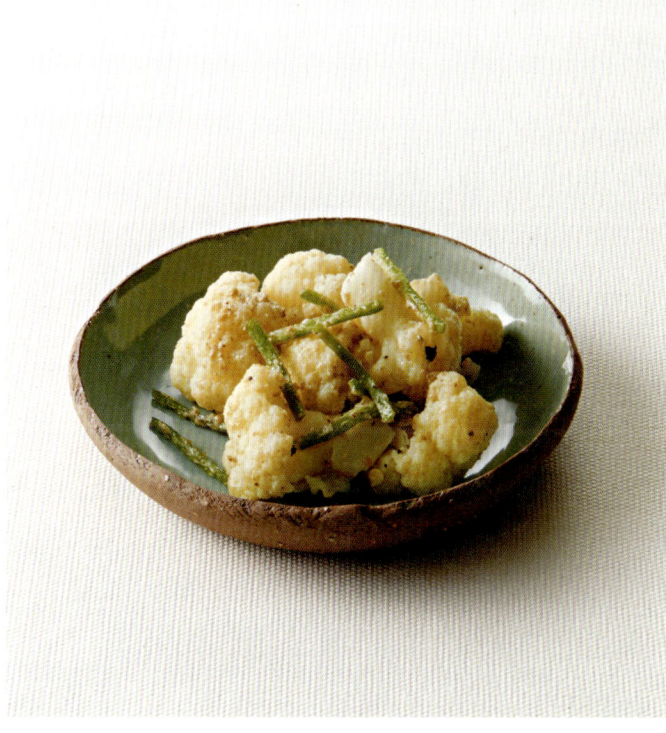

만드는 법

1 콜리플라워는 먹기 좋게 작은 송이로 자른다.
2 콜리플라워는 끓는 물에 소금을 약간 넣고 살짝 데쳐 찬물에 헹구어 물기를 뺀다.
3 풋고추는 가늘게 채 썬다.
4 팬에 식용유를 두르고 콜리플라워를 볶다가 물 2술, 들깻가루를 넣어 볶는다.
5 풋고추를 넣고 소금, 후춧가루로 간을 한다.

파김치 30g

16 kcal

탄수화물 **4**g, 단백질 **1**g, 지방 **0**g

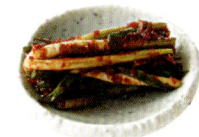

한식 밥상 8

닭다리조림, 무미역샐러드
수수밥, 오이냉국, 청경채가쓰오부시볶음, 배추김치

총열량 520kcal
탄수화물 87g
단백질 26g
지방 8g

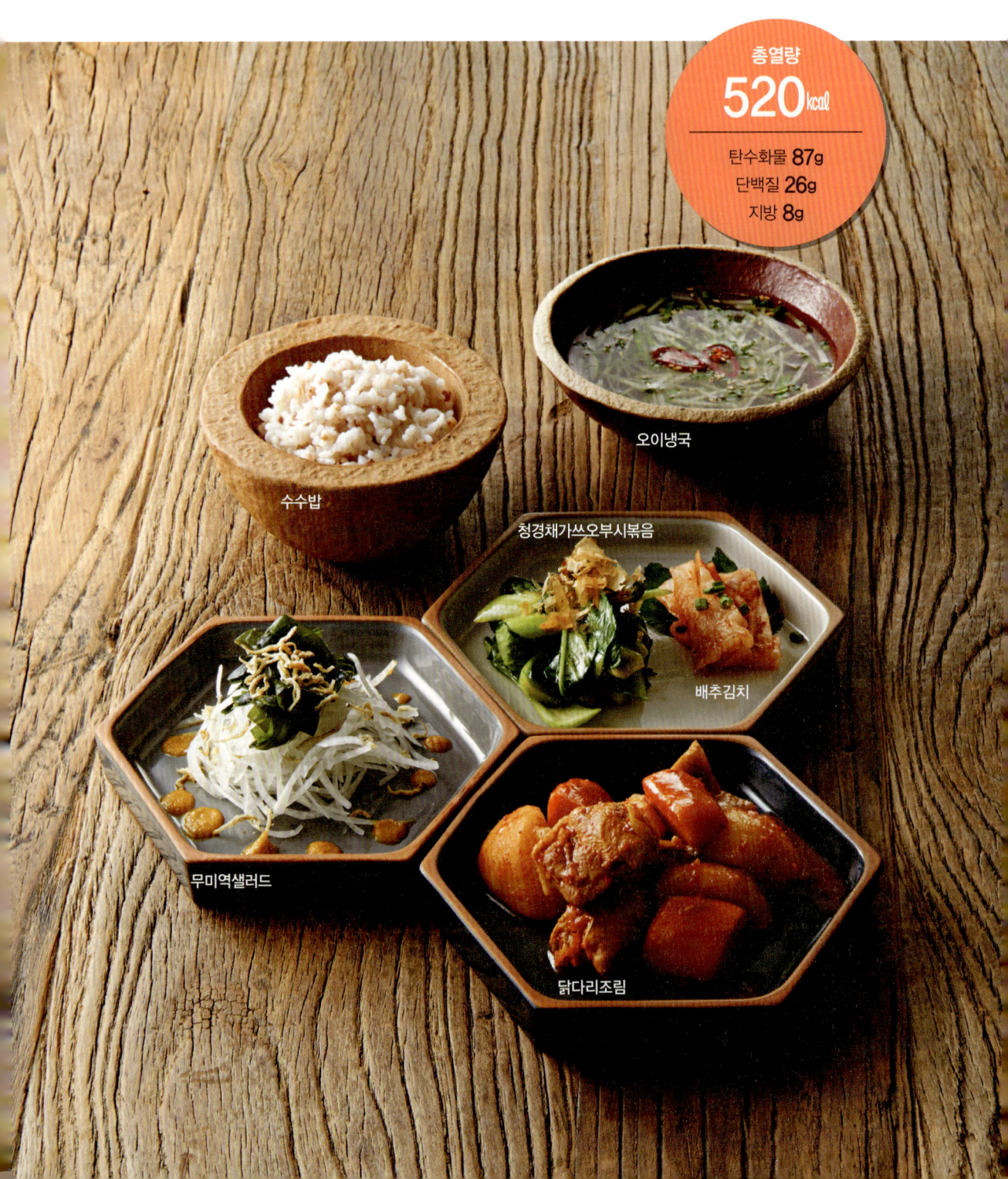

수수밥   260kcal

탄수화물 **59**g, 단백질 **4**g, 지방 **0**g

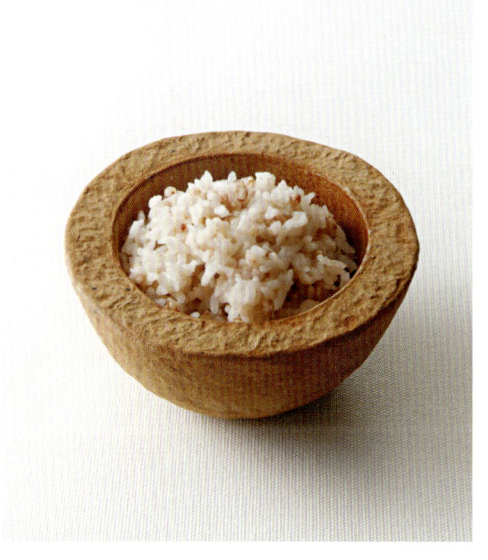

재료(180g)

쌀 **70g**
수수 **5g**

만드는 법

1. 쌀과 수수는 씻어 20분 정도 불린 뒤 밥을 짓는다.

> 닭다리조림에 곡류군인 감자를 넣었기 때문에 밥 양을 210g(곡류군 3교환단위)에서 180g(곡류군 2.5교환단위)으로 줄였다. 찌개나 반찬에 감자나 옥수수 등 곡류군 식재료를 넣어 요리할 때는 밥 양을 줄여서 먹는 게 좋다.

오이냉국   12kcal

탄수화물 **3**g, 단백질 **0**g, 지방 **0**g

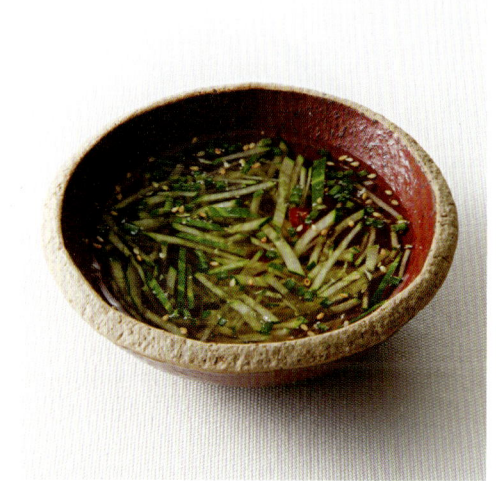

재료(2인분)

오이 **20g**   식초 **1술(10g)**
실파 **1g**   설탕 **0.3술(2g)**
홍고추 **1g**   소금 · 깨소금 **약간씩**

만드는 법

1. 오이는 가늘게 채 썰고, 실파와 홍고추는 다진다.
2. 볼에 오이, 식초, 설탕을 넣어 버무린 뒤 적당량의 물을 붓고 소금으로 간을 한다. 상에 낼 때 실파, 홍고추, 깨소금을 넣는다.

닭다리조림

165kcal

탄수화물 **18**g, 단백질 **16**g, 지방 **3**g

재료(2인분)

닭다리살 **120g**
감자 **1개(140g)**
당근 **1/4개(60g)**
대파 **1/4대(10g)**
소금 · 후춧가루 **약간씩**

〈양념〉
고춧가루 **1.5술(5g)**
고추장 **1술(10g)**
간장 **1술(10g)**
다진 마늘 **1술(10g)**
청주 **1술(10g)**
후춧가루 **약간**

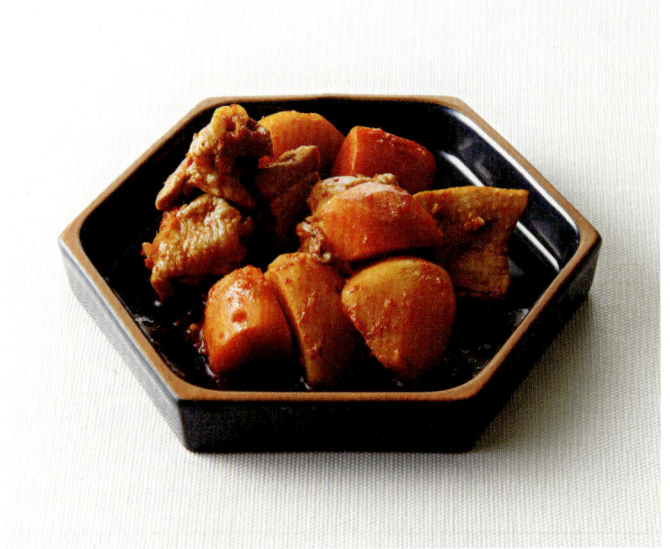

만드는 법

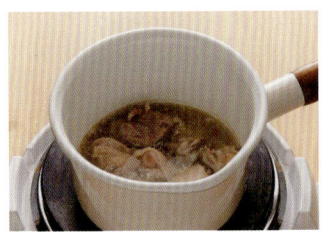

1 닭다리살은 먹기 좋은 크기로 썰어 끓는 물에 2~3분 정도 데친다.

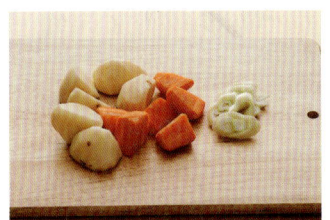

2 감자, 당근은 큼직하게 썰고, 대파는 어슷하게 썬다.

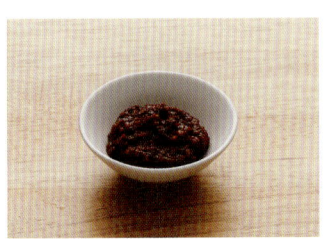

3 분량의 양념 재료를 섞는다.

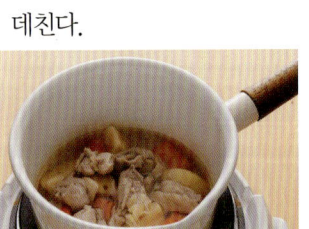

4 냄비에 데친 닭다리살, 감자, 당근을 넣고 물 1컵을 부어 끓인다.

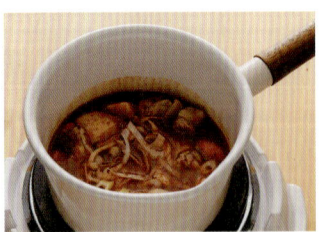

5 국물이 끓으면 3의 양념을 넣고 은근한 불에서 끓인다. 감자가 익으면 대파를 넣고 소금, 후춧가루로 간을 맞춘다.

- 닭다리살을 끓는 물에 데치면 기름기가 빠지고 불순물도 제거되어 맛이 한결 깔끔해진다.
- 닭다리살 대신 닭가슴살이나 안심살을 이용해서 요리해도 된다.

청경채가쓰오부시볶음 31kcal

탄수화물 **2**g, 단백질 **1**g, 지방 **3**g

무미역샐러드 47kcal

탄수화물 **4**g, 단백질 **4**g, 지방 **2**g

재료(2인분)

청경채 **4개(80g)**
가쓰오부시 **5g**
다진 마늘 **0.3술(3g)**
굴소스 **0.3술(2g)**
고추기름 **0.5술(5g)**
소금·후춧가루 **약간씩**

재료(2인분)

무 **3cm 높이 1/4토막(60g)**
불린 미역 **20g**
잔멸치 **14g**

〈드레싱〉
간장 **1술(10g)**
올리브유 **1술(7g)**
양파 **20g**
당근 **20g**
식초 **1술(10g)**
소금·후춧가루 **약간씩**

만드는 법

1 청경채는 다듬어 먹기 좋은 크기로 썬다.
2 팬에 고추기름을 두르고 중불에서 청경채와 다진 마늘을 넣어 볶는다.
3 굴소스를 넣어 간을 하고 모자란 간은 소금, 후춧가루로 맞춘다.
4 그릇에 청경채를 담고 가쓰오부시를 뿌려 낸다.

만드는 법

1 무는 곱게 채 썰어 찬물에 담갔다가 건져 물기를 뺀다.
2 불린 미역은 씻어 먹기 좋은 크기로 썬다.
3 멸치는 마른 팬에서 비린내가 나지 않도록 바삭하게 볶는다.
4 양파와 당근은 강판에 갈아 나머지 드레싱 재료와 섞는다.
5 접시에 무, 미역, 멸치를 담고 4의 드레싱을 뿌린다.

> 드레싱을 만들 때 강판을 이용하지 않고 믹서에 드레싱 재료를 모두 넣고 갈아 준 뒤 소금, 후춧가루로 간을 해도 된다.

배추김치 30g 5kcal

탄수화물 **1**g, 단백질 **1**g, 지방 **0**g

한식 밥상 9

대구조개찜, 닭봉감초조림
현미밥, 애호박고추장찌개, 참나물겉절이, 나박김치

총열량 600kcal
탄수화물 93g
단백질 39g
지방 8g

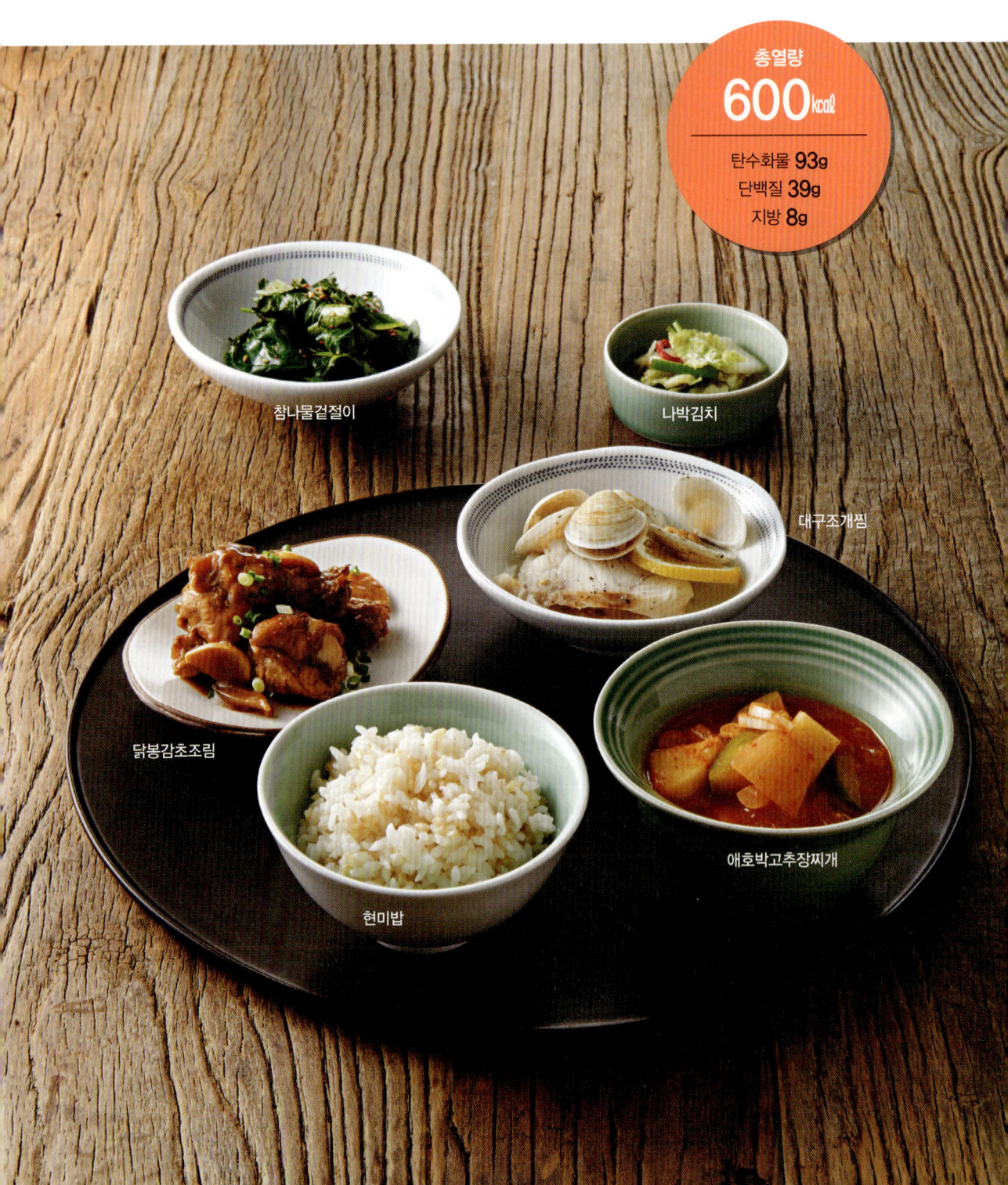

참나물겉절이
나박김치
대구조개찜
닭봉감초조림
애호박고추장찌개
현미밥

현미밥 278kcal

탄수화물 **61**g, 단백질 **5**g, 지방 **0**g

애호박고추장찌개 86kcal

탄수화물 **19**g, 단백질 **4**g, 지방 **0**g

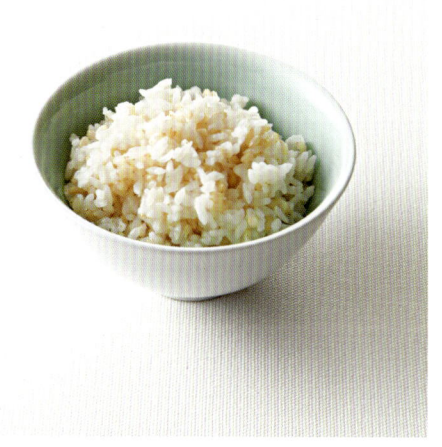
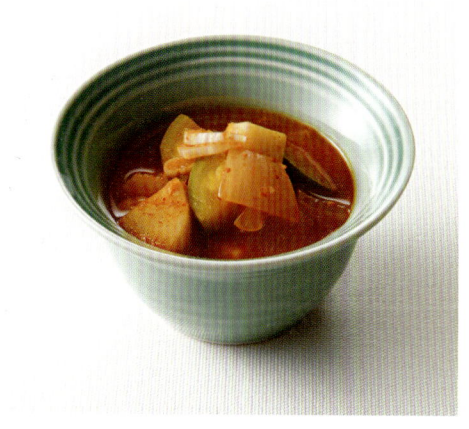

재료(180g)

쌀 70g
현미 5g

재료(2인분)

애호박 1/3개(100g)   고추장 1술(10g)
감자 1개(140g)   고춧가루 0.3술(1g)
양파 1/4개(50g)   국간장 1술(10g)
대파 1/4대(10g)   다진 마늘 0.5술(5g)
                    소금·후춧가루 **약간씩**

만드는 법

1 쌀과 현미는 씻어서 20분 정도 불린 뒤 밥을 짓는다.

만드는 법

1 애호박, 감자, 양파는 큼직하게 썬다.
2 냄비에 물 2컵을 붓고 고추장, 고춧가루를 넣어 끓인다.
3 국물이 끓으면 애호박, 감자, 양파를 넣고 끓인다.
4 감자가 익으면 대파와 국간장, 다진 마늘을 넣고 소금, 후춧가루로 간을 한다.

> 애호박고추장찌개에 곡류군인 감자를 넣었기 때문에 밥 양을 210g(곡류군 3교환단위)에서 180g(곡류군 2.5교환단위)로 줄였다. 찌개나 반찬에 감자나 옥수수 등 곡류군 식재료를 넣어 요리할 때는 밥 양을 줄여서 먹는 게 좋다.

닭봉감초조림

138kcal

탄수화물 **6**g, 단백질 **16**g, 지방 **6**g

재료(2인분)

닭봉 6개(80g)
양파 1/6개(30g)
편으로 썬 마늘 1술(5g)
감초 1조각
간장 1술(10g)
다진 청양고추 1술(1g)
식용유 0.5술(4g)
소금 · 후춧가루 **약간씩**

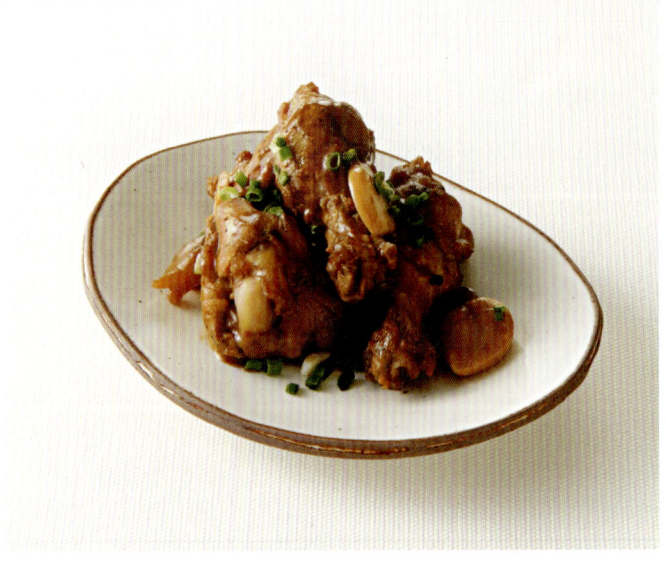

만드는 법

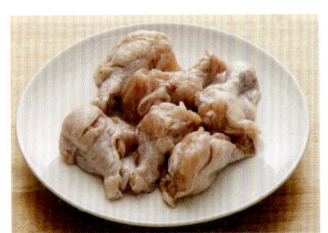

1 닭봉은 칼집을 넣어 소금, 후춧가루를 뿌리고 식용유를 넣어 버무린다.

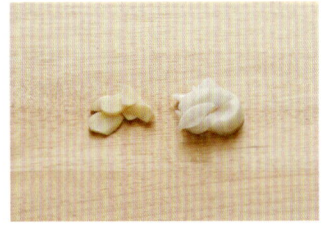

2 마늘은 편으로 썰고, 양파는 채 썬다.

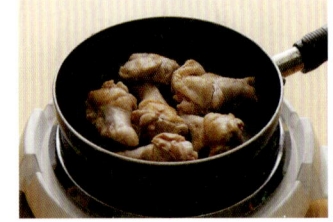

3 팬에 닭봉을 넣고 노릇노릇하게 지진다.

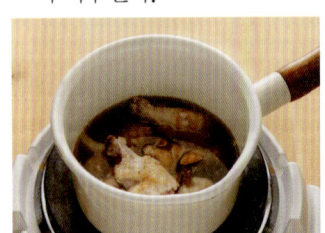

4 냄비에 노릇노릇하게 지진 닭봉을 넣고 물 1/2컵과 감초, 간장, 양파, 마늘, 청양고추를 넣어 약불에서 조린다.

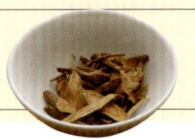

감초는 단맛이 나기 때문에 설탕 대신 넣어 단맛을 낸다.

대구조개찜 **70**kcal

탄수화물 **2**g, 단백질 **12**g, 지방 **1**g

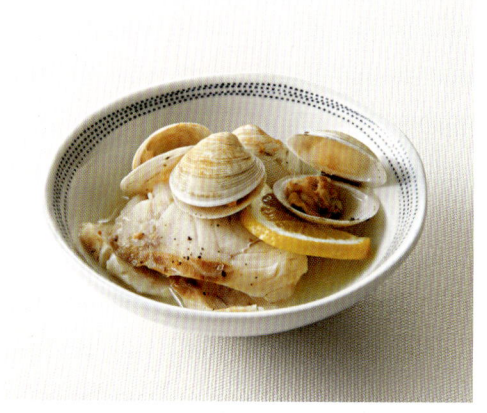

재료(2인분)

대구살 100g
모시조개 8개
레몬 1/6개(25g)
화이트와인 2술(20g)
소금·후춧가루 **약간씩**

만드는 법

1. 대구살은 큼직하게 썰어 소금, 후춧가루를 뿌려 밑간한다.
2. 레몬은 슬라이스한다.
3. 두꺼운 냄비에 대구살, 모시조개를 넣고 화이트와인을 뿌린 뒤 레몬을 올린다.
4. 뚜껑을 덮고 약불에서 5분 정도 익힌다.

참나물겉절이 **18**kcal

탄수화물 **3**g, 단백질 **1**g, 지방 **1**g

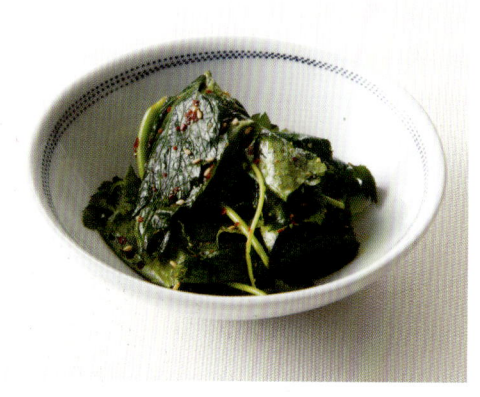

재료(2인분)

참나물 40g
고춧가루 0.5술(2g)
참기름 0.5술(4g)
까나리액젓 0.2술(2g)
깨소금 **약간**

만드는 법

1. 참나물은 다듬어 씻고 물기를 뺀 뒤 먹기 좋은 길이로 자른다.
2. 참나물에 먼저 참기름을 두르고 고춧가루, 까나리액젓, 깨소금을 넣어 가볍게 버무린다.

나박김치 30g **10**kcal

탄수화물 **2**g, 단백질 **1**g, 지방 **0**g

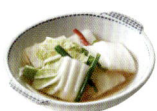

한식 밥상 10

소고기밀푀유, 도라지오이생채
흑미밥, 열무김치

총열량 530kcal
탄수화물 86g
단백질 26g
지방 10g

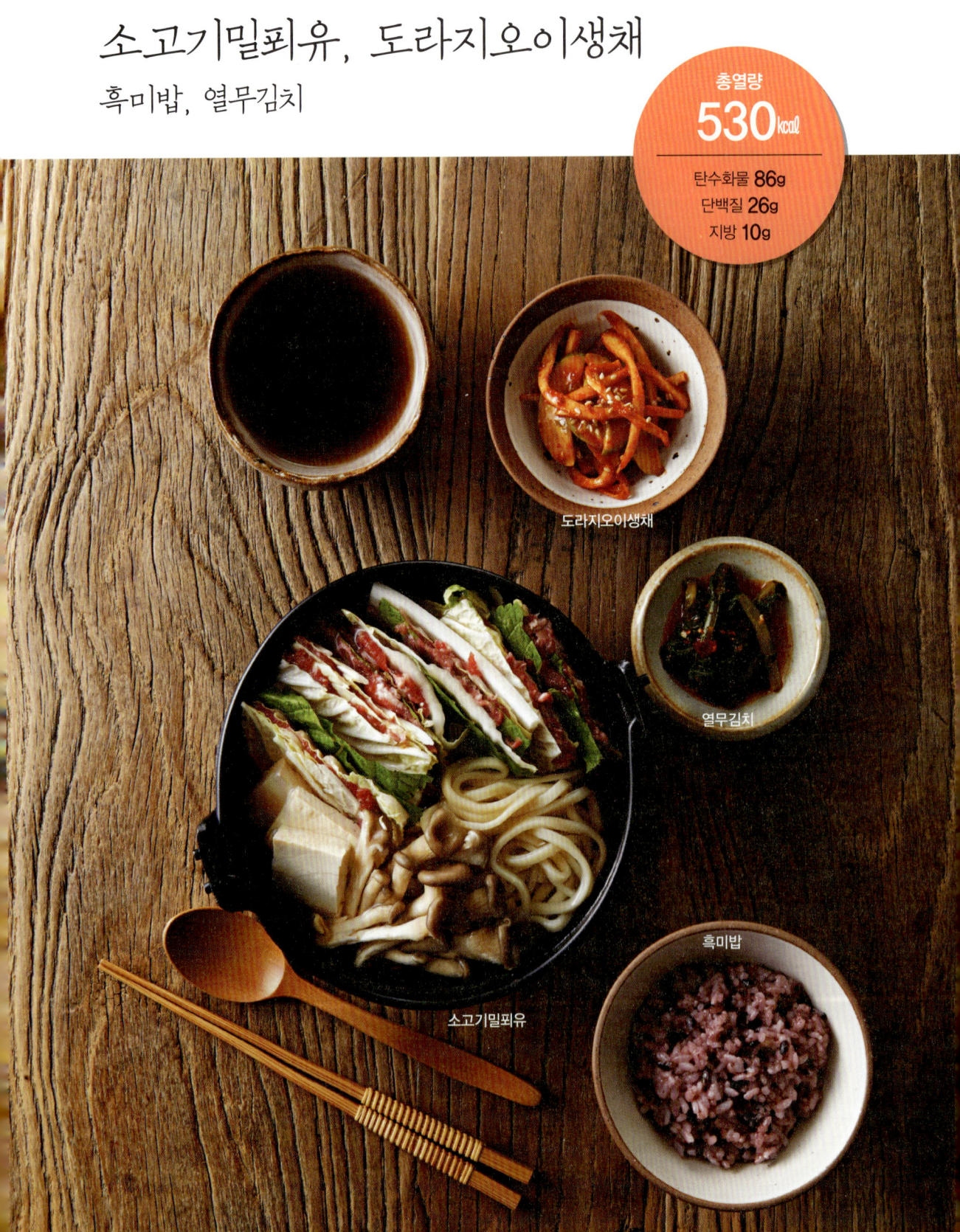

흑미밥 223 kcal

탄수화물 **49**g, 단백질 **4**g, 지방 **0**g

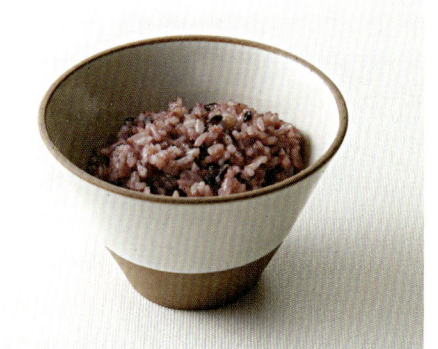

재료(140g)

쌀 **55g**
흑미 **5g**

만드는 법

1 쌀과 흑미는 씻어 20분 정도 불린 뒤 밥을 짓는다.

도라지오이생채 49 kcal

탄수화물 **11**g, 단백질 **1**g, 지방 **1**g

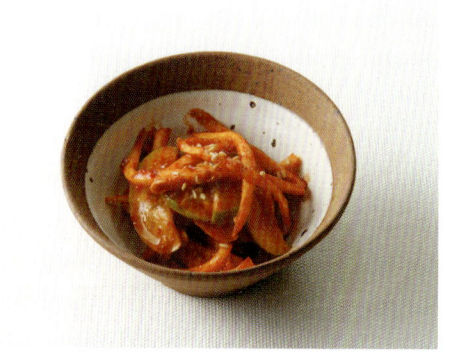

재료(2인분)

도라지 **50g**
오이 **40g**

〈양념장〉
고추장 **1술(10g)**
고춧가루 **0.3술(1g)**
식초 **1술(10g)**
물엿 **0.5술(5g)**
깨소금 **0.2술(1g)**
소금 **약간**

만드는 법

1 도라지는 얇게 가르고, 오이는 어슷썰기 한다.
2 분량의 양념장 재료를 섞는다.
3 도라지에 양념장을 넣어 먼저 버무린 뒤 오이를 넣어 버무린다.

> 도라지는 억세서 양념에 먼저 버무리고, 오이는 쉽게 무르기 때문에 나중에 버무리는 게 좋다.

소고기밀푀유

247 kcal

탄수화물 **23**g, 단백질 **20**g, 지방 **9**g

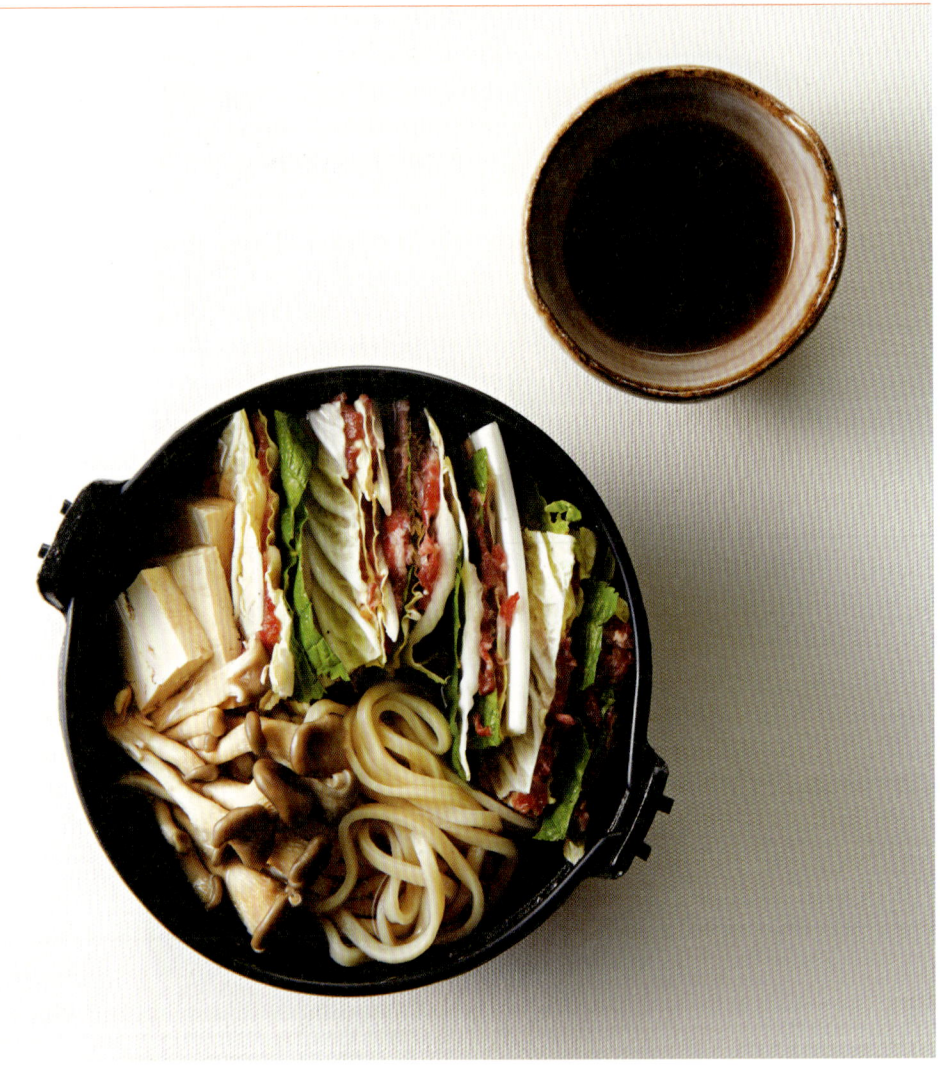

재료(2인분)

소고기(불고기감) 120g
두부 50g
배추잎 2장(60g)
숙주 1줌(40g)
버섯 1줌(느타리버섯, 만가닥버섯 50g)
깻잎 6장(6g)
국수사리 60g

〈국물〉
물 3컵
다시마 1장(3g)
국간장 1술(10g)
소금·후춧가루 **약간씩**

〈소스〉
간장 2술(20g)
식초 1술(10g)
송송 썬 실파 2술(10g)
와사비 **약간**

만드는 법

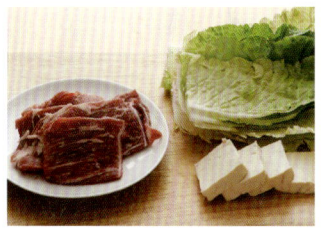 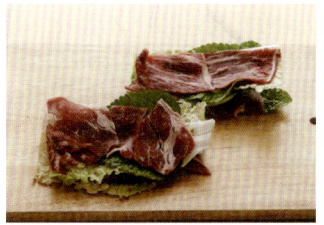 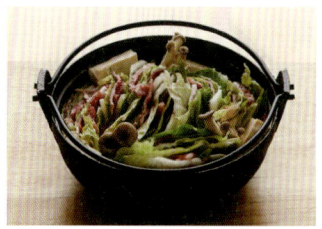

1 소고기는 불고기감으로 준비하고, 두부는 두툼하게 썰고, 배추잎은 열십자로 자른다.

2 소고기, 배추, 깻잎을 층층이 쌓아 전골냄비 크기에 맞게 썬다.

3 전골냄비에 숙주를 깔고 2를 보기 좋게 담은 뒤 두부와 버섯을 중간중간에 넣는다.

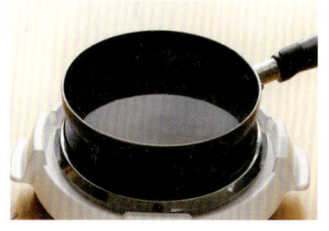 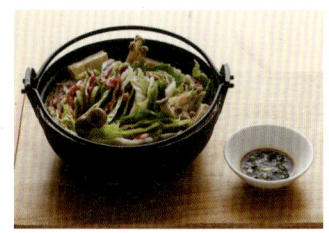

4 냄비에 분량의 국물 재료를 넣고 끓인 뒤 전골냄비에 붓고 끓인다. 국물이 끓으면 거품을 걷어내고 소금, 후춧가루로 간을 맞춘다.

5 분량의 소스 재료를 섞어 곁들여 찍어 먹고, 남은 국물에 국수사리를 끓여 먹는다.

· 기호에 따라 소스에 고춧가루를 곁들여도 된다.
· 국수사리는 기호에 따라 칼국수면이나 우동 생면을 준비한다. 마른 칼국수면은 1교환단위가 30g, 우동 생면은 1교환단위가 70g이다. 흑미밥 140g(2교환단위)을 먹는다면 국수사리는 1교환단위를 준비한다.

열무김치 30g　　11 kcal

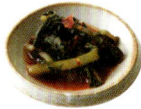

탄수화물 3g, 단백질 1g, 지방 0g

4 하루 한 끼 일품 밥상

일품 밥상 1. 골동면, 유부된장국, 무초절이
일품 밥상 2. 일본식 교자, 미니 우동, 오이피클
일품 밥상 3. 버섯두부비빔밥, 나박김치
일품 밥상 4. 옛날식 함박스테이크, 브로콜리수프, 통곡물빵, 양배추피클
일품 밥상 5. 물방울초밥, 두부미소국, 옥수수샐러드
일품 밥상 6. 두부스테이크, 주먹밥, 닭가슴살샐러드
일품 밥상 7. 토마토카레라이스, 조개탕, 깍두기
일품 밥상 8. 봉골레파스타, 소고기버섯샐러드, 연근피클

Special Page 피클 만들기

일품 밥상 1

골동면
유부된장국, 무초절이

총열량 580kcal
탄수화물 83g
단백질 28g
지방 14g

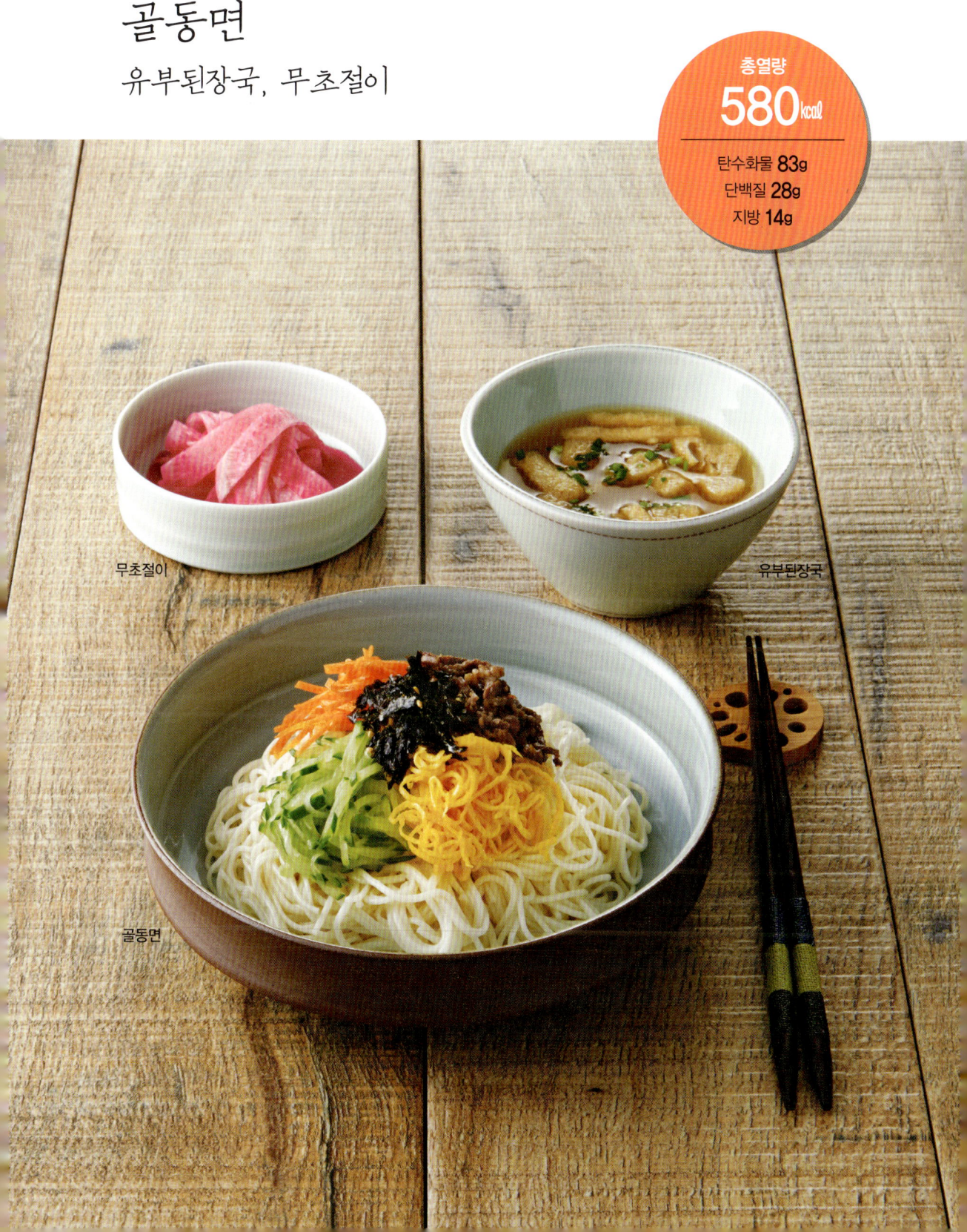

무초절이

유부된장국

골동면

골동면

534kcal

탄수화물 **77**g, 단백질 **26**g, 지방 **12**g

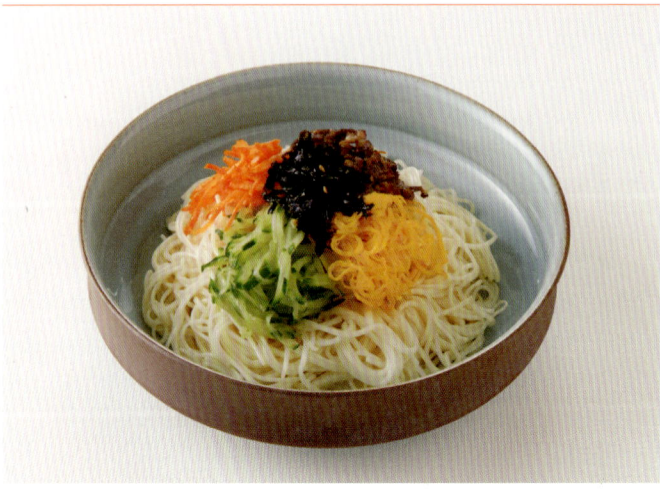

재료
국수 **90g(삶은 국수 180g)**
달걀 **1개(50g)**
소고기 **40g**
당근 **약간(20g)**
오이 **1/4개(50g)**
김 **1/4장(1g)**
식용유 **2술(14g)**
소금 · 후춧가루 **약간씩**

〈간장양념〉
간장 **1술(10g)**
참기름 **1술(7g)**

〈고기양념〉
간장 **0.5술(5g)**
다진 마늘 **0.3술(3g)**
참기름 **0.3술(2g)**
후춧가루 **약간**

만드는 법

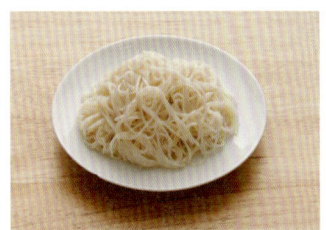

1 국수는 끓는 물에 삶아 찬물에 헹궈 물기를 뺀다.

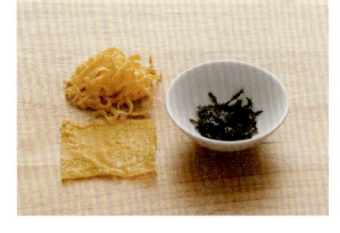

2 달걀은 소금, 후춧가루를 넣고 곱게 풀어 얇게 지단을 부쳐 채 썬다. 김은 가위로 얇게 썬다.

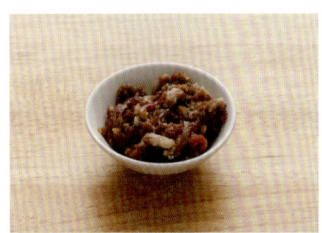

3 소고기는 채 썰어 분량의 고기양념 재료에 10분 정도 재운다. 재운 소고기는 팬에 볶는다.

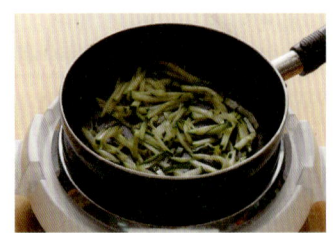

4 당근과 오이는 채 썰어 팬에 식용유를 두르고 소금으로 간 하여 각각 볶는다.

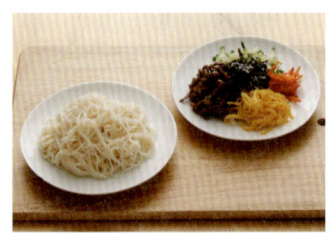

5 삶은 국수에 분량의 간장양념 재료를 섞어 넣고 비빈 뒤 그릇에 담는다. 달걀지단, 볶은 소고기, 당근, 오이, 김을 보기 좋게 올린다.

유부된장국   30 kcal

탄수화물 2g, 단백질 2g, 지방 2g

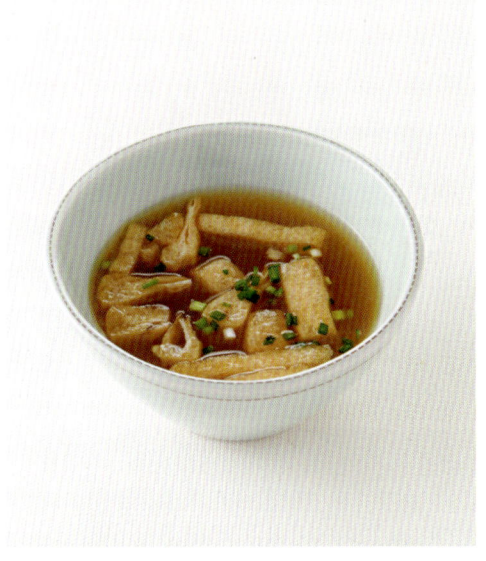

재료

유부 2장(10g)
마른 새우 1술(2g)
된장 1술(10g)
다진 마늘 0.3술(3g)
실파 1g
소금 · 후춧가루 **약간씩**

만드는 법

1. 유부는 0.5cm 두께로 채 썰고, 마른 새우는 체에 밭쳐 잡티를 골라낸다.
2. 냄비에 물 1컵을 붓고 끓이다가 된장을 풀어 넣는다.
3. 2의 냄비에 마른 새우를 넣고 국물이 우러나도록 끓인다.
4. 유부와 다진 마늘을 넣어 끓이다가 소금, 후춧가루로 간을 맞추고 실파를 뿌린다.

무초절이   16 kcal

탄수화물 4g, 단백질 0g, 지방 0g

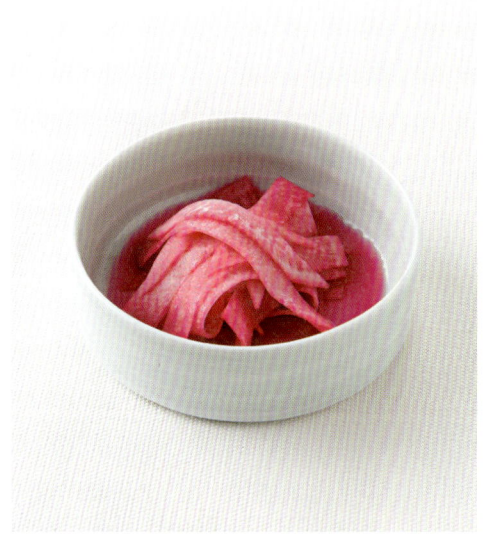

재료(2인분)

무 80g
비트 10g

〈절임물〉
식초 3술(30g)
설탕 1술(7g)
소금 1술(7g)
물 1/4컵

만드는 법

1. 무는 슬라이서로 일정한 두께로 자르고, 비트도 얇게 썬다.
2. 분량의 절임물 재료를 섞는다.
3. 무와 비트를 절임물에 넣어 30분 정도 절인다.

일품 밥상 2

일본식 교자
미니 우동, 오이피클

총열량
600 kcal

탄수화물 95g
단백질 24g
지방 14g

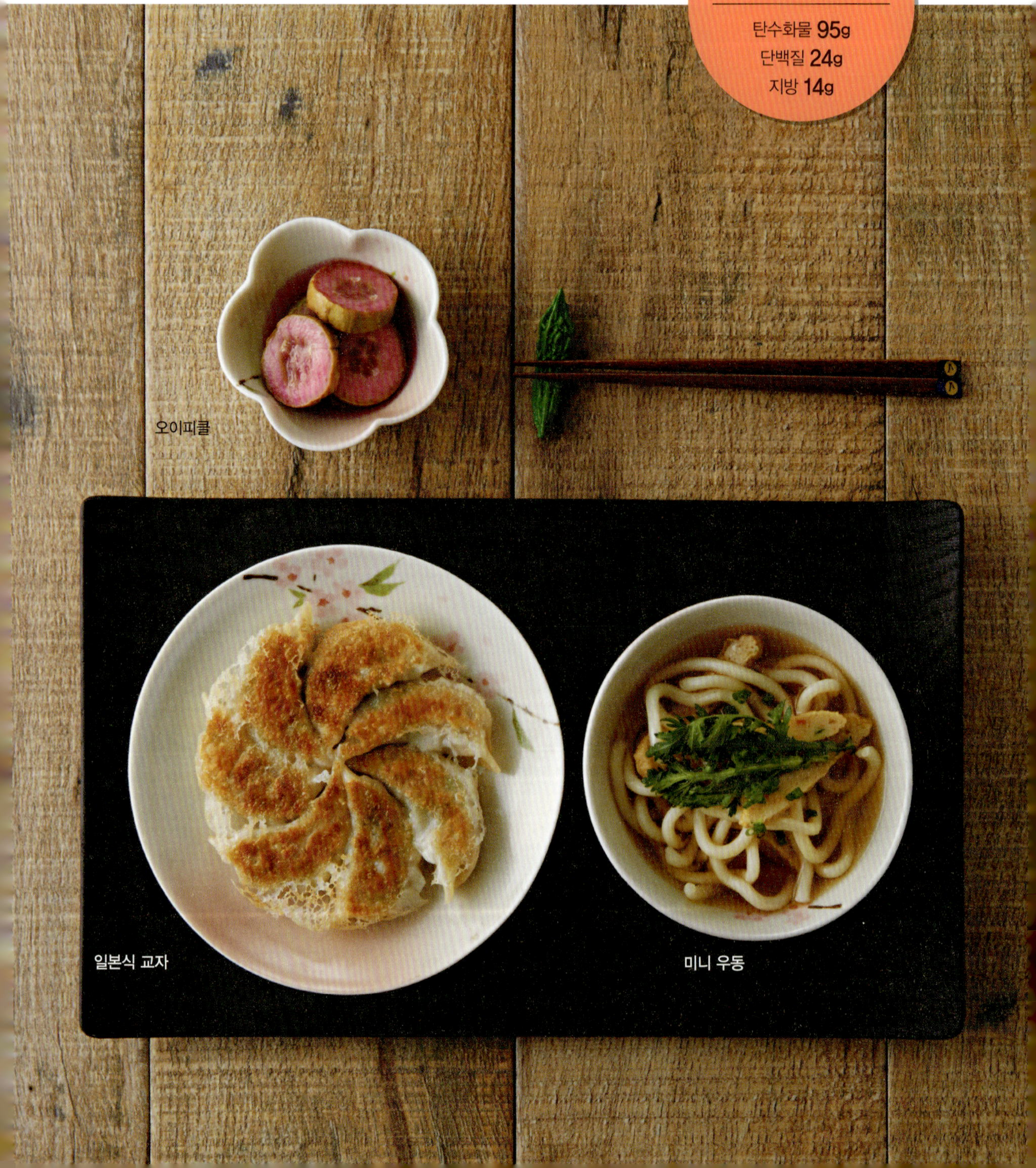

오이피클

일본식 교자　　　　　미니 우동

일본식 교자

349kcal

탄수화물 **47**g, 단백질 **13**g, 지방 **12**g

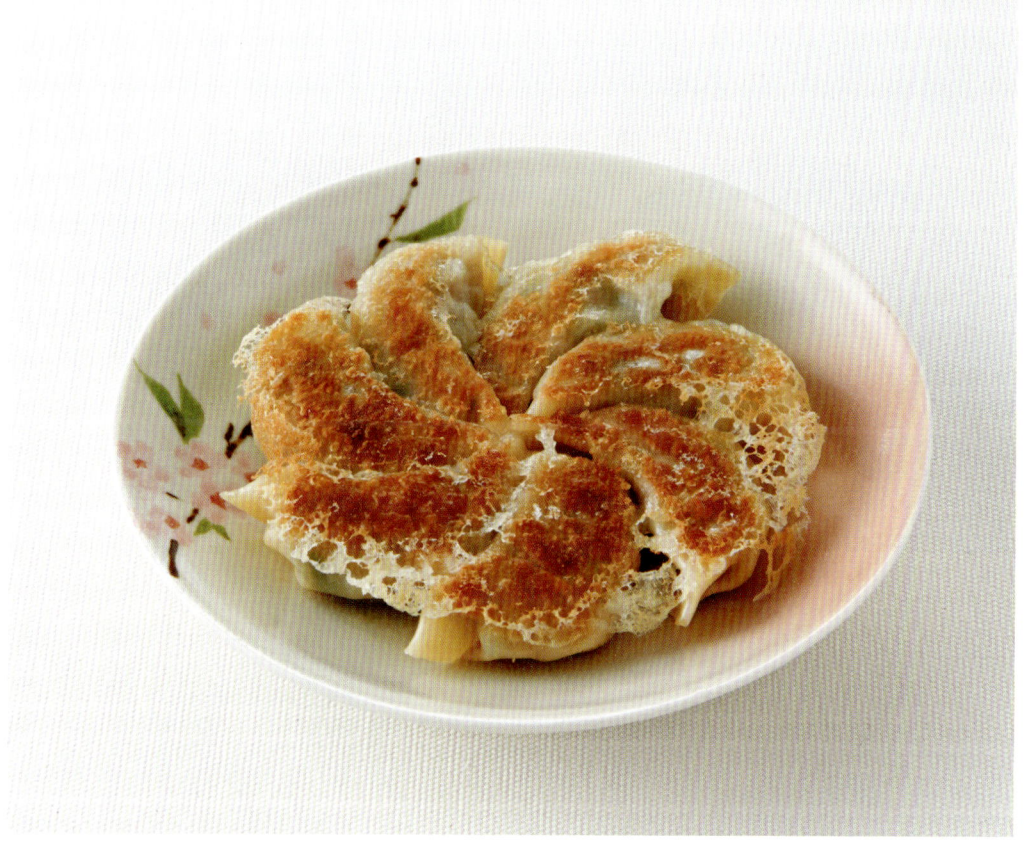

재료

만두피 8장(40g)
돼지고기 다짐육(등심) 40g
부추 10g
양파 1/6개(20g)
다진 마늘 1술(10g)
맛술 0.5술(5g)
식용유 1술(7g)
소금 · 후춧가루 **약간씩**

〈밀가루물〉
밀가루 0.5술(2.5g)
미지근한 물 1/4컵

만드는 법

1. 돼지고기는 핏물을 제거하고, 부추는 송송 썰고, 양파는 다진다.
2. 볼에 돼지고기와 부추, 양파, 다진 마늘, 맛술을 넣고 소금, 후춧가루로 간하여 치댄다.
3. 만두피에 2의 돼지고기소를 넣어 만두를 빚는다.
4. 식용유를 두른 팬에 만두를 굽다가 밀가루물을 골고루 붓고 뚜껑을 덮은 뒤 센 불에서 굽다가 뒤집어 살짝 더 익힌다.

미니 우동

236 kcal

탄수화물 **44**g, 단백질 **11**g, 지방 **2**g

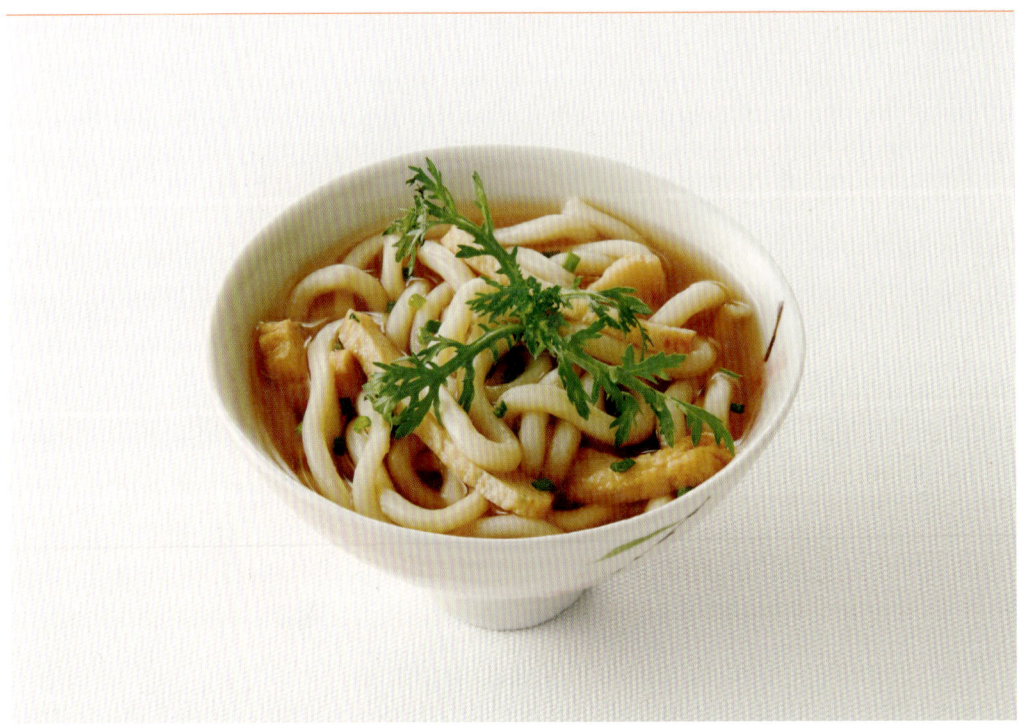

재료

우동면 100g
어묵 50g
쑥갓 5g
실파 1대(5g)
가쓰오부시국물 1.5컵
간장 1술(10g)
맛술 0.5술(5g)
소금·후춧가루 **약간씩**

> 가쓰오부시국물은 물 2컵에 다시마 1장(5×5cm)을 넣어 끓이다가 가쓰오부시 2g(1/2줌)을 넣어 5분 정도 우린 뒤 걸러서 사용한다.

만드는 법

1. 어묵은 먹기 좋은 크기로 썰고, 쑥갓은 다듬고, 실파는 송송 썬다.
2. 냄비에 가쓰오부시국물을 붓고 끓이다가 우동면을 넣어 끓인다.
3. 우동면이 어느 정도 끓으면 어묵을 넣고 간장과 맛술을 넣고 소금, 후춧가루로 간을 맞춘다.
4. 우동면이 다 익으면 불을 끄고 쑥갓을 올리고 실파를 뿌린다.

오이피클 30g   **15** kcal

185쪽 참고   탄수화물 **4**g, 단백질 **0**g, 지방 **0**g

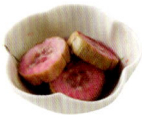

일품 밥상 3

버섯두부비빔밥
나박김치

총열량 560kcal
탄수화물 90g
단백질 24g
지방 14g

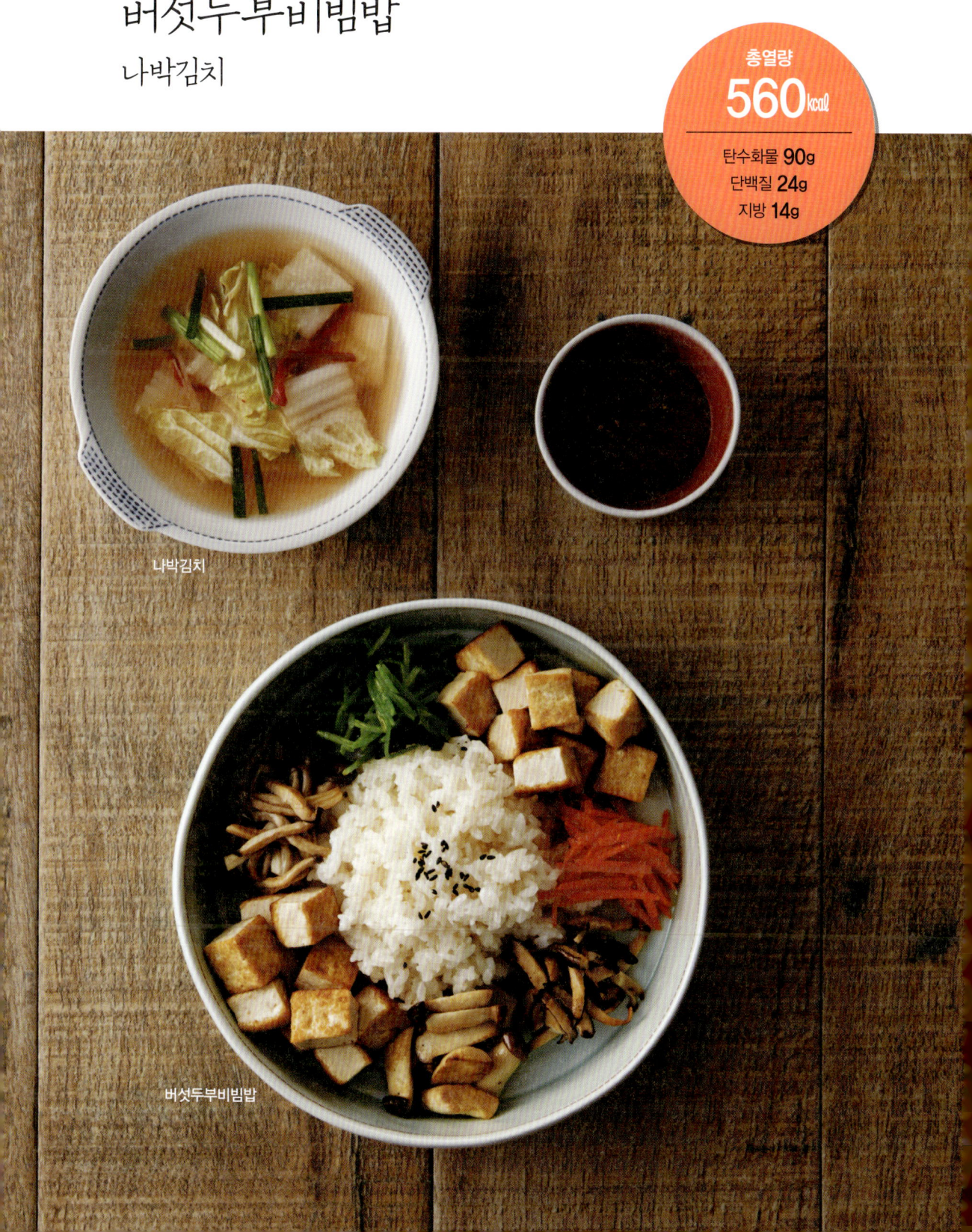

나박김치

버섯두부비빔밥

버섯두부비빔밥

550 kcal

탄수화물 **88**g, 단백질 **23**g, 지방 **14**g

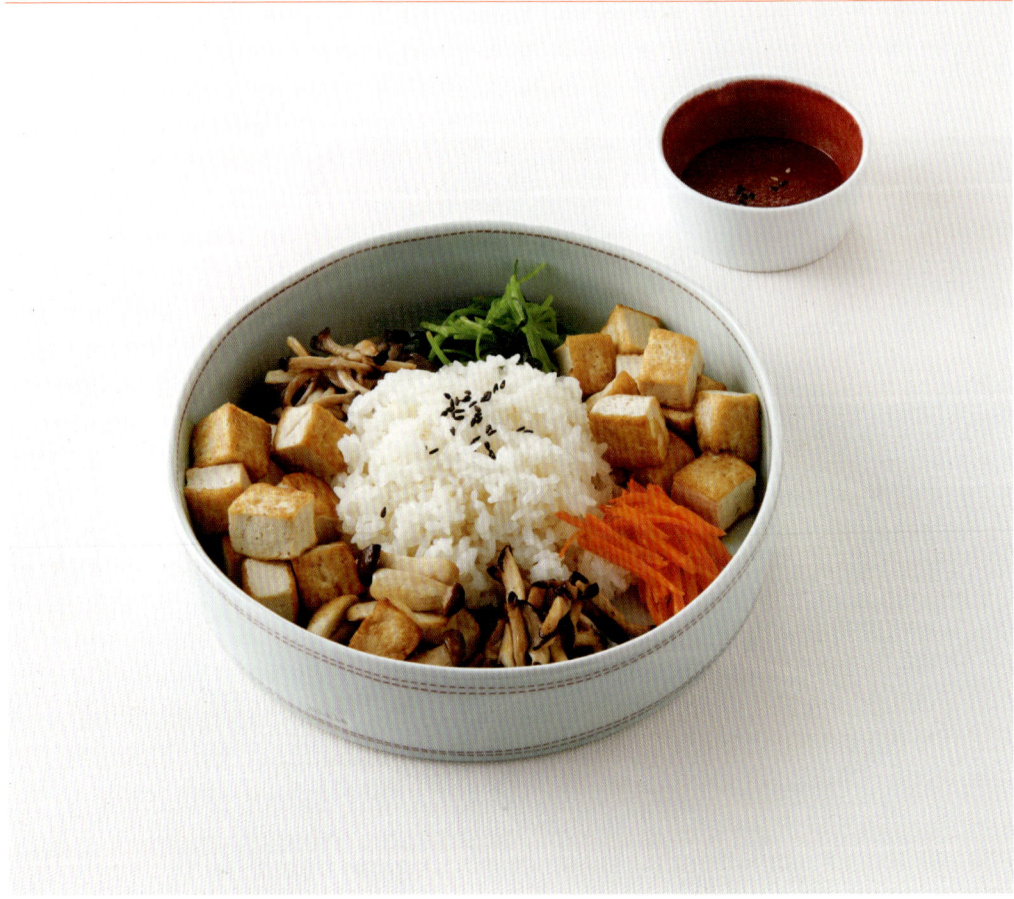

재료

밥 210g(쌀 90g)
두부 160g
표고버섯 1개(20g)
느타리버섯 20g
미니 새송이버섯 1/2줌(30g)
참나물 20g
당근 약간(10g)
참기름 0.5술(4g)
식용유 1술(7g)
소금 약간

〈비빔장〉
고추장 1술(10g)
매실청 0.5술(5g)
맛술 0.5술(5g)

만드는 법

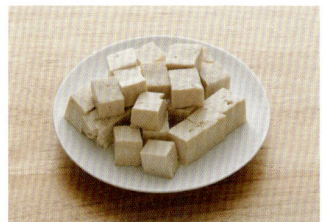

1 두부는 작게 깍둑썰기 하여 소금을 뿌린 뒤 팬에 식용유를 두르고 노릇노릇하게 지진다.

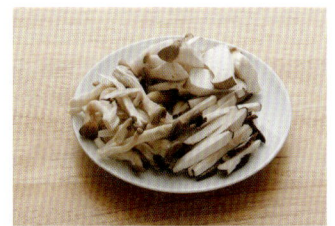

2 느타리버섯은 밑동을 잘라내고 가닥가닥 찢고, 미니 새송이버섯은 깨끗하게 다듬어 큰 것은 반으로 자른다. 표고버섯은 곱게 채 썬다.

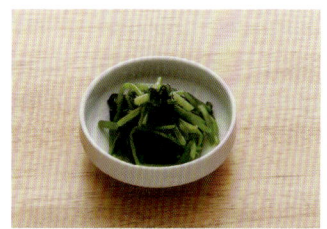

3 참나물은 살짝 데쳐 물기를 빼서 먹기 좋은 크기로 잘라 소금, 참기름을 넣어 살짝 버무린다.

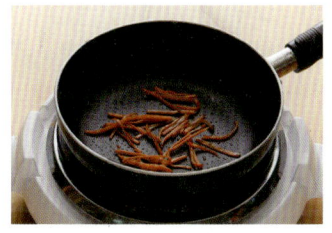

4 당근은 채 썰어 팬에 식용유를 두르고 소금으로 간하여 볶는다.

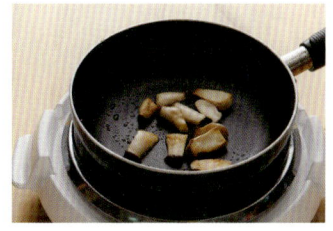

5 팬에 식용유를 두르고 손질한 버섯을 각각 볶다가 소금으로 간한다.

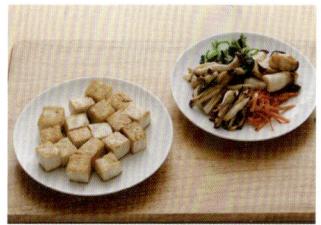

6 그릇에 따뜻한 밥을 담고 두부, 버섯, 당근, 참나물을 올린다. 분량의 비빔장 재료를 섞어 곁들여 낸다.

나박김치 30g　10 kcal

탄수화물 2g, 단백질 1g, 지방 0g

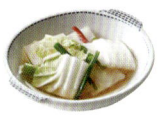

일품 밥상 4

옛날식 함박스테이크
브로콜리수프, 통곡물빵, 양배추피클

총열량 590kcal
탄수화물 67g
단백질 26g
지방 31g

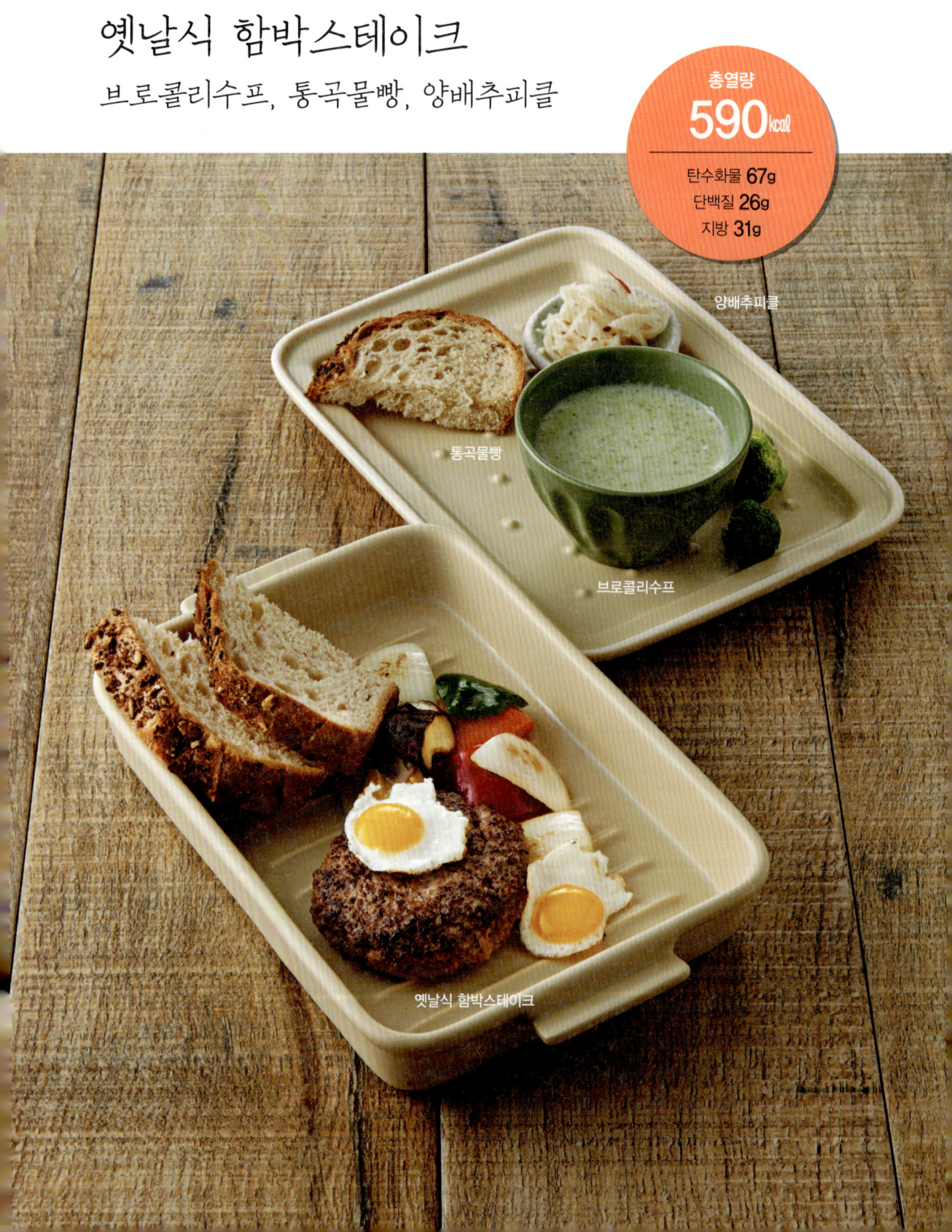

양배추피클
통곡물빵
브로콜리수프
옛날식 함박스테이크

옛날식 함박스테이크

259 kcal

탄수화물 **9**g, 단백질 **15**g, 지방 **16**g

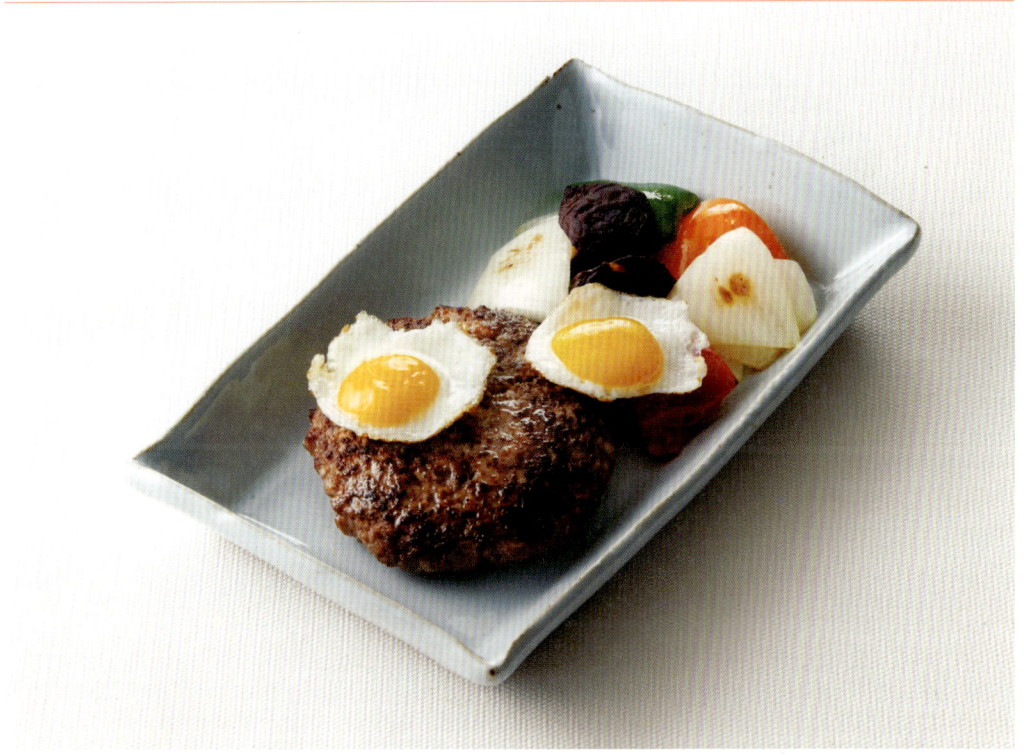

재료

다진 소고기 **30g**
다진 돼지고기 **30g**
메추리알 **2개(25g)**
케첩 **0.3술(3g)**
빵가루 **1술(5g)**
식용유 **1술(7g)**
넛멕 **약간**
소금·후춧가루 **약간씩**

〈채소구이〉
양파 **1/8개(20g)**
표고버섯 **20g**
파프리카 **30g**
소금·후춧가루 **약간씩**

만드는 법

1. 소고기와 돼지고기는 핏물을 제거하고 케첩, 빵가루, 넛멕, 소금, 후춧가루를 넣어 치댄 뒤 동그랗게 빚어 패티를 만든다.
2. 양파, 표고버섯, 파프리카는 먹기 좋은 크기로 썰어 달군 팬에서 소금, 후춧가루로 간하여 굽는다.
3. 팬에 식용유를 두르고 고기 패티가 속까지 익도록 센 불에서 굽는다.
4. 메추리알은 프라이를 하여 함박스테이크 위에 올린다.

함박스테이크에는 어육류군 2교환단위(고기 1.5교환단위, 메추리알 0.5 교환단위)가 들어 있다. 메추리알 대신 달걀로 바꾸려면 고기의 양을 40g으로 줄이면 된다. 달걀 1개는 메추리알 5개와 바꿔 먹을 수 있다.

브로콜리수프

118kcal

탄수화물 **9**g, 단백질 **9**g, 지방 **15**g

재료
브로콜리 20g
우유 1/2컵
버터 5g
밀가루 5g
소금 · 후춧가루 **약간씩**

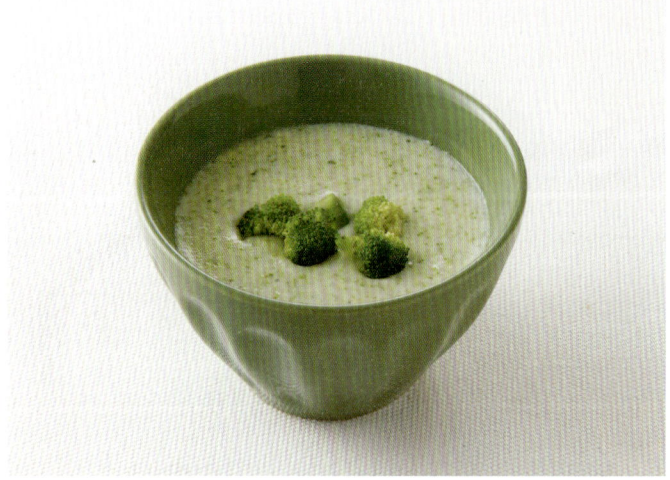

만드는 법

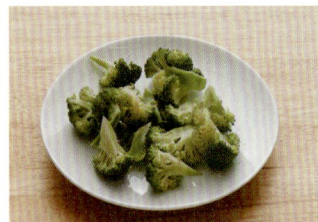

1 브로콜리는 작은 송이로 썬다.

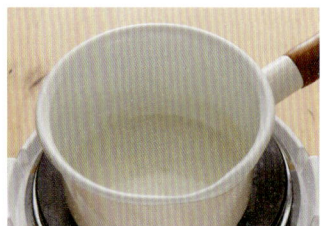

2 달군 냄비에 버터와 밀가루를 넣어 볶아 화이트 루를 만든 뒤 우유를 넣고 잘 풀어 끓인다.

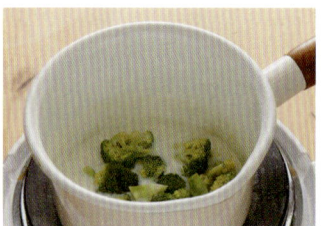

3 2의 냄비에 브로콜리를 넣고 끓인다.

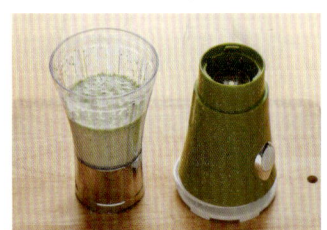

4 3을 믹서에 갈아 냄비에 다시 부어 끓인 뒤 소금, 후춧가루로 간한다.

양배추피클 30g   **13**kcal

185쪽 참고   탄수화물 **3**g, 단백질 **0**g, 지방 **0**g

통곡물빵 70g   **200**kcal

탄수화물 **46**g, 단백질 **2**g, 지방 **0**g

일품 밥상 5

물방울초밥
두부미소국, 옥수수샐러드

총열량
540 kcal
탄수화물 67g
단백질 29g
지방 16g

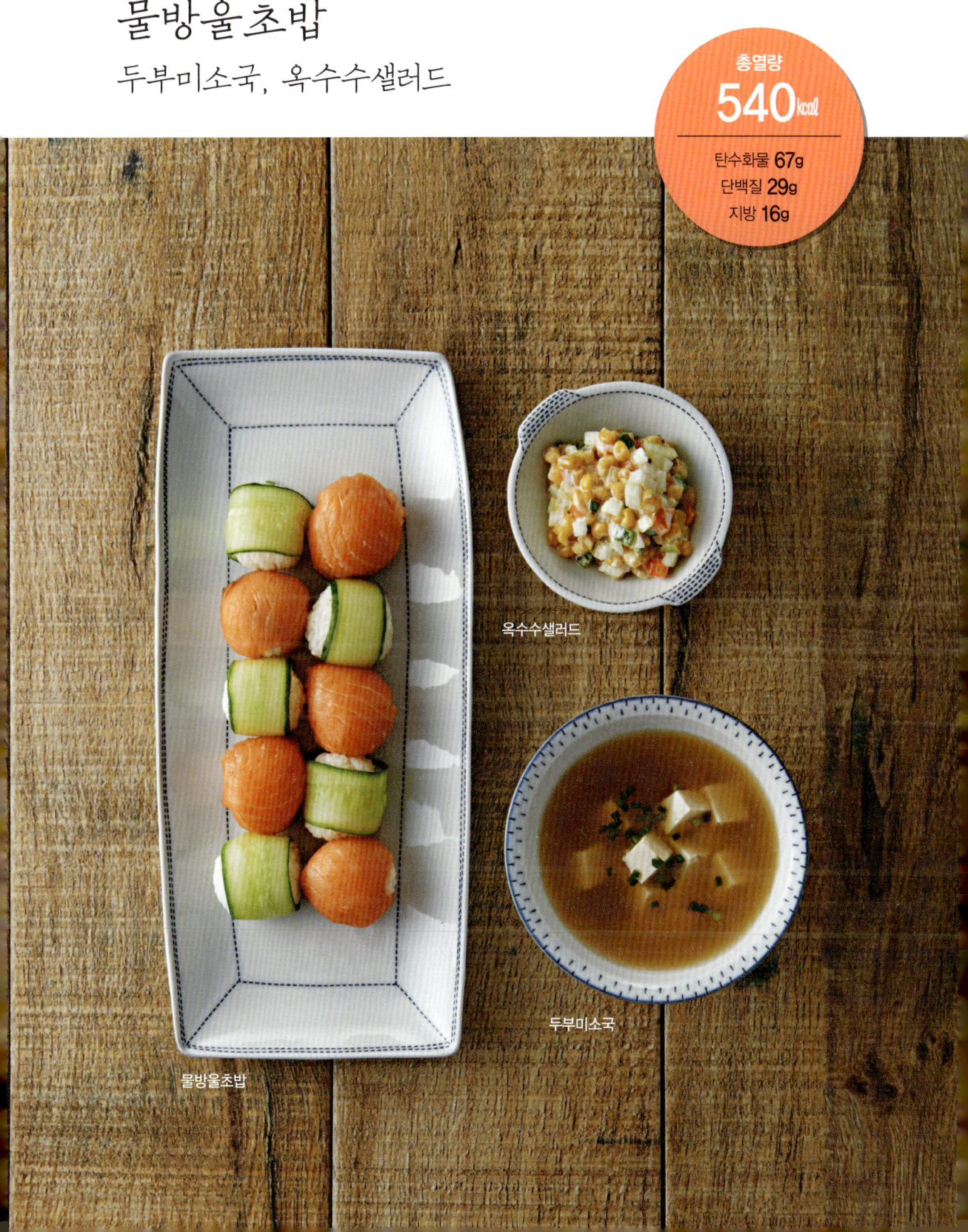

옥수수샐러드

두부미소국

물방울초밥

물방울초밥

387 kcal

탄수화물 **56**g, 단백질 **23**g, 지방 **6**g

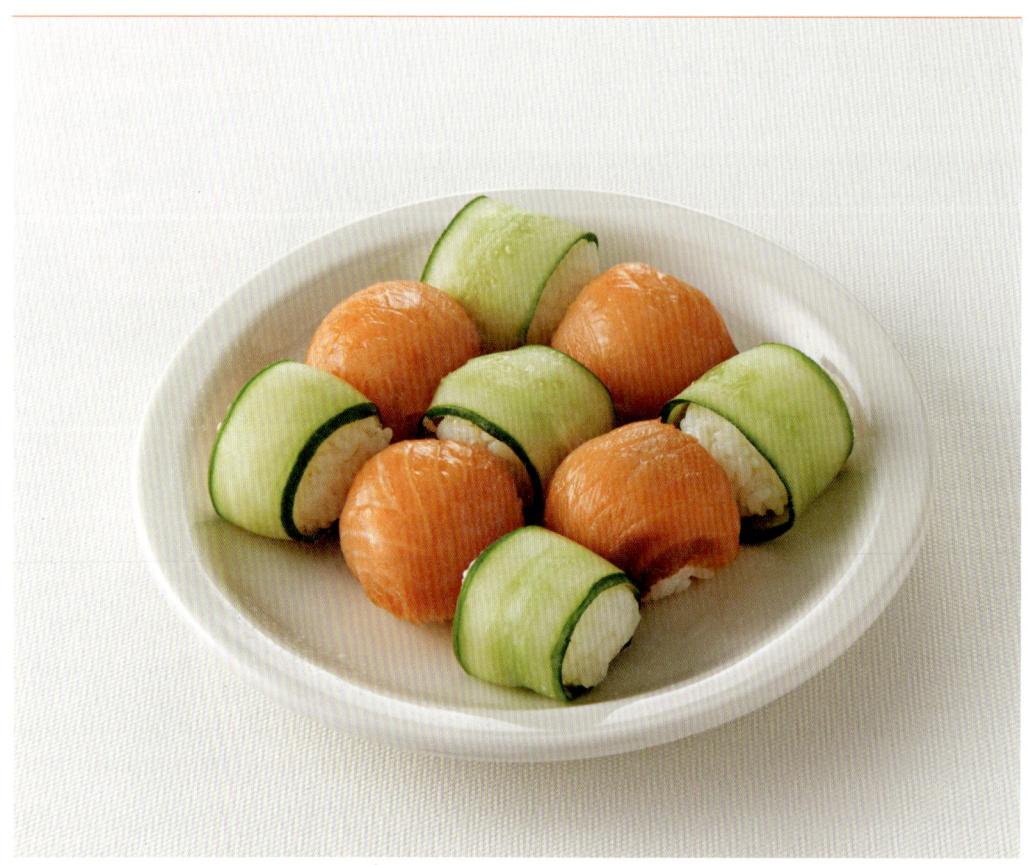

재료

훈제연어 **80g**
오이 **1/4개(40g)**
밥 **180g(쌀 70g)**

〈단촛물〉
식초 **1술(10g)**
설탕 **0.5술(3g)**
소금 **약간**

만드는 법

1 오이는 얇고 길게 슬라이스한다. 이때 필러를 이용해도 된다.

2 밥은 따뜻하게 준비하여 단촛물 재료를 넣어 골고루 섞는다.

3 밥은 한입 크기로 뭉친 뒤 훈제연어나 오이로 둥글게 감싼다.

두부미소국 48kcal

탄수화물 2g, 단백질 5g, 지방 3g

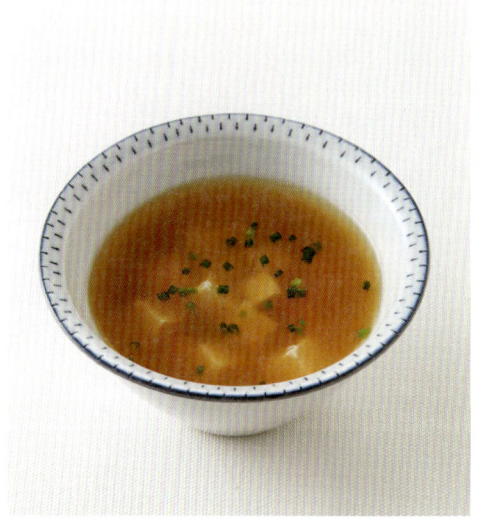

재료

두부 30g
실파 1대(5g)
미소된장 1술(10g)
다시마 1장(3g)

만드는 법

1 두부는 깍둑썰기 하고, 실파는 송송 썬다.
2 냄비에 물 1컵과 다시마를 넣어 끓이다가 끓으면 미소된장을 풀어 넣고 끓인다.
3 국물이 끓으면 두부를 넣어 끓이고 실파를 뿌린다.

옥수수샐러드 105kcal

탄수화물 9g, 단백질 1g, 지방 7g

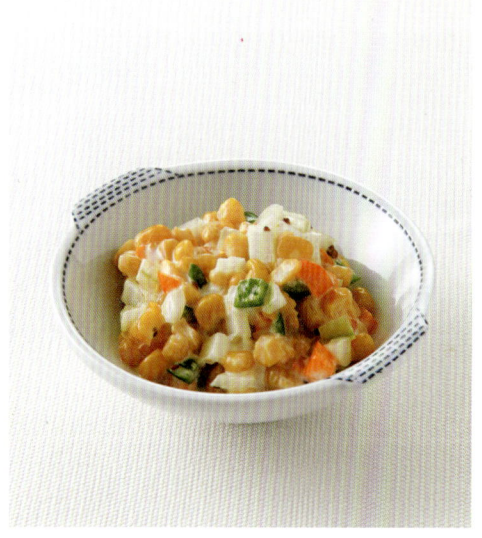

재료

옥수수 통조림 35g
양파 1/8개(20g)
파프리카 1/6개(20g)
마요네즈 1술(10g)
씨겨자 0.1술(1g)
소금·후춧가루 약간씩

만드는 법

1 옥수수는 체에 밭쳐 물기를 뺀다.
2 양파와 파프리카는 옥수수 크기로 작게 썬다.
3 볼에 옥수수, 양파, 파프리카를 담고 마요네즈, 씨겨자, 소금, 후춧가루를 넣어 버무린다.

일품 밥상 6

두부스테이크
주먹밥, 닭가슴살샐러드

총열량
600 kcal
탄수화물 **75g**
단백질 **25g**
지방 **24g**

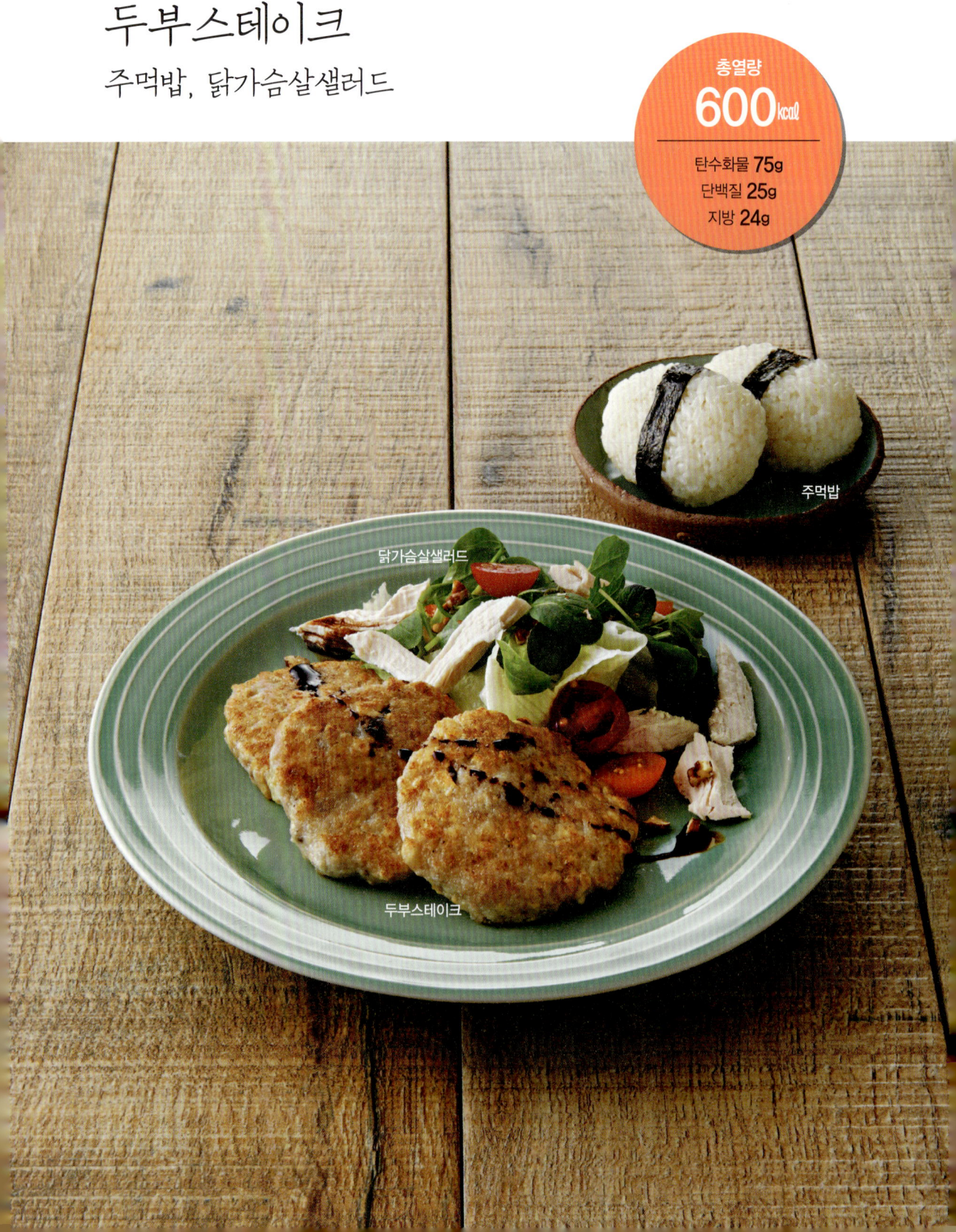

두부스테이크

230kcal

탄수화물 **25**g, 단백질 **13**g, 지방 **11**g

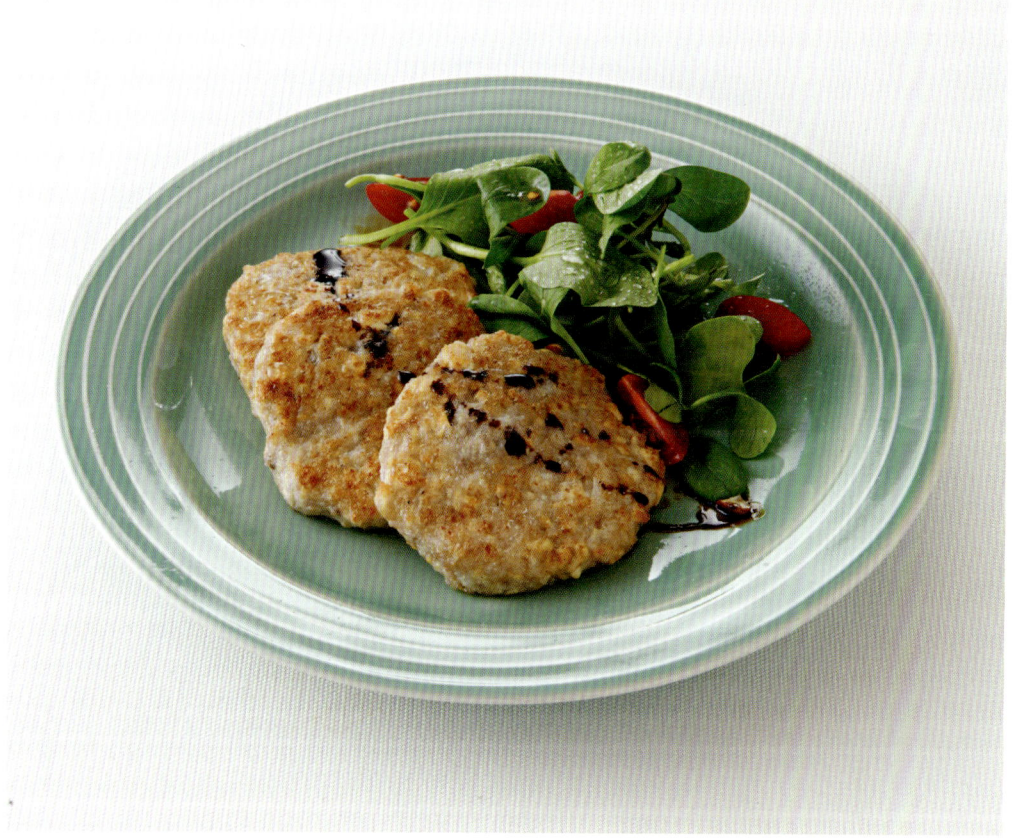

재료

두부 **80g**
마 **100g**
녹말가루 **1술(5g)**
호두 **1개(5g)**
식용유 **0.5술(4g)**
소금·후춧가루 **약간씩**

만드는 법

1 두부는 으깨어 물기를 꼭 짜고, 마는 믹서에 간다.

2 볼에 두부, 간 마, 녹말가루, 소금, 후춧가루를 넣고 치대 동글납작하게 빚는다.

3 팬에 식용유를 두르고 2를 올려 노릇노릇하게 지진다.

4 접시에 두부스테이크를 담고 호두는 작게 잘라 올린다.

> 두부스테이크와 닭가슴살샐러드에 발사믹드레싱을 같이 곁들여 먹는다.

닭가슴살샐러드 119 kcal

탄수화물 **2**g, 단백질 **8**g, 지방 **9**g

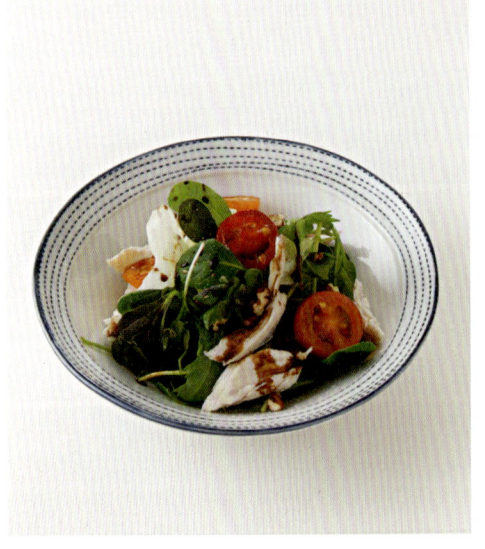

재료

닭가슴살 **40g**
샐러드채소 **15g**
(양상추, 어린잎채소)
방울토마토 **2개(25g)**
소금·후춧가루 **약간씩**

〈발사믹드레싱〉
발사믹식초 **1술(10g)**
올리브유 **1술(7g)**

만드는 법

1 닭가슴살은 소금, 후춧가루를 뿌려 밑간하고, 200도의 오븐에서 15분 정도 굽거나 찜통에서 10분 정도 쪄서 먹기 좋게 손으로 찢는다.
2 샐러드채소는 씻어 물기를 빼고, 방울토마토는 씻어 준비한다.
3 접시에 준비한 재료들을 담고 분량의 발사믹드레싱 재료를 섞어 뿌린다.

주먹밥 251 kcal

탄수화물 **48**g, 단백질 **4**g, 지방 **4**g

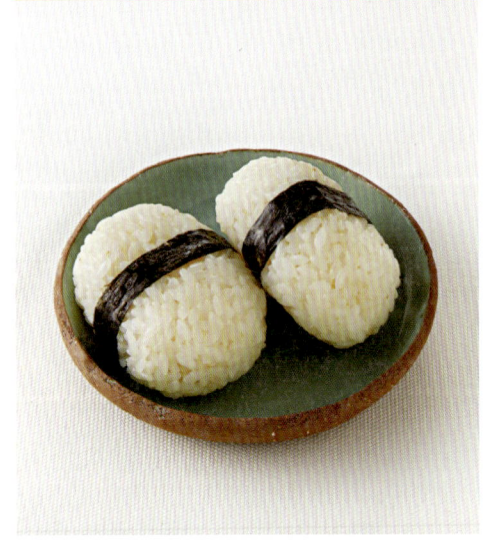

재료

밥 **140g(쌀 60g)**
김 **1/2장(1g)**
참기름 **1술(7g)**
깨소금 **0.5술(2g)**
소금·후춧가루 **약간씩**

만드는 법

1 밥은 따뜻하게 준비하여 참기름, 소금, 후춧가루, 깨소금을 넣고 잘 섞는다.
2 밥을 적당한 크기로 뭉쳐 주먹밥을 만들고 김띠를 두른다.

일품 밥상 7

토마토카레라이스
조개탕, 깍두기

총열량
620kcal
탄수화물 **80g**
단백질 **28g**
지방 **21g**

깍두기

조개탕

토마토카레라이스

토마토카레라이스

568kcal

탄수화물 **76**g, 단백질 **22**g, 지방 **20**g

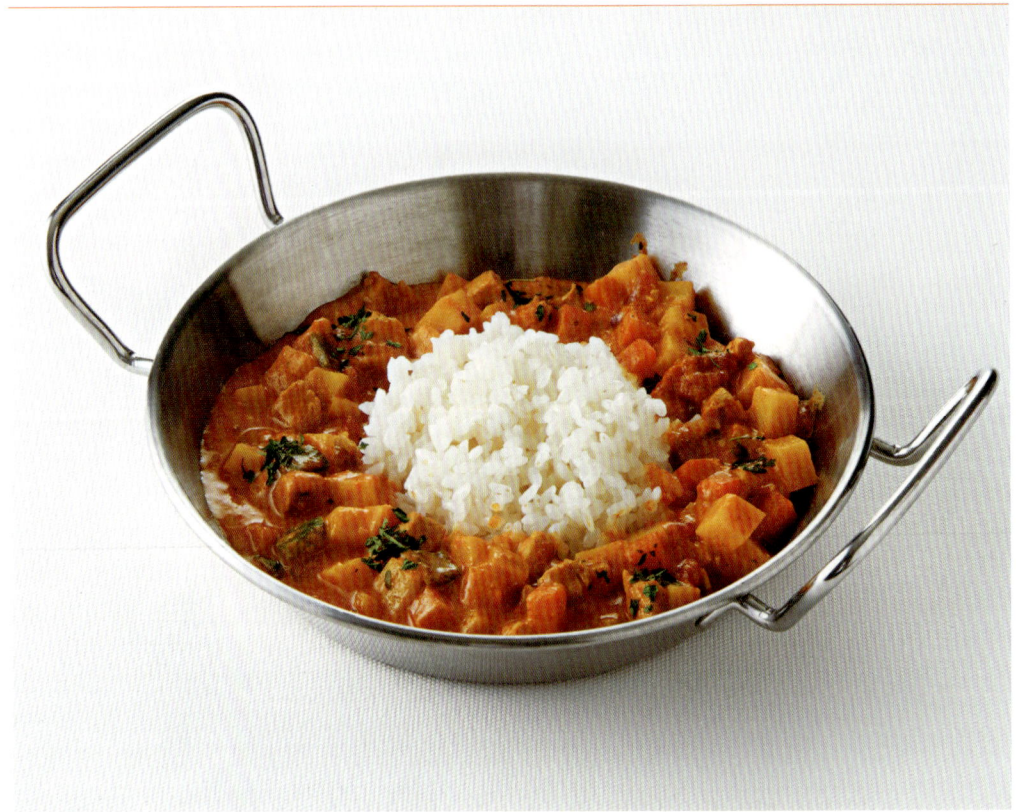

재료

밥 140g(쌀 60g)
돼지고기 60g
당근 20g
양파 1/8개(20g)
감자 80g
피망 1/6개(20g)
식용유 1술(7g)

〈카레소스〉
카레가루 2술(10g)
토마토소스 1/4컵(50g)
우유 1/2컵

만드는 법

1 돼지고기, 당근, 양파, 감자, 피망은 작게 깍둑썰기 한다.
2 달군 팬에 식용유를 두르고 돼지고기를 볶다가 당근, 양파, 감자를 넣고 볶는다.
3 재료가 어느 정도 익으면 물 1/2컵을 붓고 채소가 익도록 끓인다.
4 우유를 붓고 카레가루와 토마토소스를 넣어 끓이다가 피망을 넣어 끓인다.
5 밥을 따뜻하게 준비하여 그릇에 담고 4의 카레를 올린다.

> 카레에 곡류군인 감자를 넣어 밥 양을 2교환단위(140g)로 줄였다.

조개탕

42kcal

탄수화물 **2**g, 단백질 **6**g, 지방 **1**g

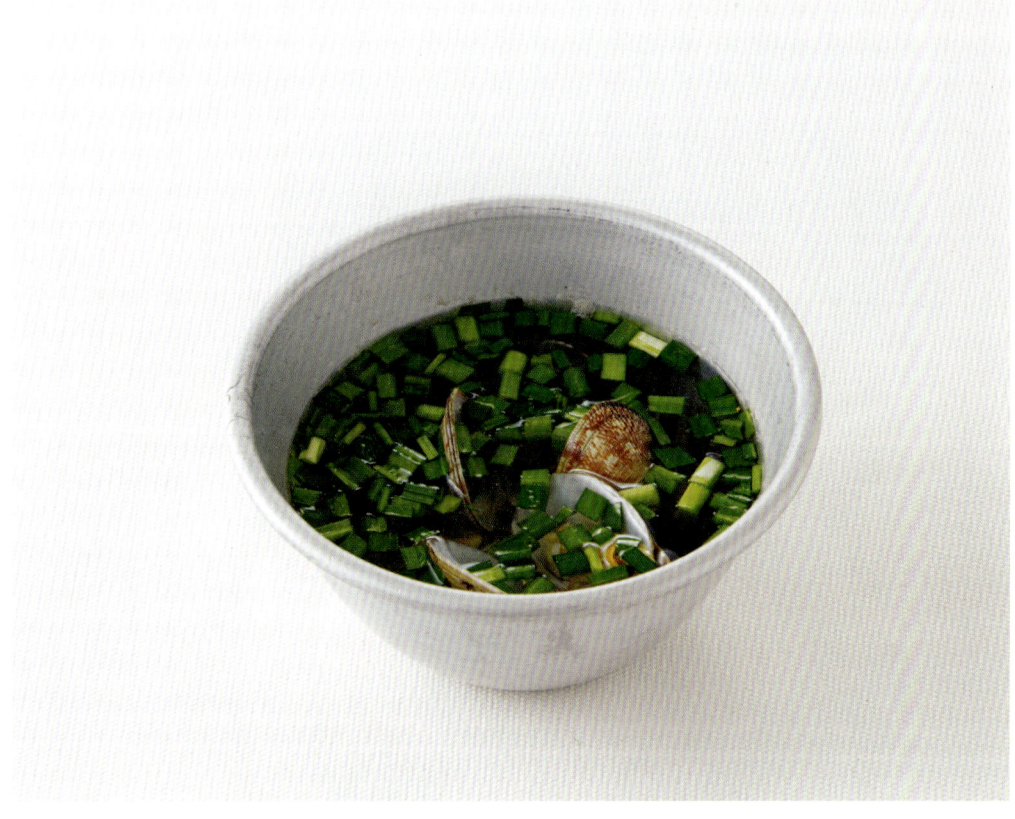

재료

조갯살 **35g**
부추 **10g**
소금 · 후춧가루 **약간씩**

만드는 법

1 조갯살은 씻어 물기를 빼고, 부추는 송송 썬다.
2 냄비에 물 1컵을 붓고 끓이다가 조갯살을 넣어 끓인다.
3 뽀얗게 국물이 우러나면 부추를 넣고 소금, 후춧가루로 간한다.

깍두기 30g　　　**10**kcal

탄수화물 **2**g, 단백질 **0**g, 지방 **0**g

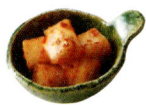

일품 밥상 8

봉골레파스타
소고기버섯샐러드, 연근피클

총열량
540 kcal

탄수화물 **62g**
단백질 **34g**
지방 **17g**

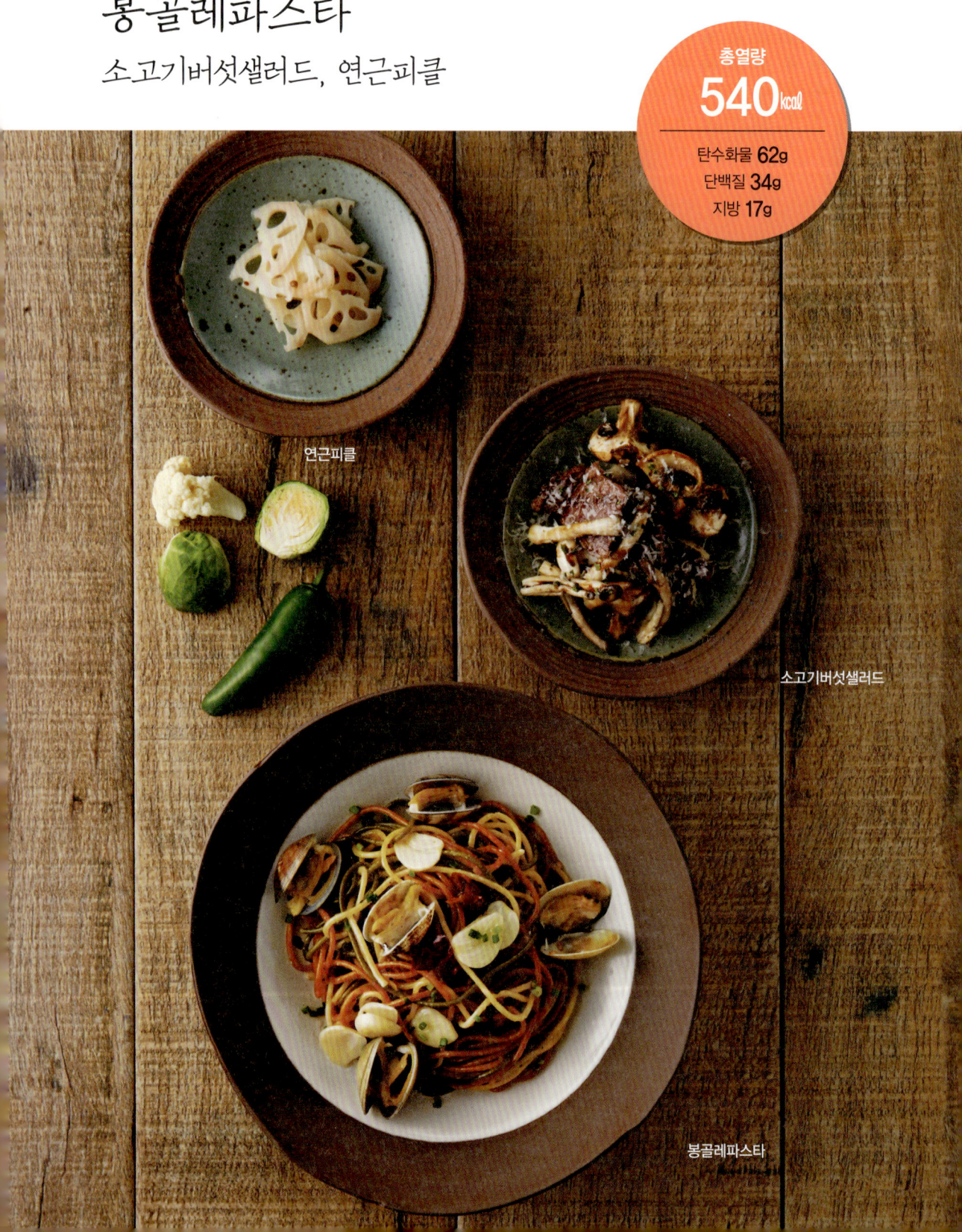

연근피클

소고기버섯샐러드

봉골레파스타

봉골레파스타

384kcal

탄수화물 **54**g, 단백질 **18**g, 지방 **9**g

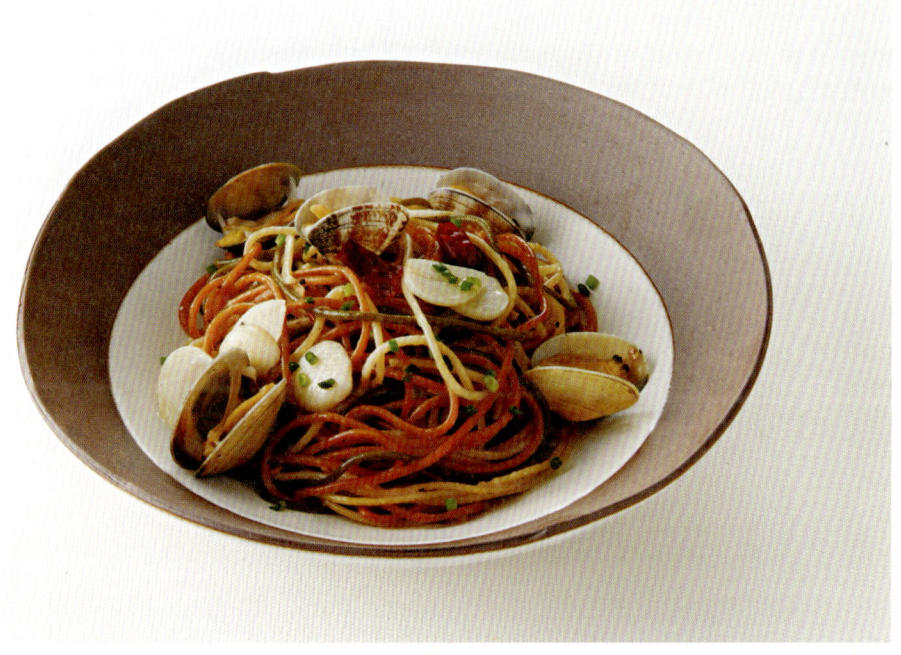

재료

조갯살 **70g**(껍데기를 포함하면 140g 내외)
스파게티면 **30g**
올리브유 **2술(14g)**
마늘 **2개(10g)**
마른 고추 **1개(1g)**
소금 · 후춧가루 **약간씩**

만드는 법

1 스파게티면은 끓는 물에 7~8분 정도 삶고 건져내 물기를 뺀다.
2 마늘은 편으로 썬다.
3 팬에 올리브유를 두르고 마늘과 마른 고추를 넣어 향이 날 때까지 볶는다.
4 3의 팬에 조개를 넣고 볶다가 스파게티면 삶은 물 1/3컵을 부어 끓인다.
5 국물이 어느 정도 졸아들면 삶은 스파게티면을 넣어 버무리고 소금, 후춧가루로 간을 한다.

> 파스타와 같은 면류 음식은 곡류군 섭취량은 많고 어육류군과 채소군 섭취는 부족할 수 있다. 가급적 고기나 해산물 등의 어육류군 식재료를 넣어 조리하고, 채소 섭취를 늘리기 위해 샐러드를 곁들여 먹는 것이 좋다.

소고기버섯샐러드

136kcal

탄수화물 **3**g, 단백질 **15**g, 지방 **8**g

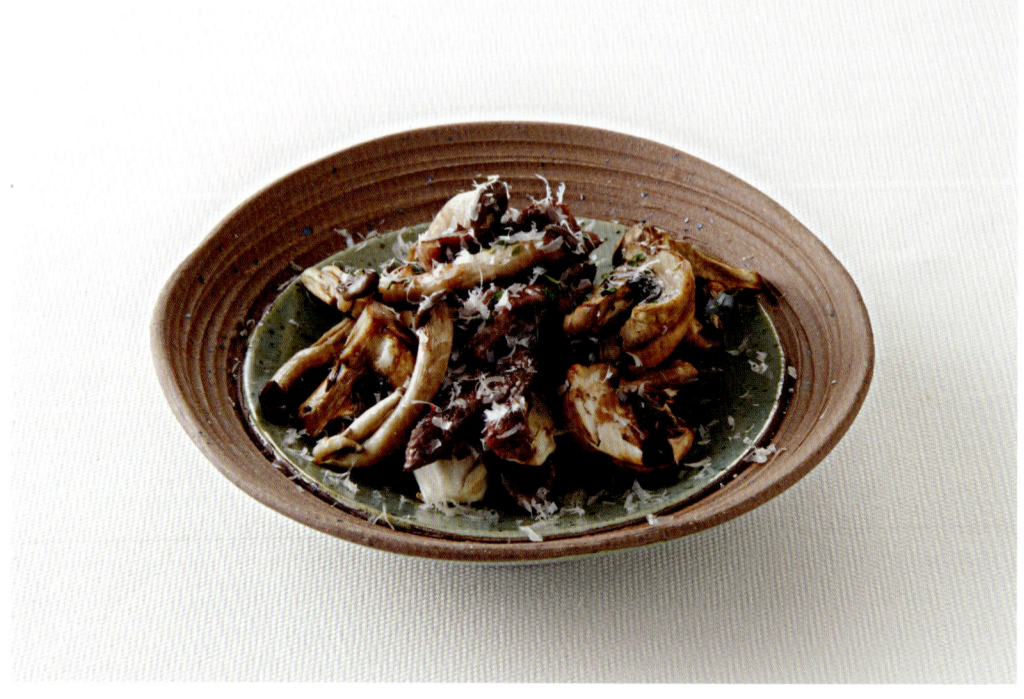

재료

소고기(안심) **60g**
느타리버섯 **20g**
만가닥버섯 **10g**
양송이버섯 **1개(15g)**
파마산치즈가루 **0.5술(3g)**
소금 · 후춧가루 **약간씩**

〈발사믹드레싱〉
발사믹식초 **1술(10g)**
올리브유 **1술(7g)**

만드는 법

1 소고기는 한입 크기로 썰어 소금, 후춧가루로 간한 뒤 팬에서 굽는다.

2 느타리버섯과 만가닥버섯은 가닥가닥 떼고, 양송이버섯은 4등분한 뒤 팬에서 굽는다.

3 그릇에 소고기와 볶은 버섯을 담고 발사믹드레싱 재료를 섞어 뿌린 뒤 파마산치즈가루를 뿌린다.

연근피클 30g   **20**kcal

185쪽 참고   탄수화물 **5**g, 단백질 **1**g, 지방 **0**g

SPECIAL PAGE
피클 만들기

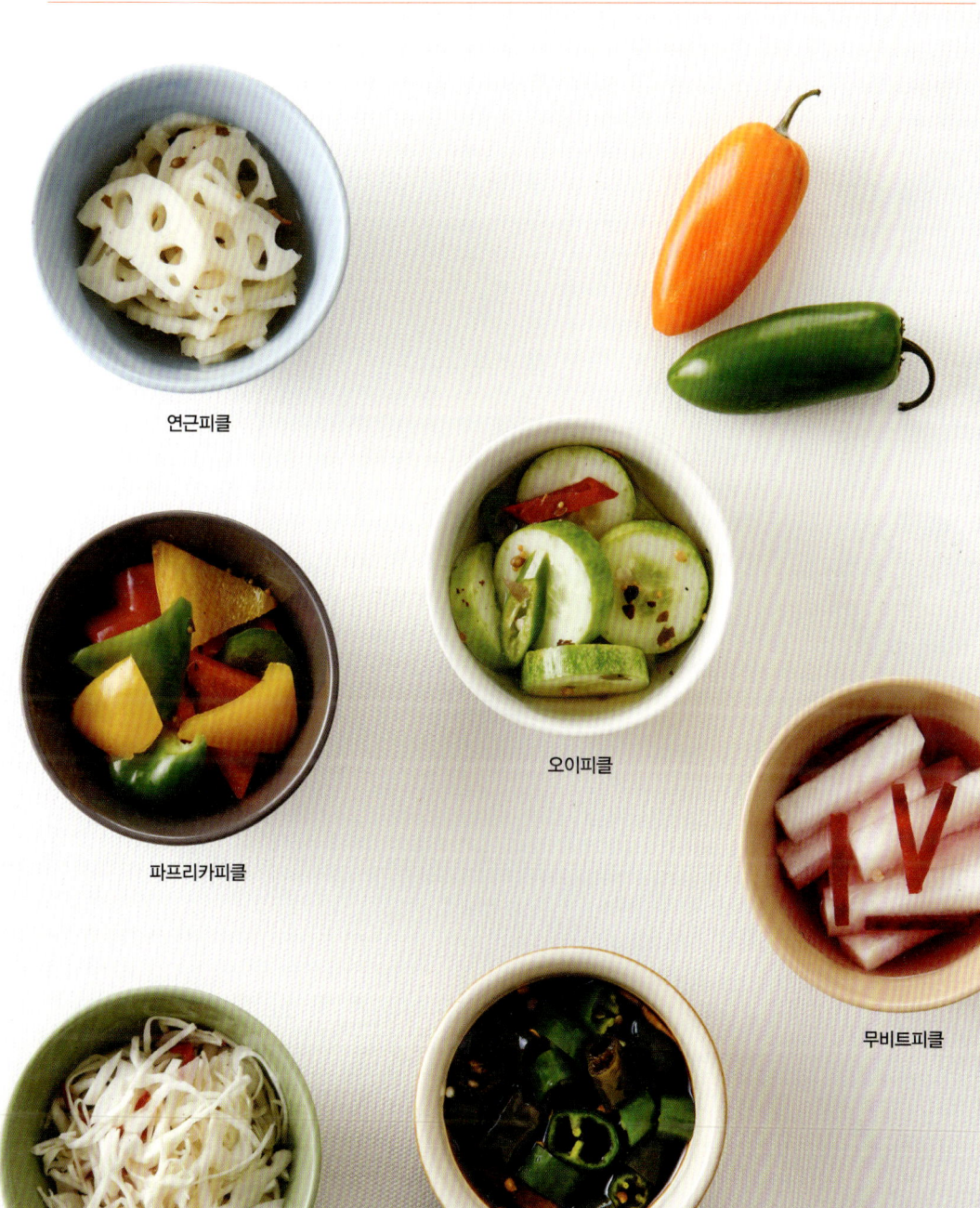

연근피클

파프리카피클

오이피클

무비트피클

양배추피클

고추피클

연근 피클

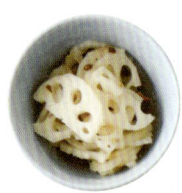

재료

연근 1개(300g)

〈피클시럽〉
물 100㎖
식초 75㎖
설탕 20g
소금 1술(7g)
통후추 0.5술
월계수 잎 1장

만드는 법

1 연근은 껍질을 벗기고 얇게 썬다.
2 냄비에 분량의 피클시럽 재료를 넣고 팔팔 끓인다.
3 소독한 유리용기에 연근을 넣고 뜨거운 피클시럽을 붓는다.
4 피클시럽이 식으면 유리용기 뚜껑을 닫아 냉장 보관하고 하루 지나서 먹으면 된다.

파프리카 피클

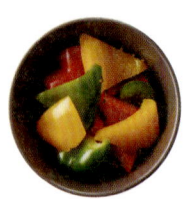

재료

파프리카 5개(600g)

〈피클시럽〉
물 100㎖
식초 75㎖
설탕 20g
피클링스파이스 0.5술(5g)
소금 0.5술(4g)

만드는 법

1 파프리카는 씨를 제거하고 한입 크기로 썬다.
2 냄비에 분량의 피클시럽 재료를 넣고 팔팔 끓인다.
3 소독한 유리용기에 파프리카를 넣고 뜨거운 피클시럽을 붓는다.
4 피클시럽이 식으면 유리용기 뚜껑을 닫아 냉장 보관하고 하루 지나서 먹으면 된다.

양배추 피클

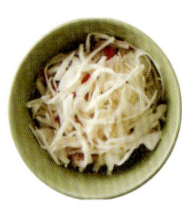

재료

양배추 1/4통(500g)
홍고추 1개(15g)

〈피클시럽〉
물 100㎖
식초 75㎖
설탕 30g
소금 0.5술(4g)

만드는 법

1 양배추는 일정한 두께로 채 썬다.
2 홍고추는 반으로 갈라 채 썬다.
3 분량의 피클시럽 재료를 잘 섞어서 설탕, 소금이 녹으면 양배추와 홍고추에 넣어 섞는다.
4 유리용기에 3을 담아 냉장 보관하고 하루 지나서 먹으면 된다.

오이 피클

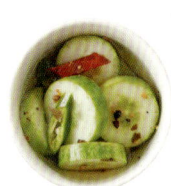

재료

오이 2개(400g)
양파 1/4개(50g)

〈피클시럽〉
물 100㎖
식초 75㎖
설탕 30g
피클링스파이스 0.5술(5g)
소금 0.5술(4g)

만드는 법

1 오이는 모양대로 도톰하게 썰고, 양파는 먹기 좋은 크기로 썬다.
2 냄비에 분량의 피클시럽 재료를 넣고 팔팔 끓인다.
3 소독한 유리용기에 오이와 양파를 넣고 뜨거운 피클시럽을 붓는다.
4 피클시럽이 식으면 유리용기 뚜껑을 닫아 냉장 보관하고 하루 지나서 먹으면 된다.

> 취향에 따라 비트를 약간 넣으면 붉은빛이 난다.

고추 피클

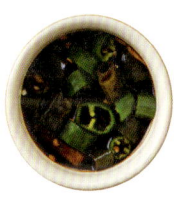

재료

풋고추 10개(150g)

〈간장물〉
물 50㎖
간장 100㎖
식초 25㎖
설탕 1.5술(10g)

만드는 법

1 풋고추는 간장물이 잘 절여지도록 끝 부분을 살짝 자른다.
2 냄비에 분량의 간장물 재료를 넣고 끓인다.
3 소독한 유리용기에 풋고추를 넣고 뜨거운 간장물을 붓는다.
4 간장물이 식으면 유리용기 뚜껑을 닫아 냉장 보관하고 하루 지나서 먹으면 된다.

무비트 피클

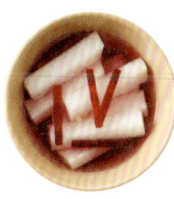

재료

무 1/3개(500g)
비트 20g

〈피클시럽〉
물 100㎖
식초 75㎖
설탕 30g
피클링스파이스 0.5술(5g)
소금 0.5술(4g)

만드는 법

1 무는 길쭉하게 손가락 두께로 썰고, 비트는 가늘게 채 썬다.
2 냄비에 분량의 피클시럽 재료를 넣고 팔팔 끓인다.
3 소독한 유리용기에 무와 비트를 넣고 뜨거운 피클시럽을 붓는다.
4 피클시럽이 식으면 유리용기 뚜껑을 닫아 냉장 보관하고 하루 지나서 먹으면 된다.

PLUS TIP

빠른 상차림을 위한
아이디어 8가지

출근 준비로 바쁜 아침, 퇴근 후 손 하나 까딱하기 싫은 저녁, 제대로 된 식사를 차려 먹기가 쉽지 않다. 그렇다고 매일 똑같은 걸 해 먹을 수도 없고, 귀찮다고 식사를 거를 수도 없다. 당뇨 밥상이라고 시간과 비용을 많이 들일 필요는 없다.
다음 팁들을 이용하면 생각보다 쉽고 간단하게 당뇨 밥상을 차릴 수 있다.

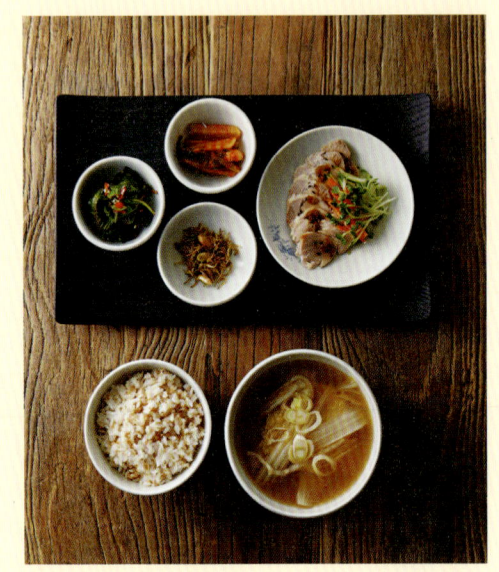

1 **일주일 동안 무엇을 먹을지 계획하고 주말에 장을 본다**

바쁜 사회생활로 집에서 식사하는 경우가 많지 않을 수 있다. 일주일을 주기로 집에서 식사하는 횟수를 정하고 어육류군 메뉴를 계획한다. 고기류, 생선류, 그리고 달걀, 두부는 가족 수를 고려해 일주일 동안 먹을 분량을 구입한다. 쉽게 상하는 채소류 등은 그때그때 집 근처 마트에서 구입한다.

2 **재료 손질은 미리 해둔다**

주말에 장을 보고 재료 손질을 해둔다. 냉장고에서 꺼내 썰어서 조리할 수 있는 단계까지 손질해두면 요리 시간을 단축할 수 있다. 당근, 호박, 양파 등 쉽게 상할 수 있는 채소류는 미리 다듬어 씻은 뒤 물기를 빼고 냉장고에 넣어 두면 일주일 정도 보관이 가능하다.

3 고기나 생선은 1교환단위씩 포장해 냉동 보관한다

닭고기, 돼지고기, 소고기는 구입할 때 용도에 맞춰 썰어 온다. 구입한 고기나 생선류는 밑간하여 가족 수에 맞추어 한 끼에 사용할 분량이나, 1교환단위씩 소분하여 비닐봉지에 평평하게 넣어 냉동시킨다. 출근할 때 냉동실에서 냉장실로 옮겨 놓으면 저녁에 바로 조리할 수 있게 해동된다.

4 지퍼백을 활용한다

다진 고기, 다진 채소 등은 지퍼백에 평평하게 담아 냉동 보관한다. 또 멸치국물, 다시마국물 등은 미리 만들어 1회 분량이나 가족 수에 맞추어 소분하여 지퍼백에 담아 냉동 보관한다.

5 마늘, 생강, 파, 고추 등은 미리 다져 놓는다

마늘과 생강은 다져서 냉동 보관해 둔다. 지퍼백에 얇고 평평하게 넣어 작은 정사각형 모양으로 선을 그은 뒤 얼려 두면 사용이 편리하다.

6 쉽게 먹을 수 있는 재료는 늘 준비해 둔다

너무 피곤해서 요리하기 싫을 때도 간편하게 먹을 수 있는 달걀이나 두부 등은 떨어지지 않도록 한다.

7 쌀은 미리 씻어 둔다

퇴근해서 쌀을 씻어 밥을 하려면 번거롭기도 하고, 잡곡밥인 경우에는 씻어서 바로 밥을 지으면 잘 익지 않을 수 있다. 잡곡류를 섞어 하루 먹을 분량만큼 미리 씻어 냉장고에 준비해 둔다.

8 음식의 가짓수를 정해 놓는다

백반 형태의 밥상을 준비할 때는 처음부터 음식의 가짓수를 정해놓자. 한 끼에 어육류군 반찬 1~2개, 채소 반찬 1~2개 그리고 김치를 정하고 한 번에 먹을 분량만큼 준비하면 본인의 식사량을 쉽게 알게 되고 점차 적응하게 되어 과식하거나 편식하지 않게 된다.

PART 4

당뇨병 치료를 돕는 상황별 식사 가이드

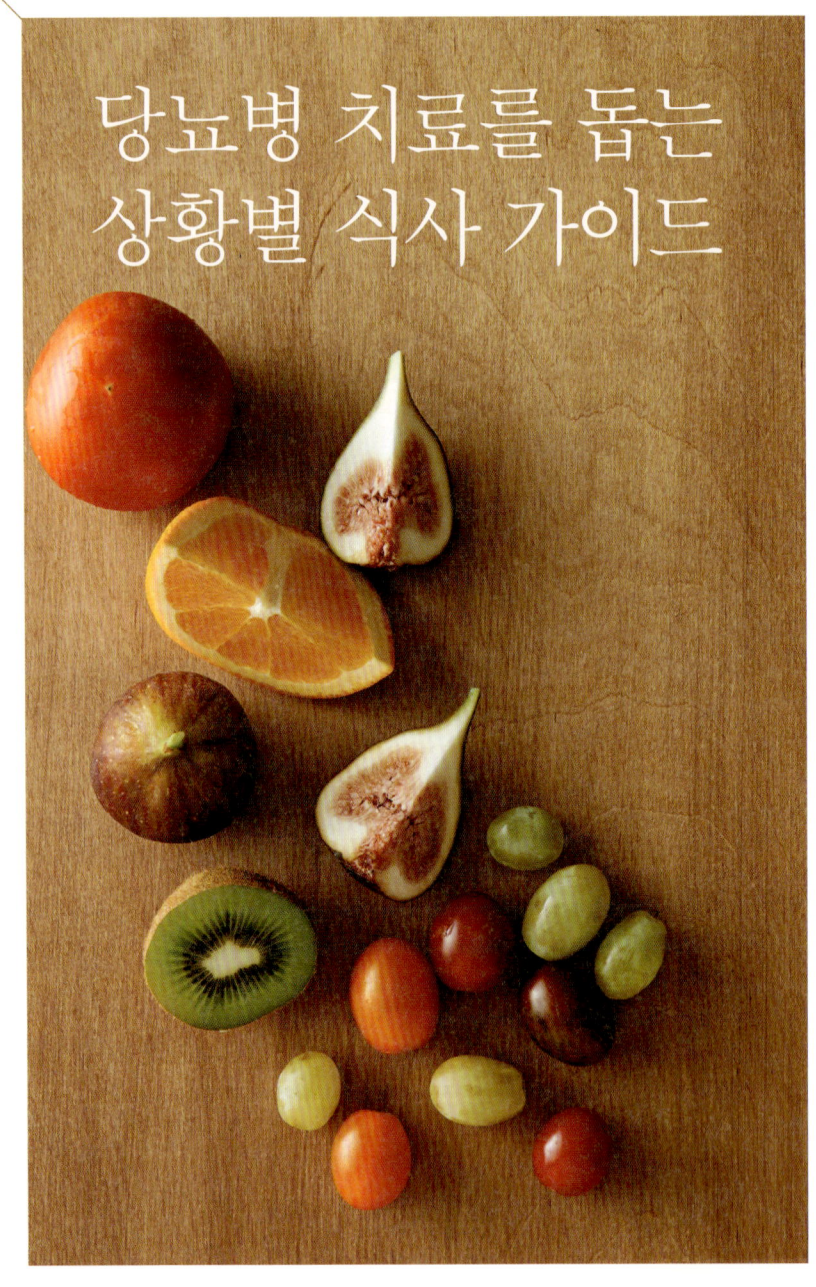

혈당 관리와 건강을 되찾기 위해서는
상황에 맞게 똑똑하게 식사해야 한다.
외식 대신 도시락을 싸고, 저당지수 재료를 이용하고,
간식, 주말식사도 과식하지 않고 현명하게 먹도록 해야 한다.
당뇨인에게 꼭 필요한 상황별 식사 가이드와 레시피를 담았다.

1 일주일에 한 번은 도시락을 싸자

점심에 외식을 해야 하는 직장인의 경우 혈당 관리를 위해 도시락을 준비하는 게 좋다. 미국 하버드대 연구팀에서 남성 4만 1000명, 여성 5만 8000명을 대상으로 36년간 추적 관찰하였다. 연구팀에 따르면 집밥이나 도시락을 주 11~14회 점심 또는 저녁으로 먹은 사람은 주 6회 미만으로 먹은 사람보다 당뇨병 발생 확률이 13% 낮았다고 한다.

도시락을 이용하면 당뇨 밥상을 좀 더 쉽게 실천할 수 있으며, 외식보다도 덜 자극적이고, 지방, 당분, 나트륨 섭취량을 낮출 수 있다. 또한 적당한 식당을 찾아 다녀야 하는 번거로움이 없을뿐더러 외식을 할 때보다 식사시간을 충분히 가질 수 있어 포만감을 느끼면서 느긋하게 식사를 즐길 수 있다. 짧은 점심시간에 쫓겨 급하게 먹다 보면 먹어야 할 양보다 많이 먹게 되어 혈당 조절에 실패하기 쉬운데, 도시락을 준비하면 이런 문제점을 해결할 수 있다. 조금 번거롭더라도 혈당 관리를 위해 주 1~2회 도시락 싸는 것을 습관화해보자.

도시락 1. 매콤 주먹밥, 뱅어포꽈리고추볶음, 미역냉채
도시락 2. 연어치즈브리토, 자몽
도시락 3. 불고기라이스페이퍼쌈, 토마토치즈꼬치
도시락 4. 샌드위치김밥, 컵과일
도시락 5. 볶음밥오믈렛, 주꾸미샐러드, 천도복숭아
도시락 6. 나물김밥, 닭가슴살겨자냉채
도시락 7. 보리밥, 오징어꼬치구이, 연근채소조림, 참나물고추장무침,
배추김치, 오렌지&키위
도시락 8. 병아리콩샐러드, 마늘바게트, 연근피클

도시락 1

매콤 주먹밥
뱅어포꽈리고추볶음, 미역냉채

총열량
570 kcal

탄수화물 **87g**
단백질 **25g**
지방 **13g**

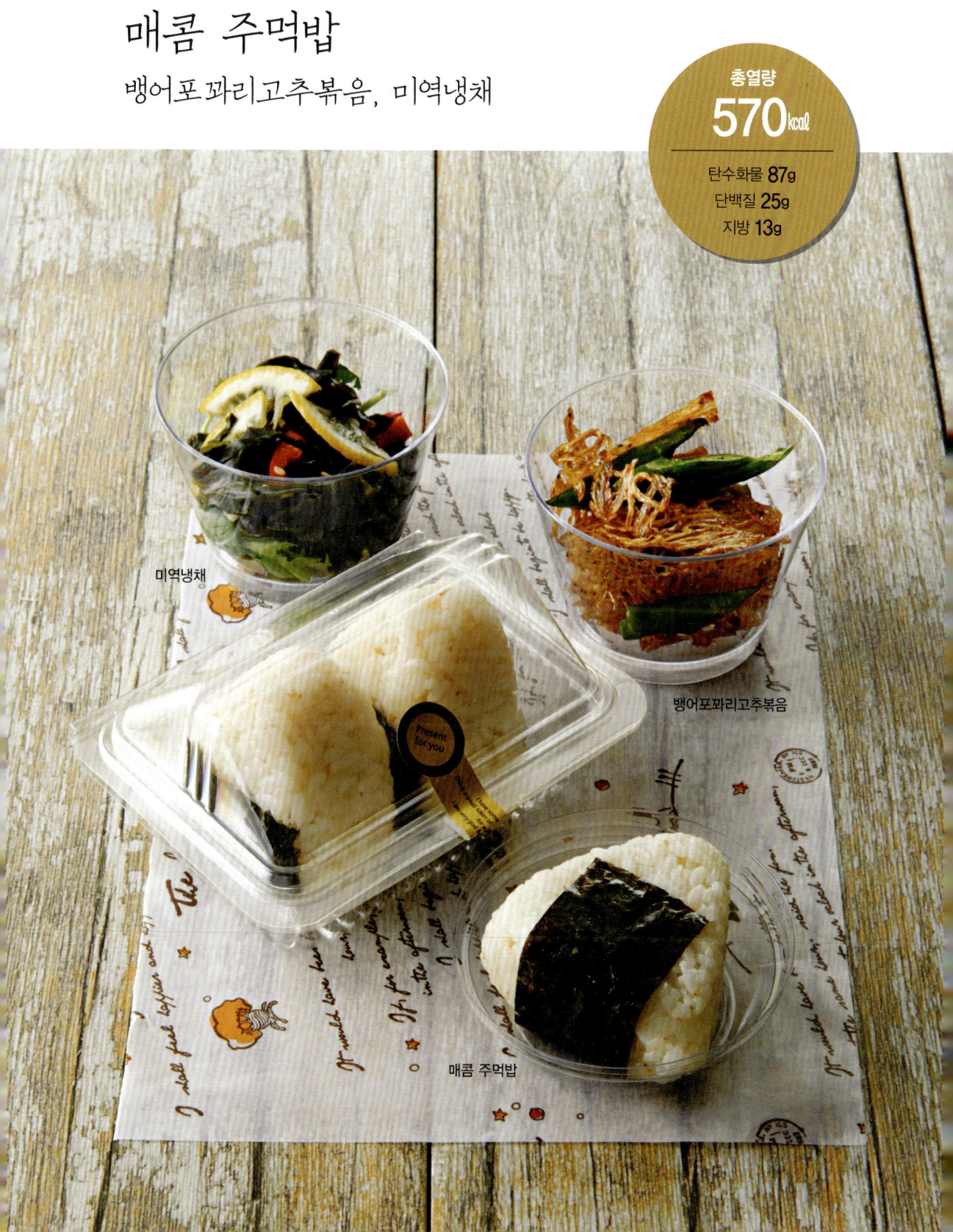

미역냉채

뱅어포꽈리고추볶음

매콤 주먹밥

매콤 주먹밥

465 kcal

탄수화물 **77**g, 단백질 **19**g, 지방 **8**g

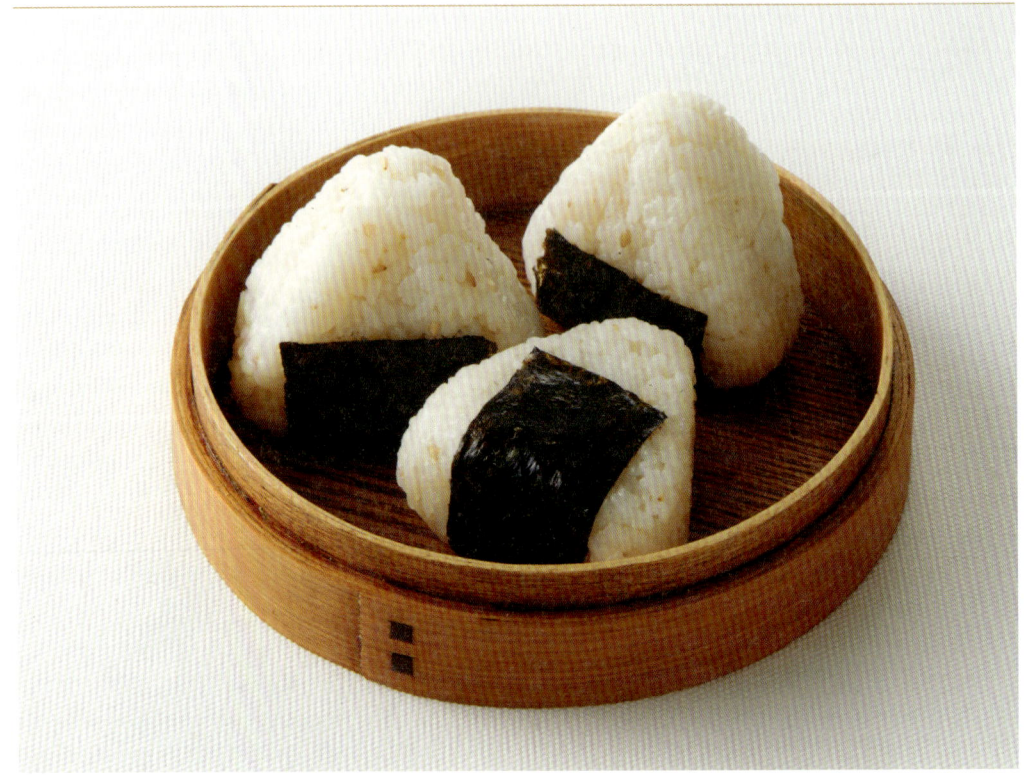

재료

밥 210g(쌀 90g)
다진 소고기(안심) 60g
김 1/4장(1g)
식용유 **약간**

〈밥양념〉
소금·깨소금 **약간씩**
참기름 1술(7g)

〈고기양념〉
고추장 0.5술(5g)
다진 청양고추 0.3술(3g)
맛술 0.5술(5g)
참기름 0.3술(2g)
간장 0.3술(3g)
다진 마늘 0.3술(3g)

만드는 법

1 다진 소고기는 분량의 고기양념 재료를 섞어 넣고 10분 정도 재운다.

2 팬에 식용유를 살짝 두르고 양념한 소고기를 볶는다.

3 밥은 따뜻하게 준비해 분량의 밥양념 재료를 넣고 골고루 섞는다.

4 밥을 손으로 뭉쳤다가 넓게 편 후 2의 볶은 소고기를 넣고 주먹밥을 만든다.

5 주먹밥에 김 띠를 두른다.

뱅어포꽈리고추볶음 82kcal

탄수화물 **4g**, 단백질 **5g**, 지방 **5g**

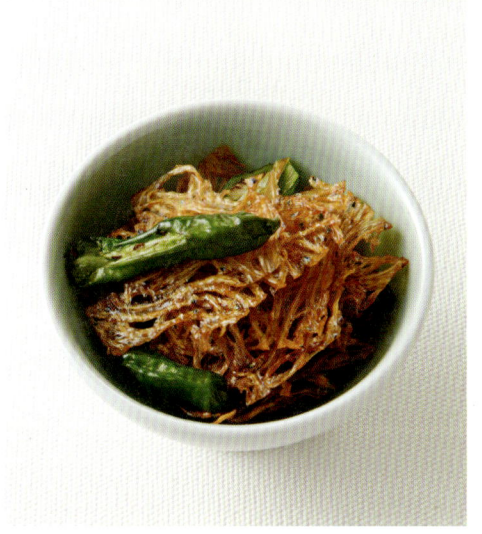

재료

뱅어포 **8g**
꽈리고추 **2개(10g)**
간장 **0.5술(5g)**
맛술 **1술(10g)**
식용유 **0.5술(4g)**
통깨 **약간**

만드는 법

1 뱅어포는 먹기 좋은 크기로 자르고, 꽈리고추는 반으로 자른다.
2 팬에 식용유를 두르고 뱅어포를 볶다가 간장과 맛술을 넣는다.
3 꽈리고추를 넣어 볶고 통깨를 뿌린다.

미역냉채 23kcal

탄수화물 **6g**, 단백질 **1g**, 지방 **0g**

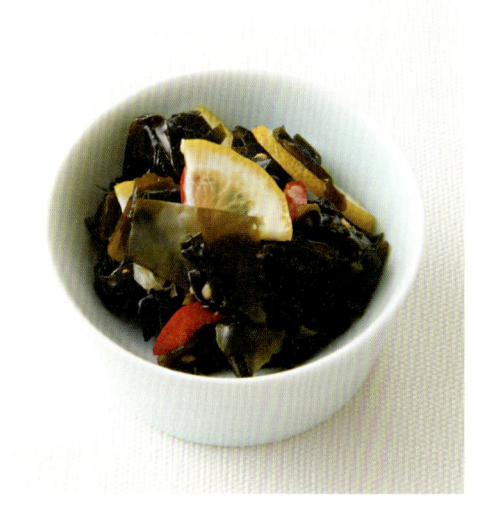

재료

불린 미역 **20g**
홍피망 **10g**
레몬 **2조각(20g)**
식초 **0.3술(3g)**
매실청 **1술(10g)**
소금, 통깨 **약간씩**

만드는 법

1 홍피망은 채 썬다.
2 불린 미역은 끓는 물에 데쳐 찬물에 헹구어 물기를 뺀다.
3 식초, 매실청, 소금, 통깨를 섞어 매실 양념을 만든다.
4 볼에 홍피망, 미역, 레몬을 넣고 매실 양념을 넣어 살살 버무린다.

도시락 2

연어치즈브리토
자몽

총열량
500kcal

탄수화물 **63**g
단백질 **26**g
지방 **16**g

자몽

연어치즈브리토

연어치즈브리토

450kcal

탄수화물 **51**g, 단백질 **26**g, 지방 **16**g

재료

연어 통조림 70g
토르티야 40g
토마토(작은 것) 1개(110g)
샐러드채소 20g
(양상추, 어린잎채소 등)
슬라이스치즈 1개
양파 1/6개(30g)
칠리소스 1술(10g)

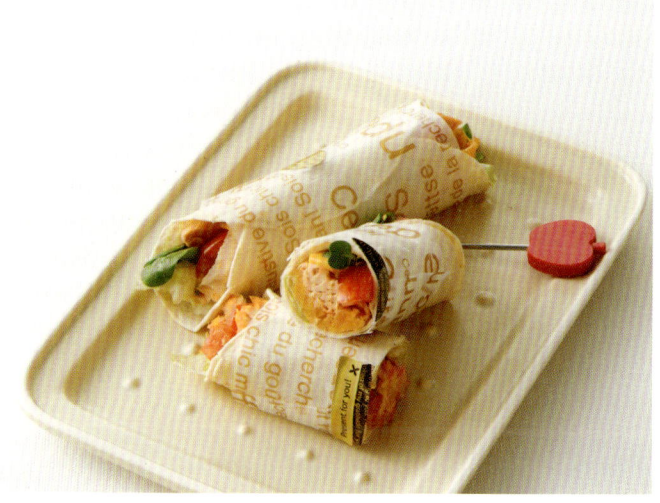

만드는 법

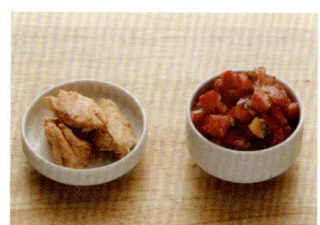

1 연어 통조림은 체에 밭쳐 기름을 빼고, 토마토는 굵게 다진다.

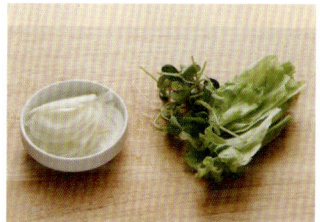

2 양파는 슬라이스해 찬물에 담가 매운맛을 제거하고, 샐러드채소는 씻어 물기를 뺀다.

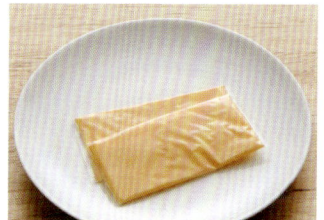

3 슬라이스치즈는 2등분 한다.

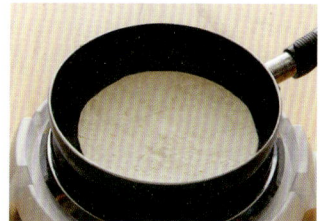

4 토르티야는 기름을 두르지 않은 팬에서 살짝 굽는다.

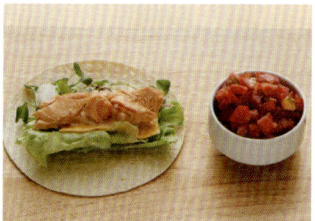

5 토르티야 위에 샐러드채소, 치즈, 연어, 토마토, 양파를 올리고 칠리소스를 뿌린 뒤 김밥 말듯이 돌돌 만다.

자몽 150g **50**kcal

탄수화물 **12**g, 단백질 **0**g, 지방 **0**g

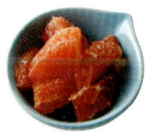

도시락 3

불고기라이스페이퍼쌈
토마토치즈꼬치

총열량
440kcal

탄수화물 71g
단백질 23g
지방 11g

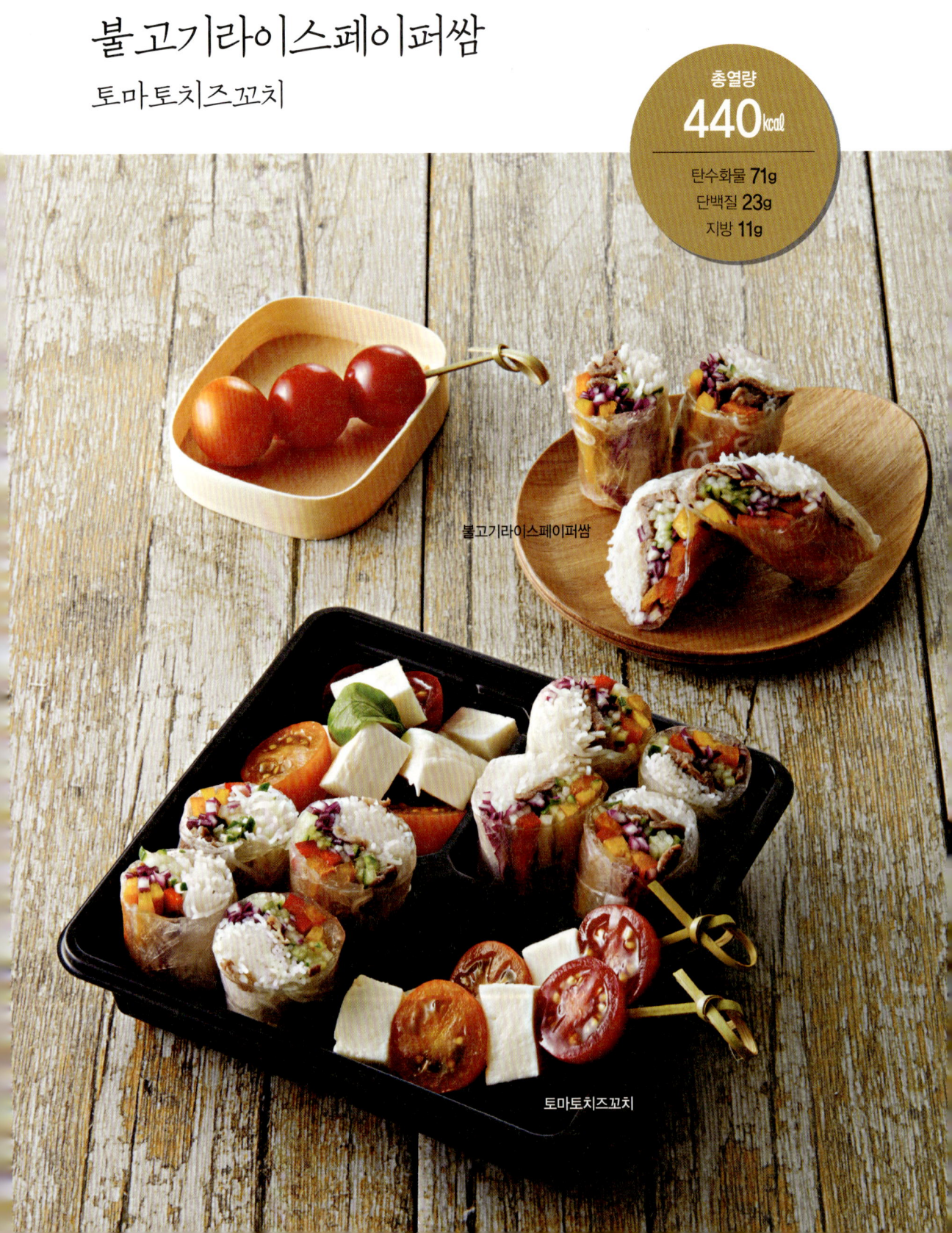

불고기라이스페이퍼쌈

토마토치즈꼬치

불고기 라이스페이퍼쌈 362kcal

탄수화물 68g, 단백질 17g, 지방 6g

토마토 치즈꼬치 78kcal

탄수화물 3g, 단백질 6g, 지방 5g

재료

소고기(불고기감) 60g
오이 1/4개(50g)
파프리카 1/4개(20g)
무순 10g
적양배추 20g
라이스페이퍼 30g
(1장당 5g)
쌀국수 30g
스위트칠리소스 1술(10g)

〈불고기양념〉
간장 1술(10g)
배즙 1술(10g)
다진 파 0.5술(2g)
다진 마늘 0.3술(3g)
참기름 0.3술(2g)
후춧가루 약간

재료

방울토마토 100g
스트링치즈 20g

만드는 법

1 소고기는 핏물을 제거하고 분량의 불고기양념 재료를 섞어 10분간 재워 팬에 볶는다.

2 쌀국수는 미지근한 물에 30분 정도 불리고 끓는 물에서 3분 정도 삶아 물기를 뺀다.

3 오이, 파프리카, 적양배추는 채 썬다.

4 라이스페이퍼는 미지근한 물에 담갔다 꺼내 불린 뒤 불고기, 오이, 파프리카, 적양배추, 무순을 올려 돌돌 만다. 스위트칠리소스는 곁들여 낸다.

만드는 법

1 토마토와 치즈는 먹기 좋은 크기로 자른다.

2 꼬치에 토마토와 치즈를 번갈아 끼운다.

도시락 4

샌드위치김밥
컵과일

총열량
600 kcal

탄수화물 97g
단백질 19g
지방 14g

샌드위치김밥

컵과일

샌드위치김밥

550 kcal

탄수화물 **85**g, 단백질 **19**g, 지방 **14**g

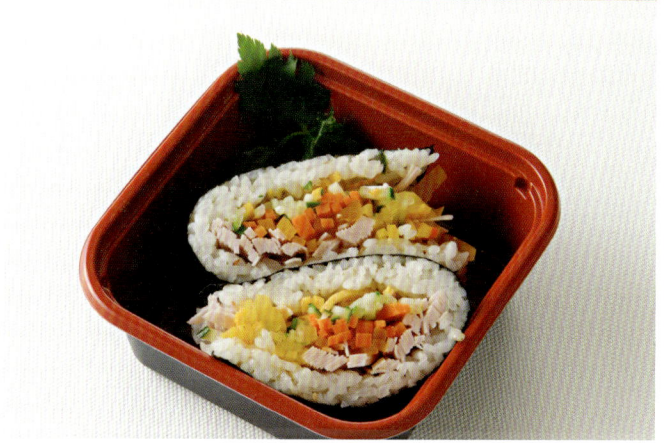

재료

밥 210g(쌀 90g)
달걀 1개(50g)
당근 1/8개(30g)
단무지 30g
오이 1/6개(30g)
샌드위치용 햄 40g
참기름 1술(7g)
김 1장(2g)
식용유 1술(7g)
소금 · 후춧가루 · 통깨 **약간씩**

만드는 법

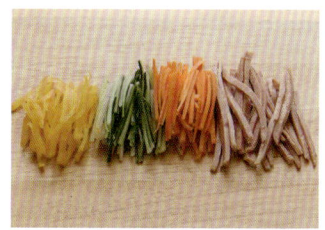

1 당근, 단무지, 오이, 햄은 채 썬다.

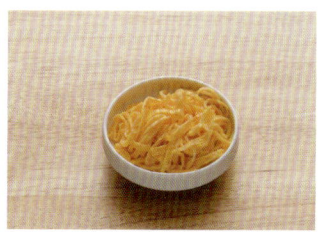

2 달걀은 소금, 후춧가루를 넣고 풀어 지단을 부쳐 채 썬다.

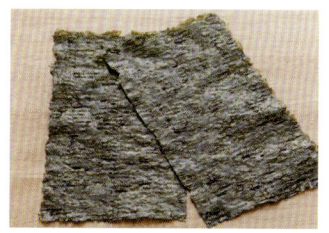

3 김은 2등분 한다.

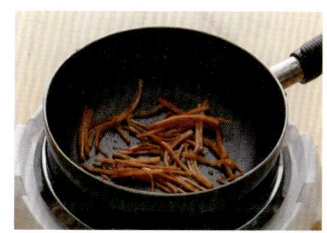

4 팬에 식용유를 두르고 당근, 오이는 소금으로 간을 해 각각 볶는다.

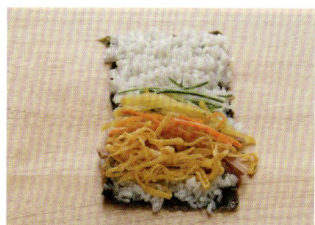

5 밥은 따뜻하게 준비해 참기름, 소금, 후춧가루, 통깨를 넣고 잘 섞는다. 김 위에 밥을 깔고 준비한 재료들을 올린 뒤 반 접어 샌드한다.

컵과일

50 kcal

탄수화물 **12**g, 단백질 **0**g, 지방 **0**g

재료

수박 50g
청포도 25g
블루베리 20g

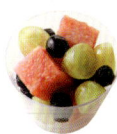

> 컵과일은 계절에 맞춰 좋아하는 과일을 준비한다. 단, 과일 전체가 1교환단위 양을 넘지 않도록 한다.

도시락 5

볶음밥오믈렛
주꾸미샐러드, 천도복숭아

총열량
560 kcal
탄수화물 81g
단백질 24g
지방 15g

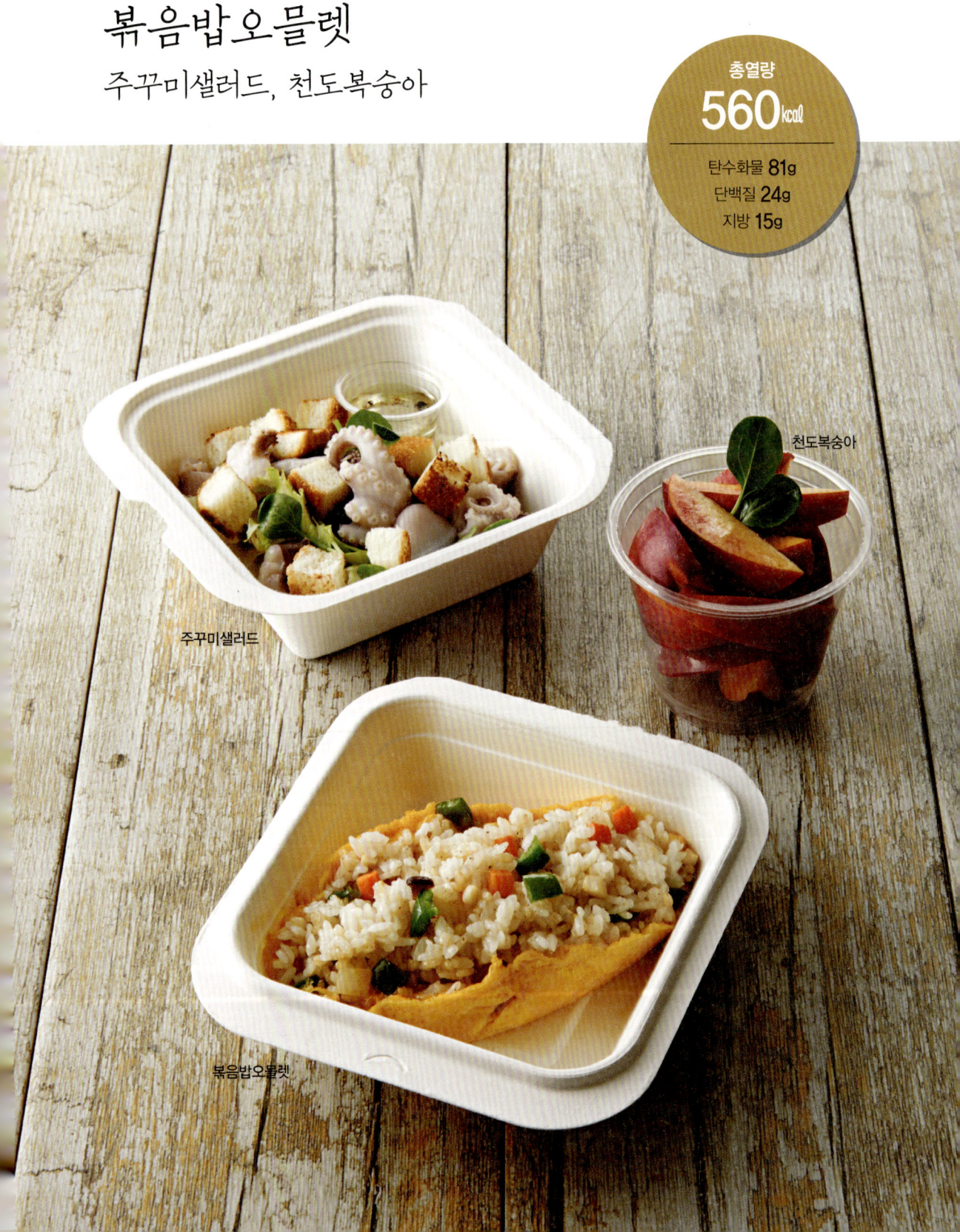

볶음밥오믈렛

408kcal

탄수화물 **61**g, 단백질 **14**g, 지방 **12**g

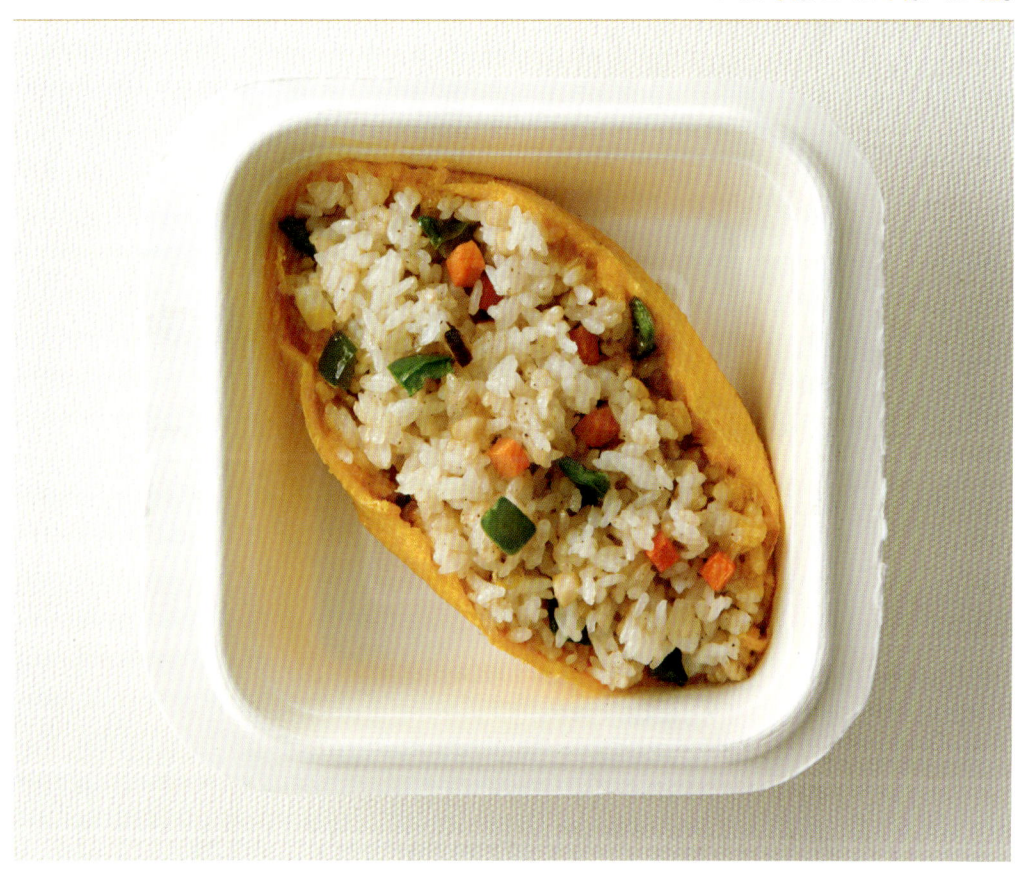

재료

밥 165g(백미 60g, 현미 10g)
달걀 1.5개(75g)
양파 1/8개(20g)
피망 1/6개(20g)
당근 10g
양송이버섯 1개(15g)
소금·후춧가루 **약간씩**
식용유 **1.5술(10g)**

만드는 법

1 양파, 피망, 당근, 양송이버섯은 작게 다진다.

2 달걀은 소금, 후춧가루를 넣고 잘 풀어 준다.

3 달군 팬에 식용유를 두르고 양파, 피망, 당근, 양송이버섯을 볶다가 밥을 넣어 볶은 뒤 소금, 후춧가루로 간한다.

4 다른 팬에 2의 달걀물을 붓고 스크램블 하다가 3의 볶음밥을 넣어 오믈렛 모양으로 감싸 익힌다.

> 주꾸미샐러드에 곡류군인 식빵을 넣어 밥 양을 약간 줄였다.

주꾸미샐러드 102kcal

탄수화물 8g, 단백질 10g, 지방 3g

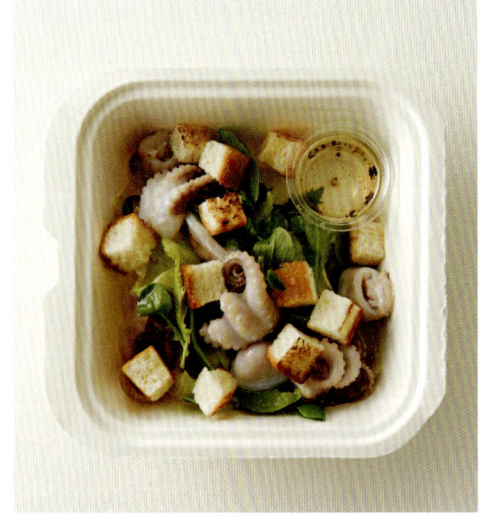

재료

주꾸미 75g
양상추 1장(20g)
어린잎채소 1/2줌(5g)
식빵 1/4장(10g)

〈레몬드레싱〉
레몬즙 0.5술(5g)
식초 0.5술(5g)
올리브유 1.5술(10g)
설탕 0.3술(2g)
소금·후춧가루 **약간씩**

만드는 법

1 주꾸미는 내장과 다리 안쪽의 입을 제거하고 밀가루를 뿌려 바락바락 주물러 씻어 헹군 뒤 끓는 물에 넣어 30초 정도 살짝 데친다.
2 양상추와 어린잎채소는 깨끗이 씻어 물기를 뺀 뒤 먹기 좋게 손질한다.
3 식빵은 팬에 구워 깍둑썰기 한다.
4 분량의 레몬드레싱 재료를 섞는다.
5 접시에 주꾸미, 양상추, 어린잎채소, 식빵을 담고 레몬드레싱을 뿌린다.

천도복숭아 큰 것 1개(150g) 50kcal

탄수화물 12g, 단백질 0g, 지방 0g

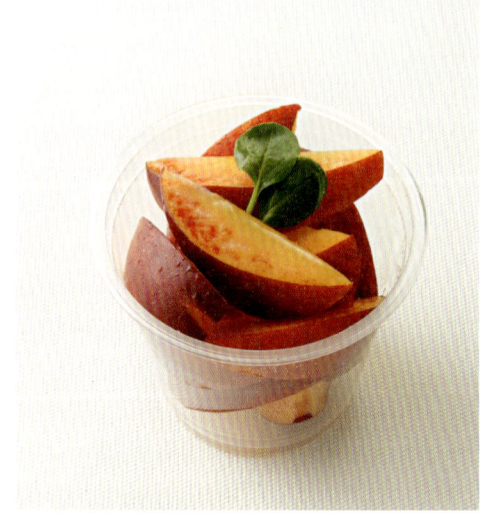

천도복숭아 대신 좋아하는 과일을 1교환단위(오렌지 1/2개나 사과 1/3개 등. 79쪽 참고) 정도 준비해도 된다.

도시락 6

나물김밥
닭가슴살겨자냉채

총열량
590 kcal

탄수화물 **98**g
단백질 **29**g
지방 **10**g

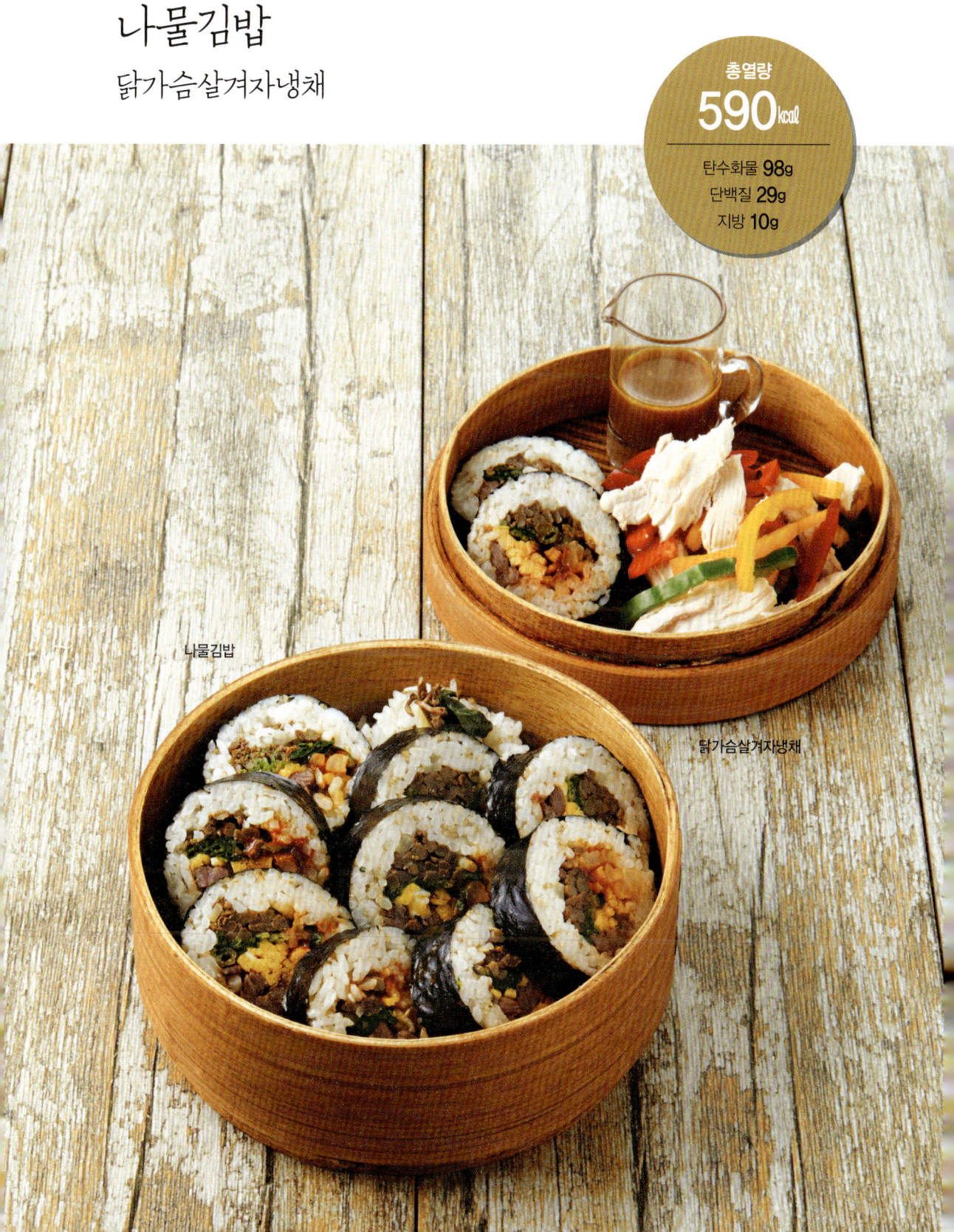

나물김밥

닭가슴살겨자냉채

나물김밥

507 kcal

탄수화물 **90**g, 단백질 **18**g, 지방 **9**g

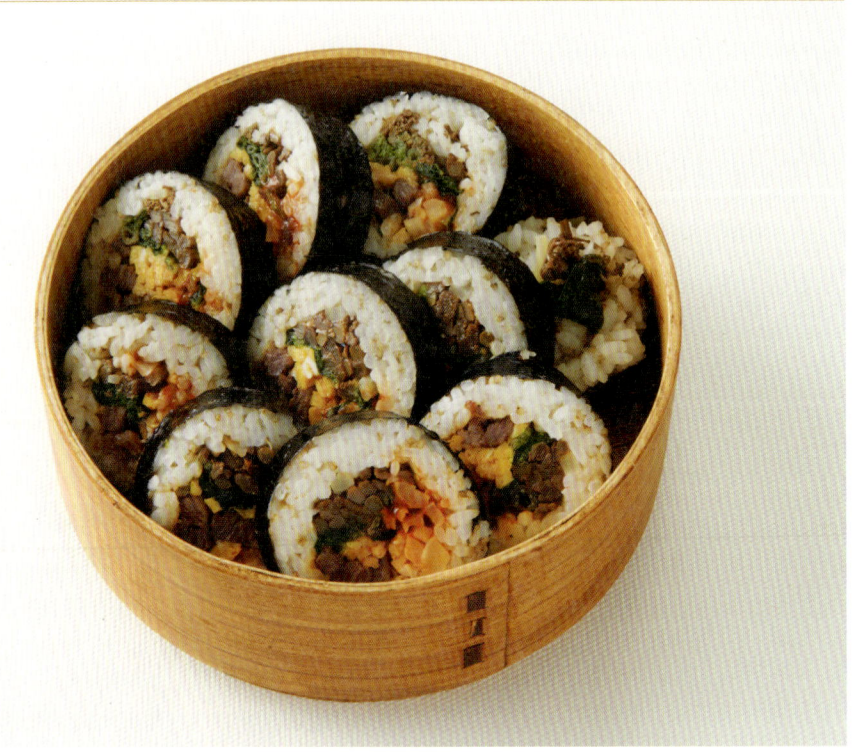

재료

잡곡밥 210g(쌀 80g, 조 10g)
산적용 소고기 20g
시금치나물 · 고사리나물 ·
도라지나물 30g씩
달걀 1/2개(30g)
식용유 1술(7g)
약고추장 1술(10g)
김 1장(2g)
참기름 1술(7g)
소금 · 후춧가루 · 깨소금 **약간씩**

만드는 법

1 따끈한 밥에 소금, 깨소금, 참기름을 넣어 잘 섞는다.

2 산적용 소고기는 채 썬다.

3 달걀은 소금, 후춧가루를 넣고 풀어 지단을 부친 뒤 곱게 채 썬다.

4 김 위에 밥을 골고루 펴고 소고기, 나물, 달걀 지단, 약고추장을 얹고 돌돌 말아 먹기 좋은 크기로 썬다.

- 나물김밥은 명절이나 냉장고에 남은 반찬들이 많을 때 만들 수 있는 메뉴로 시금치, 고사리, 도라지나물 외에도 다른 나물반찬을 이용해도 된다.
- 소고기는 산적용 소고기가 아닌 일반 소고기를 준비했다면 채 썰어 굽거나 볶아서 넣으면 된다.
- 약고추장은 소고기 등을 넣은 볶음 고추장으로 시판 제품을 이용해도 된다.

닭가슴살겨자냉채

83kcal

탄수화물 **8**g, 단백질 **11**g, 지방 **1**g

재료
닭가슴살 **40g**
노랑·빨강 파프리카 **1/4개씩 (60g)**
피망 **약간**
소금·후춧가루·검은깨 **약간씩**

〈겨자소스〉
연겨자 **0.5술(5g)**
간장 **0.3술(3g)**
설탕 **0.3술(2g)**
식초 **1술(10g)**
소금 **약간**

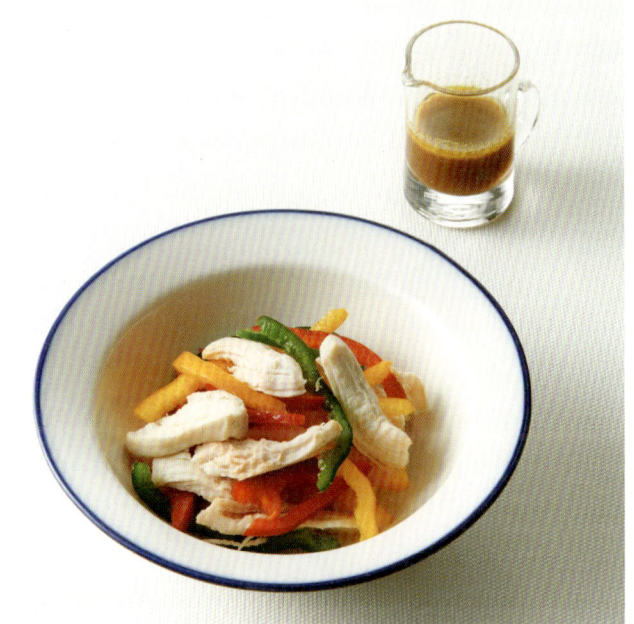

만드는 법

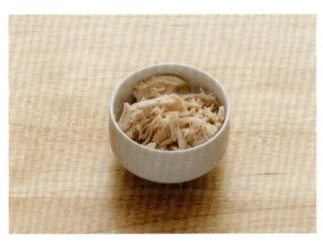

1 닭가슴살은 소금, 후춧가루로 밑간해 삶거나 200도의 오븐에서 15분 정도 구워 손으로 잘게 찢는다.

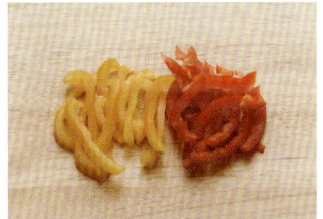

2 노랑·빨강 파프리카는 채 썬다. 피망은 채 썬다.

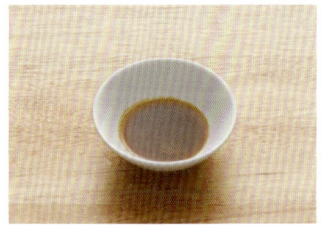

3 분량의 겨자소스 재료를 섞는다.

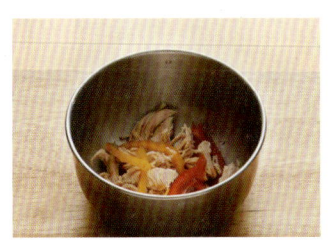

4 볼에 닭가슴살과 파프리카, 피망을 넣고 겨자소스를 넣어 버무린 뒤 검은깨를 뿌린다.

도시락 7

오징어꼬치구이, 연근채소조림
보리밥, 참나물고추장무침, 배추김치, 오렌지&키위

총열량 530 kcal
탄수화물 **100g**
단백질 **20g**
지방 **3g**

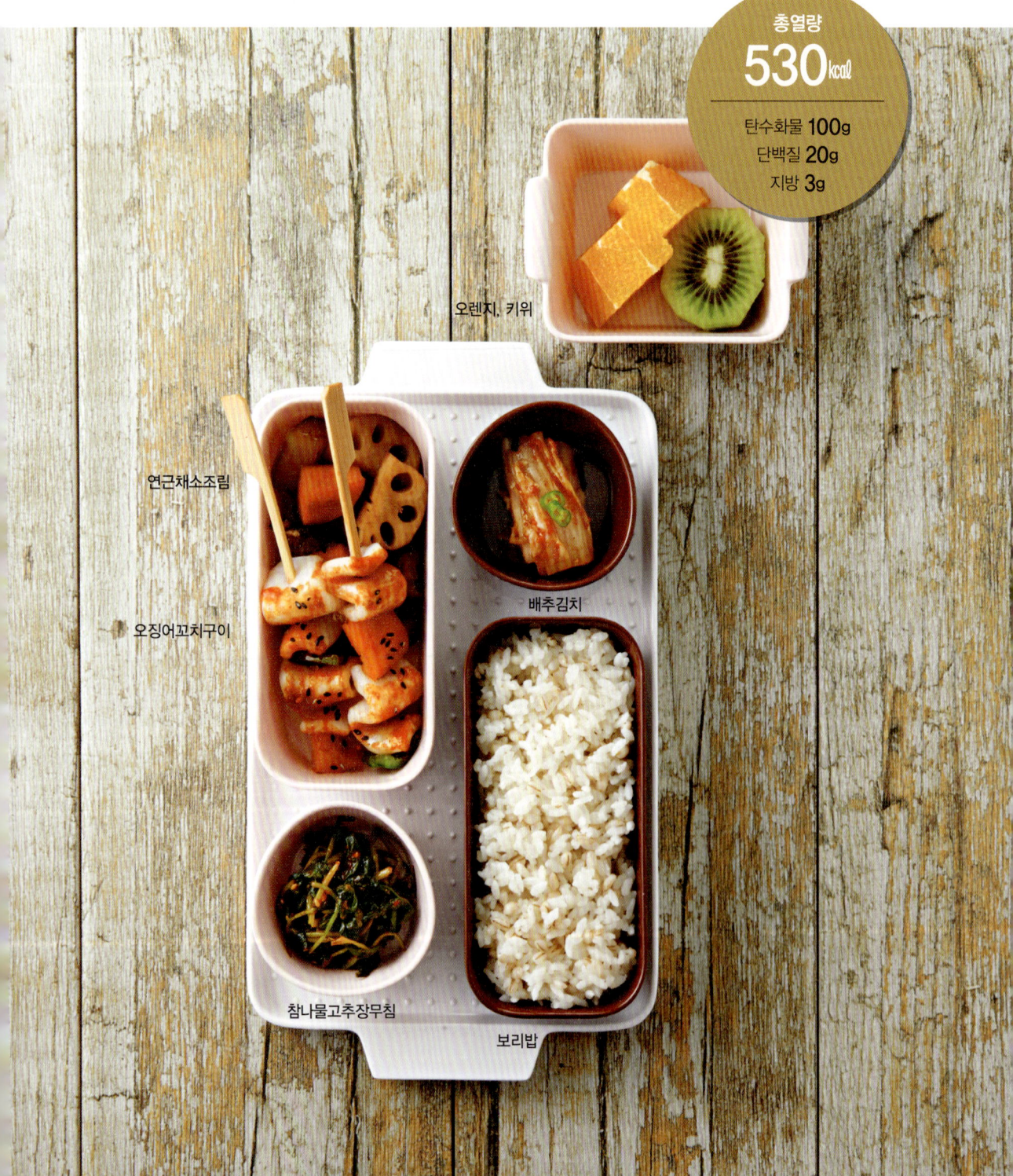

오렌지, 키위

연근채소조림

오징어꼬치구이

배추김치

참나물고추장무침

보리밥

보리밥　316 kcal

탄수화물 71g, 단백질 6g, 지방 0g

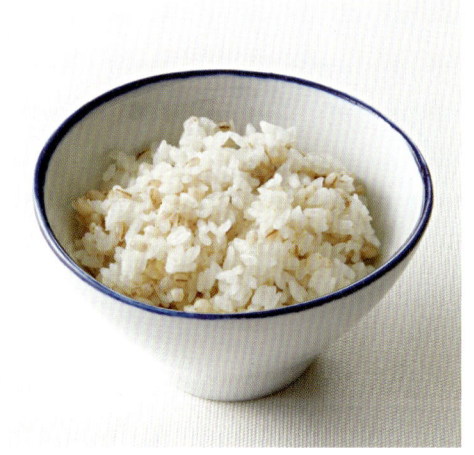

재료(210g)

쌀 80g
보리 10g

만드는 법

1 쌀과 보리는 씻어 20분 정도 불린 뒤 밥을 짓는다.

오징어꼬치구이　76 kcal

탄수화물 2g, 단백질 10g, 지방 1g

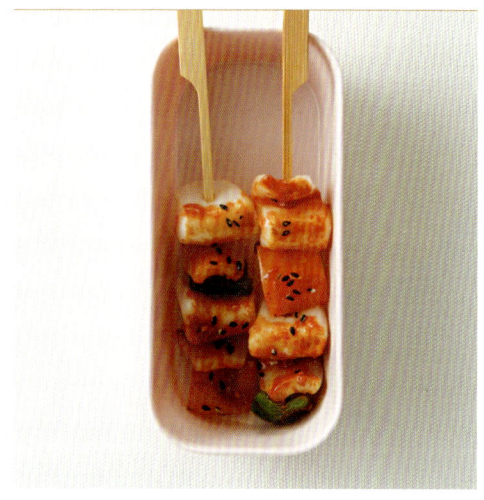

재료

오징어 50g
파프리카 1/4개(30g)
칠리소스 1술(10g)
식용유 0.5술(4g)

만드는 법

1 오징어와 파프리카는 먹기 좋게 썬다.
2 꼬치에 오징어와 파프리카를 번갈아 끼우고 칠리소스를 바른다.
3 팬에 식용유를 두르고 2의 꼬치를 올려 타지 않게 굽는다.

오렌지 1/4개　25 kcal

탄수화물 6g, 단백질 0g, 지방 0g

키위 1/2개　25 kcal

탄수화물 6g, 단백질 0g, 지방 0g

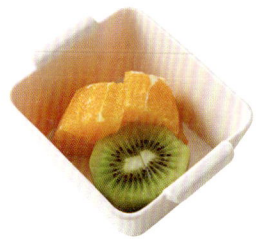

> 오렌지 1/4개와 키위 1/2개는 각각 과일군 0.5교환단위로 두 가지 과일을 준비하기 번거롭다면 한 가지 과일을 1교환단위만큼 준비해도 된다.

연근채소조림　62kcal

탄수화물 11g, 단백질 2g, 지방 1g

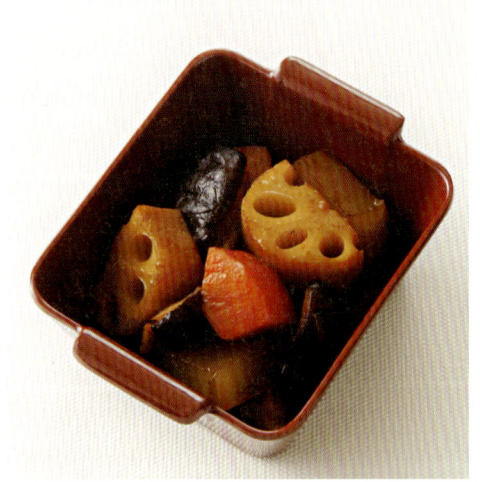

재료(2인분)

연근 80g
표고버섯 1개(20g)
곤약 50g
당근 20g

간장 2.5술(25g)
물엿 1술(10g)
청주 1술(10g)
참기름 0.3술(2g)

만드는 법

1 연근, 표고버섯, 곤약, 당근은 먹기 좋은 크기로 썬다.
2 냄비에 물 1/2컵과 1의 재료를 넣고 끓이다가 간장, 물엿, 청주를 넣고 조린다.
3 윤기 나게 조려지면 참기름을 넣는다.

참나물고추장무침　21kcal

탄수화물 3g, 단백질 1g, 지방 1g

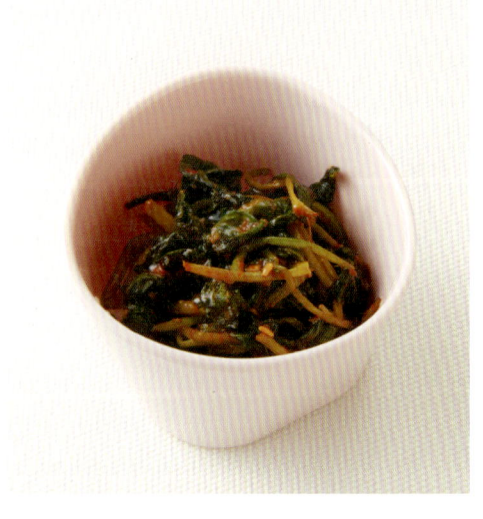

재료(2인분)

참나물 60g
고추장 0.3술(3g)
참기름 0.3술(2g)
통깨 0.2술(1g)

소금 약간

만드는 법

1 참나물은 억센 줄기만 잘라내고 씻는다.
2 끓는 물에 소금을 넣고 참나물을 살짝 데쳐 물기를 꼭 짠다.
3 참나물에 고추장, 참기름, 통깨를 넣고 무친다.

배추김치 30g　5kcal

탄수화물 1g, 단백질 1g, 지방 0g

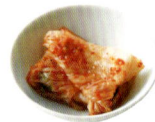

도시락 8

병아리콩샐러드
마늘바게트, 연근피클

총열량 510 kcal
탄수화물 71g
단백질 28g
지방 17g

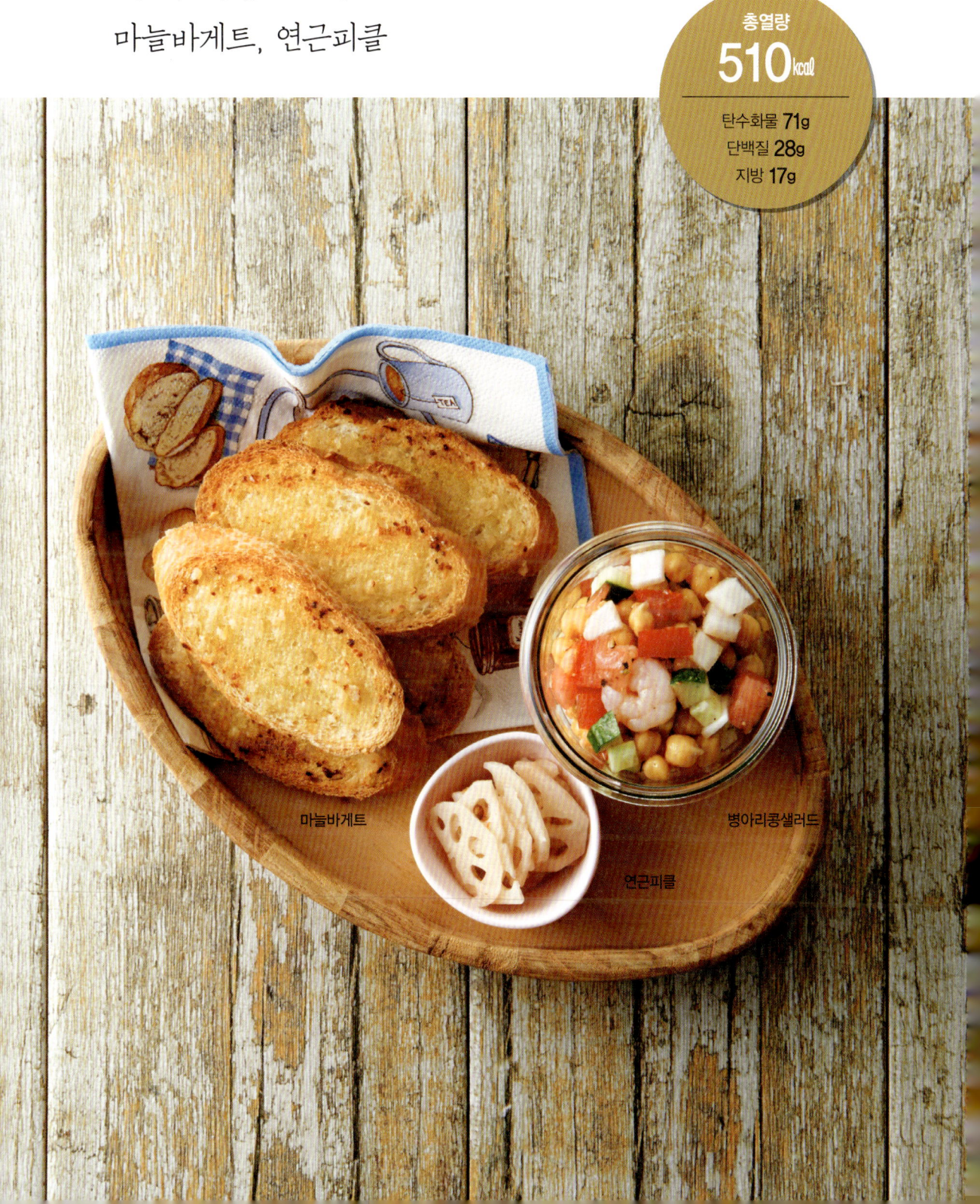

마늘바게트 연근피클 병아리콩샐러드

병아리콩샐러드

283kcal

탄수화물 **29**g, 단백질 **21**g, 지방 **11**g

재료

병아리콩 **40g**
새우살 **50g**
오이 **1/6개(30g)**
토마토 **1/2개(50g)**
양파 **1/8개(20g)**
올리브유 **1술(7g)**
파마산치즈가루 **1술(5g)**
소금·후춧가루 **약간씩**

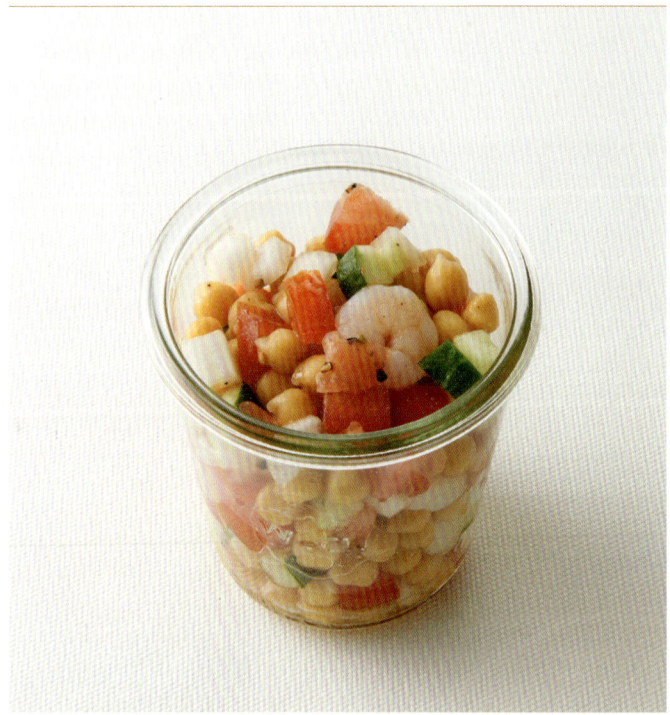

만드는 법

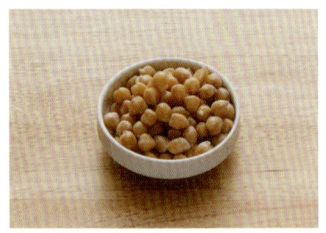

1 병아리콩은 씻어서 2시간 정도 불린 뒤 끓는 물에 10분 정도 삶아 건져서 식힌다.

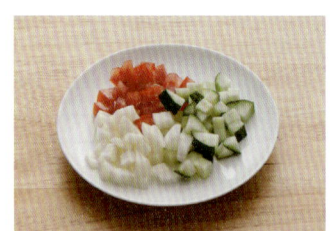

2 오이, 토마토, 양파는 작게 깍둑썰기 한다. 새우살은 끓는 물에 데쳐 찬물에 식혀 물기를 뺀다.

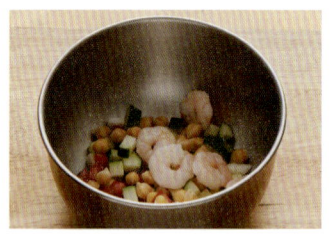

3 볼에 병아리콩, 오이, 토마토, 양파, 새우살을 넣고 올리브유, 소금, 후춧가루를 넣어 버무린다. 샐러드를 그릇에 담고 파마산치즈가루를 뿌린다.

> 병아리콩은 중지방 어육류군으로 분류되지만 실제 지방 함량이 낮아 2교환단위를 넣어 조리했다.

마늘바게트

217 kcal

탄수화물 **37**g, 단백질 **6**g, 지방 **6**g

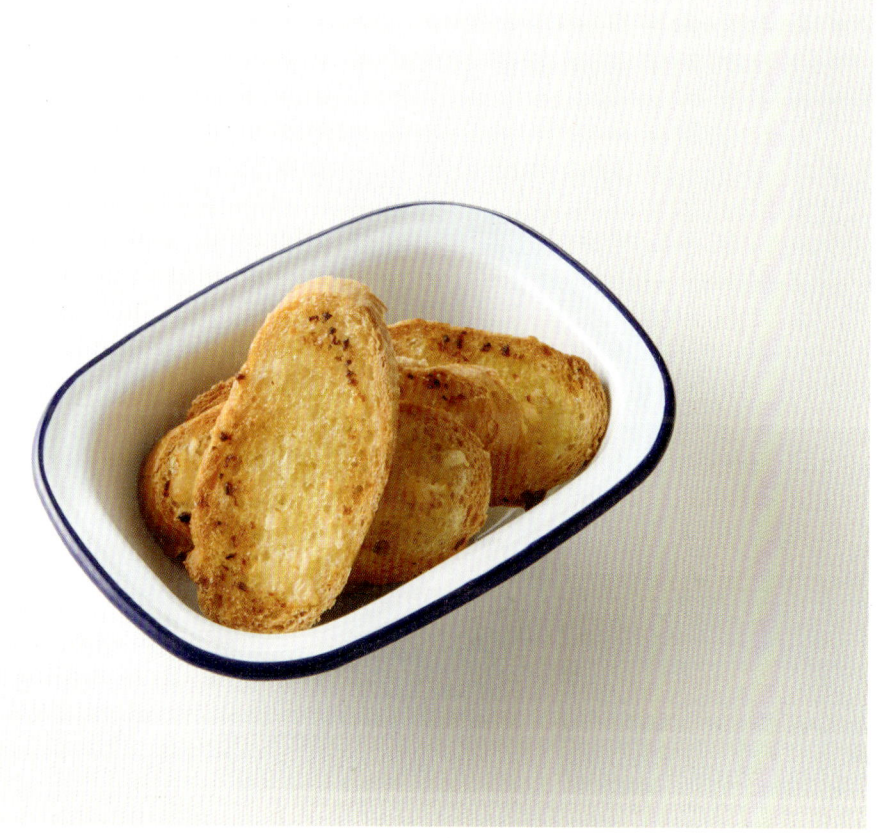

재료

바게트 **55g**
버터 1.5술(**15g**)
다진 마늘 0.5술(**5g**)
설탕 0.3술(**2g**)
파슬리가루 **약간**

만드는 법

1 버터는 상온에 꺼내 둔다. 부드러워진 버터에 다진 마늘, 설탕, 파슬리가루를 넣고 섞는다.

2 바게트에 1의 버터를 스프레드한다.

3 팬이나 200도로 예열한 오븐에서 5~7분 정도 노릇노릇하게 굽는다.

연근피클 30g

20 kcal

185쪽 참고 탄수화물 **5**g, 단백질 **1**g, 지방 **0**g

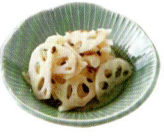

2. 저당지수(Low GI) 식품을 이용하자

당뇨인의 식후 혈당은 식사에 포함된 탄수화물(당질)의 양과 흡수 속도에 영향을 받는다. 혈당 관리를 위해 매일 비슷한 시간에 비슷한 양의 탄수화물을 섭취하는 것이 좋다. 같은 양의 탄수화물을 함유한 식품을 먹으면 혈당의 변화가 동일해야 하지만 문제는 그렇지 않다. 식품 속에 함유된 탄수화물의 종류와 구조에 따라 몸에서 흡수하는 속도가 다르기 때문이다. 몸속에서 탄수화물의 흡수 속도 차이를 표현한 지수를 당지수(GI, Glycemic Index)라고 한다. 즉, 당지수는 탄수화물 식품을 먹은 뒤 혈당 상승 반응을 수치로 나타낸 값이다. 당지수가 55 이하인 식품을 저당지수(Low GI) 식품, 70 이상인 식품을 고당지수(High GI) 식품이라고 한다. 당지수가 높을수록 혈당을 급격히 상승시키고, 인슐린 감수성을 떨어뜨리며 저항성을 증가시킨다. 따라서 같은 탄수화물 식품이라도 가급적 고당지수 식품은 먹지 않는 것이 혈당 관리에 유리하다.

	저당지수 식품(<55)	고당지수 식품(>70)
곡류군	현미, 호밀빵, 통곡식	흰 쌀밥, 찹쌀떡, 찹쌀밥, 감자
과일군	사과, 배 등	열대과일(망고 등)
기타	콩류, 우유	

음식 섭취 시 당지수를 낮추는 요령

- 당지수가 높은 흰 쌀밥, 찹쌀떡, 찹쌀밥보다는 저당지수 식품인 현미밥, 호밀빵, 통밀빵을 선택한다.
- 식이섬유소를 많이 섭취하면 음식에서 분해된 탄수화물의 소화 흡수 속도가 느려져 혈당이 빨리 오르지 않는다. 따라서 식사할 때 식이섬유소 함량이 높은 채소류, 해조류를 함께 섭취한다.
- 식이섬유소의 기능을 높이기 위해 채소나 과일은 즙이나 주스로 먹지 않고 생채소나 생과일로 섭취한다.

- 탄수화물 식품만 단독으로 먹기보다 어육류군 식품이나 채소류와 함께 골고루 섭취하는 것이 좋다.

당지수, 믿을 만한가?

당지수가 낮은 음식은 혈당을 천천히 상승시켜 인슐린 필요량을 줄이고, 포만감을 주어 식사량을 줄일 수 있으며, 인슐린 저항성을 개선할 수 있다. 그러나 당지수는 동일한 음식에 대해서도 개인차가 크고 식품의 형태, 식품 입자의 크기, 가공 및 조리 방법, 숙성도 등에 따라 다르다. 또한 당지수가 측정된 식품이 많지 않으며, 당지수는 낮지만 지방 함량이 많거나 열량이 높은 식품도 있다. 이런 여러 가지 제한점이 있어 실생활에 바로 적용하기에는 어려움이 있다.

당지수는 음식 선택의 절대적인 기준이 될 수 없다. 당지수가 낮은 음식이라도 많이 먹으면 탄수화물 총량이 늘고, 열량 섭취가 증가하여 혈당 조절이 어렵게 된다. 반드시 탄수화물 총 섭취량을 고려해야 한다. 가급적 당지수가 낮은 식품을 선택하여 먹는 것은 바람직하나 개인별 적절한 식사량에 맞추는 것이 더 중요하다.

Low GI 1. 전복죽, 나박김치
Low GI 2. 곤약쥐눈이콩국수, 열무김치
Low GI 3. 채소프리타타, 쇼트파스타샐러드, 현미식빵
Low GI 4. 라타투이파스타, 양배추피클
Low GI 5. 메밀해초오징어냉채, 파프리카피클
Low GI 6. 버섯통밀빵샌드위치, 아이스 레몬홍차

Low GI 1

전복죽
나박김치

총열량
330 kcal

탄수화물 **50**g
단백질 **16**g
지방 **7**g

나박김치

전복죽

전복죽 320kcal

탄수화물 48g, 단백질 15g, 지방 7g

재료
현미 60g
전복 70g
불린 미역 10g
참기름 1술(7g)
깨소금 0.5술(2g)
소금 약간

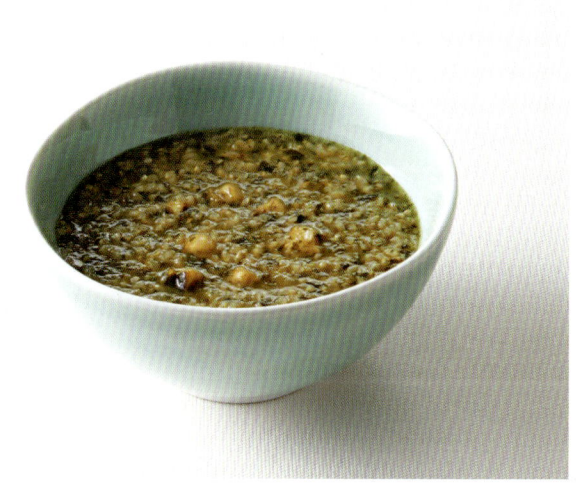

만드는 법

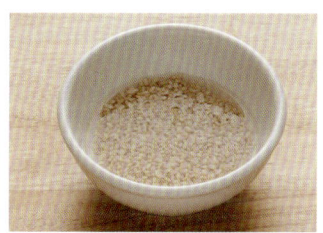

1 현미는 씻어 20분 정도 불린다.

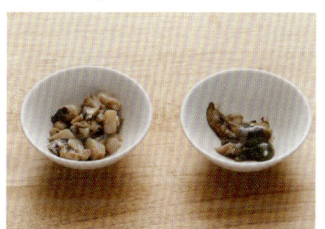

2 전복은 손질하여 살과 내장을 분리한다. 살은 잘게 다진다.

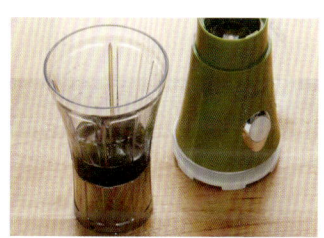

3 믹서에 전복 내장, 불린 미역, 물 1/2컵을 넣고 곱게 간다.

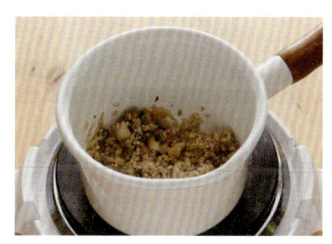

4 냄비에 참기름을 두르고 전복 살을 볶다가 불린 현미를 넣어 볶다가 물 3컵을 붓고 끓인다.

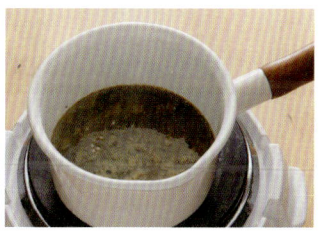

5 바닥이 눌어붙지 않게 저어가며 끓이다가 3의 갈아놓은 전복 내장을 넣어 끓인다.

나박김치 30g 10kcal

탄수화물 2g, 단백질 1g, 지방 0g

111쪽 참고

Low GI 2

곤약쥐눈이콩국수
열무김치

총열량
240 kcal
탄수화물 33g
단백질 25g
지방 4g

열무김치

곤약쥐눈이콩국수

곤약쥐눈이콩국수

229 kcal

탄수화물 **30**g, 단백질 **24**g, 지방 **4**g

재료

곤약국수 150g
쥐눈이콩 1/4컵(60g)
오이 1/6개(30g)
소금 약간

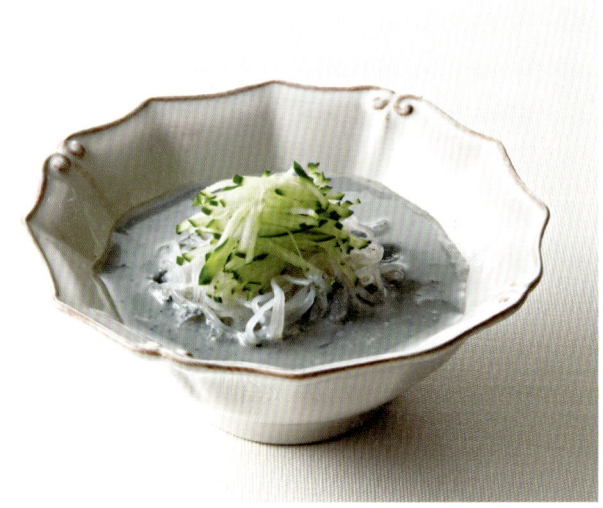

만드는 법

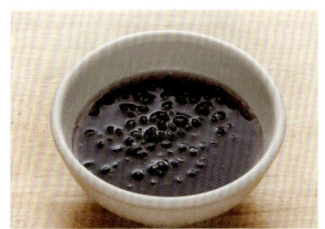

1 쥐눈이콩은 씻어 물에 4시간 정도 불린다.

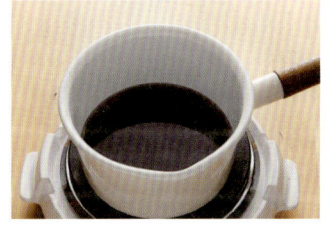

2 불린 콩은 3분 정도 삶는다. 믹서에 삶은 콩과 물 1컵을 넣고 곱게 간 뒤 물을 더 부어 먹기 좋게 콩 국물의 농도를 맞춘다.

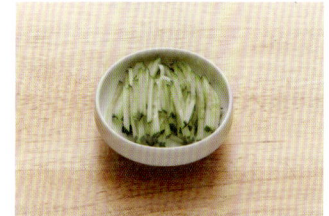

3 오이는 곱게 채 썬다.

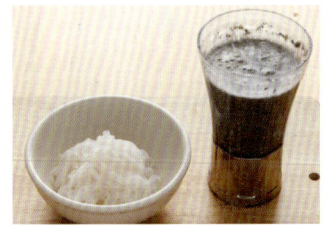

4 그릇에 곤약을 담고 오이를 곁들인 뒤 2의 콩 국물을 붓는다. 기호에 맞게 소금 간을 한다.

열무김치 30g **11** kcal

탄수화물 **3**g, 단백질 **1**g, 지방 **0**g

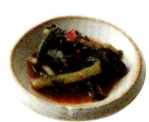

Low GI 3

채소프리타타
쇼트파스타샐러드, 현미식빵

총열량 420kcal
탄수화물 52g
단백질 18g
지방 16g

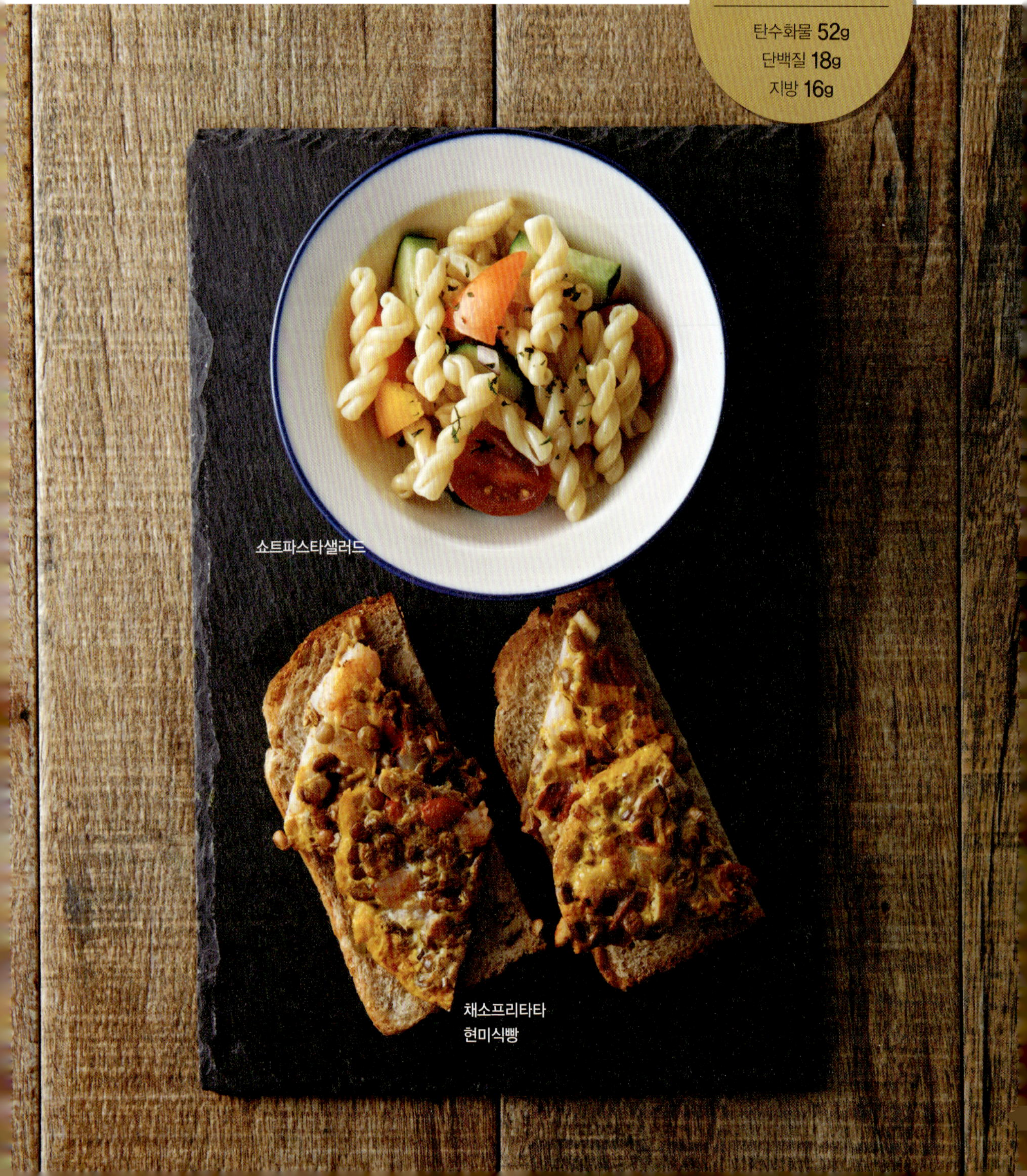

쇼트파스타샐러드

채소프리타타
현미식빵

채소프리타타

152 kcal

탄수화물 **7**g, 단백질 **13**g, 지방 **8**g

재료
렌틸콩 **20g**
달걀 **1개(50g)**
새우 **25g**
토마토 **1/8개(20g)**
양송이버섯 **1개(10g)**
우유 **1술(10g)**
식용유 **1술(7g)**
소금 · 후춧가루 **약간씩**

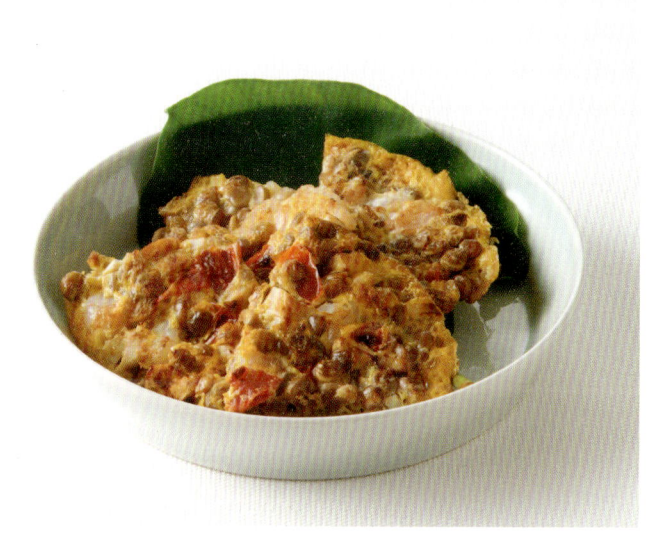

만드는 법

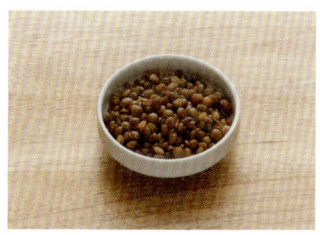

1 렌틸콩은 끓는 물에 10분 정도 삶아서 건진다.

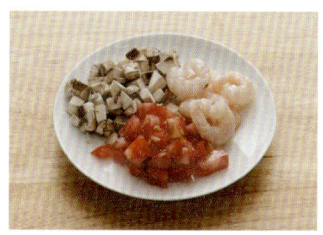

2 토마토와 양송이버섯은 작게 썰고, 새우살은 끓는 물에 데친다.

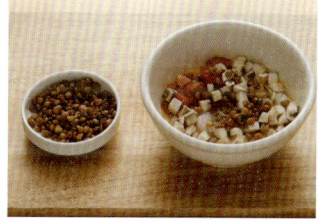

3 달걀은 곱게 풀어 우유를 넣고 소금, 후춧가루로 간한 뒤 렌틸콩과 2의 재료를 넣어 섞는다.

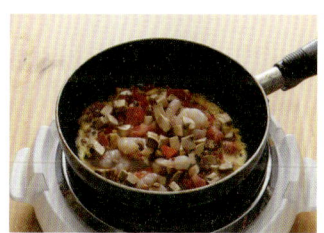

4 팬에 식용유를 두르고 3을 붓고 앞뒤로 노릇노릇하게 지진다.

쇼트파스타샐러드 168kcal

탄수화물 22g, 단백질 3g, 지방 8g

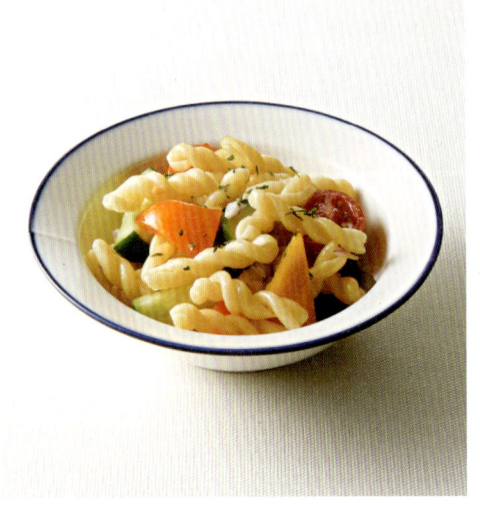

재료

쇼트파스타 30g
오이 1/6개(30g)
파프리카 20g
방울토마토 2개(20g)

〈드레싱〉
올리브유 1술(10g)
식초 1술(10g)
양파 1/8개(10g)
파슬리가루 약간
소금 · 후춧가루 약간씩

만드는 법

1 파스타는 끓는 물에 8분 정도 삶아서 건져 식힌다.
2 오이, 파프리카는 먹기 좋게 작게 썬다.
3 양파는 잘게 다진 뒤 분량의 드레싱 재료를 섞는다.
4 그릇에 파스타와 오이, 파프리카를 담고 드레싱을 끼얹는다.

현미식빵 1쪽(35g) 100kcal

탄수화물 23g, 단백질 2g, 지방 0g

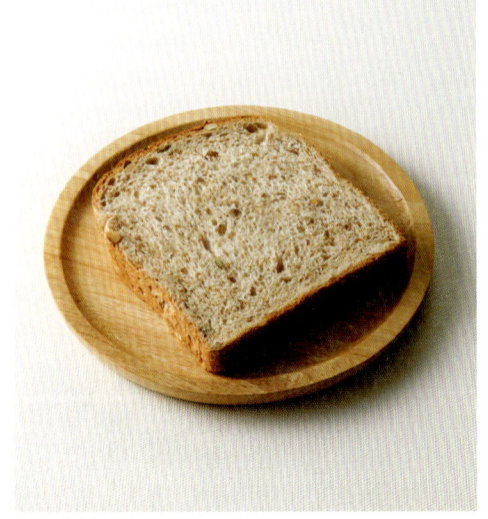

식빵은 베이커리에 따라 1쪽의 무게가 35~45g 정도로 약간의 차이가 있으니 계량해 보는 것이 좋다.

Low GI 4

라타투이파스타
양배추피클

총열량
480 kcal

탄수화물 79g
단백질 24g
지방 10g

양배추피클

라타투이파스타

라타투이파스타

467 kcal

탄수화물 **76**g, 단백질 **24**g, 지방 **10**g

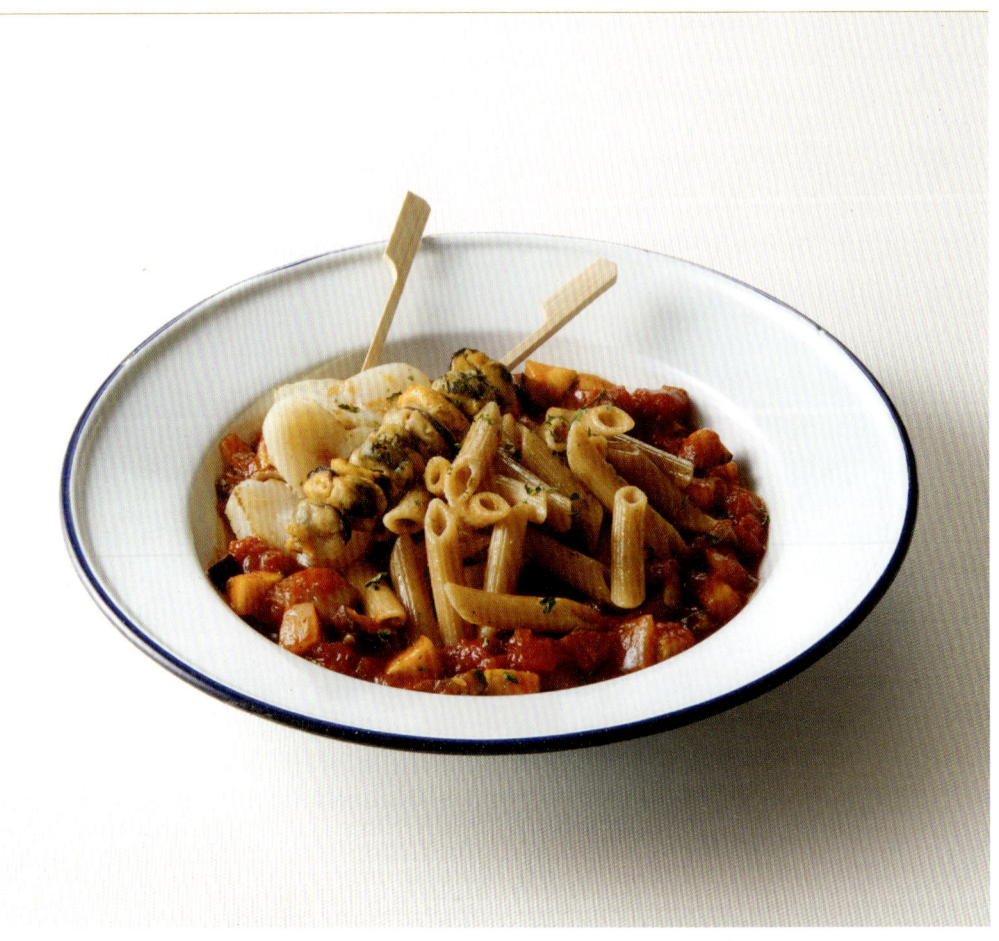

재료

현미파스타 80g
애호박 1/8개(30g)
양파 1/6개(20g)
피망 1/6개(20g)
가지 1/4개(40g)
토마토소스 1/2컵(100g)
다진 마늘 1술(10g)
올리브유 1술(7g)
오레가노 **약간**
소금·후춧가루 **약간씩**

〈곁들임〉
패주 50g
홍합살 50g
버터 0.5술(5g)
레몬즙 1술(10g)
후춧가루 **약간**

만드는 법

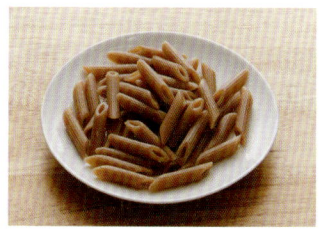

1 현미파스타는 끓는 물에 소금을 약간 넣고 8분 정도 삶아 건진다.

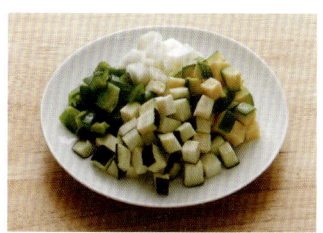

2 애호박, 양파, 피망, 가지는 깍둑썰기 한다.

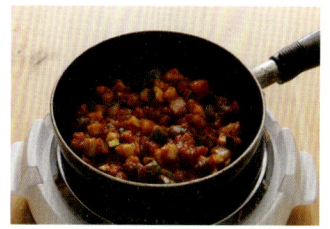

3 팬에 올리브유를 두르고 다진 마늘을 볶는다. 마늘 향이 나면 2의 채소를 넣고 볶다가 토마토소스를 넣어 은근한 불에서 끓인다. 오레가노를 넣는다.

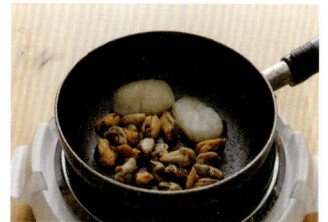

4 다른 팬에 버터를 두르고 패주와 홍합살을 구운 뒤 후춧가루와 레몬즙을 뿌린다.

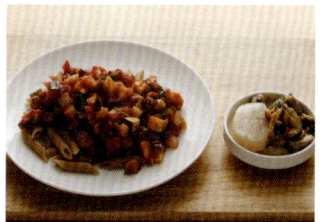

5 파스타에 3의 라타투이를 곁들이고 구운 해물을 올린다.

· 라타투이는 가지, 호박, 토마토, 피망 등에 올리브유와 허브를 넣고 뭉근하게 끓인 채소 스튜를 말한다. 육류나 생선요리의 사이드 디시로 곁들이기도 하고, 쌀밥, 파스타, 빵과 함께 먹기도 한다.
· 패주나 홍합살 대신 새우살을 넣어도 좋다.

양배추피클 30g   13 kcal

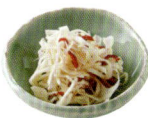

185쪽 참고   탄수화물 3g, 단백질 0g, 지방 0g

Low GI 5

메밀해초오징어냉채
파프리카피클

총열량
310kcal

탄수화물 **47g**
단백질 **19g**
지방 **6g**

파프리카피클

메밀해초오징어냉채

메밀해초오징어냉채 302kcal

탄수화물 45g, 단백질 19g, 지방 6g

재료

메밀 생면 120g
오징어 50g
해초(마른 것) 2g
양파 1/6개(30g)
방울토마토 2개(25g)

〈냉채소스〉
간장 1술(10g)
식초 1술(10g)
발사믹식초 1술(10g)
무즙 2술(20g)
다진 마늘 0.5술(5g)
올리브유 1술(10g)
설탕 0.5술(3g)
소금 약간

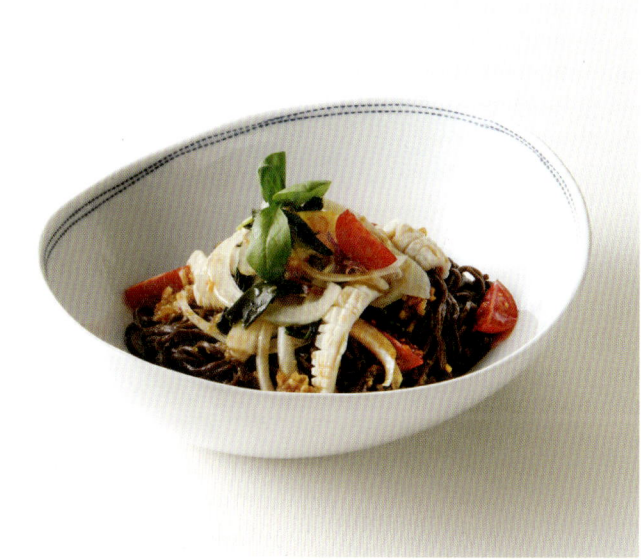

만드는 법

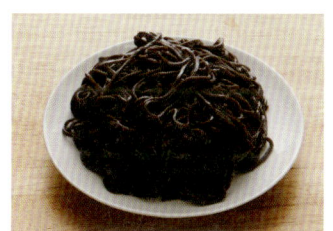

1 끓는 물에 메밀 생면을 넣고 삶아 찬물에 헹구어 물기를 뺀다.

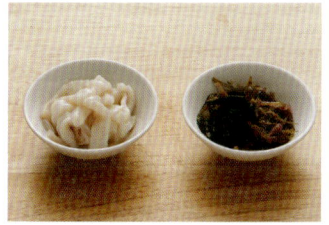

2 오징어는 칼집을 넣고, 해초는 불려서 각각 끓는 물에 데쳐서 물기를 뺀다.

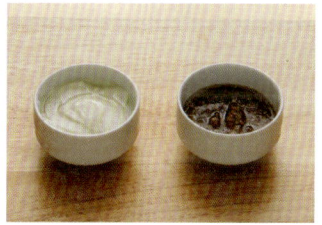

3 양파는 채 썰어 찬물에 담가 매운맛을 뺀다. 분량의 냉채소스 재료를 섞는다.

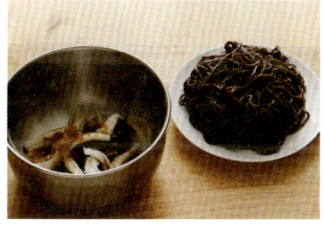

4 볼에 오징어, 해초, 메밀 생면을 섞어 넣고 냉채소스를 넣어 버무린다.

파프리카피클 30g 8kcal

185쪽 참고   탄수화물 2g, 단백질 0g, 지방 0g

Low GI 6

버섯통밀빵샌드위치
아이스 레몬홍차

총열량 360kcal
탄수화물 46g
단백질 15g
지방 12g

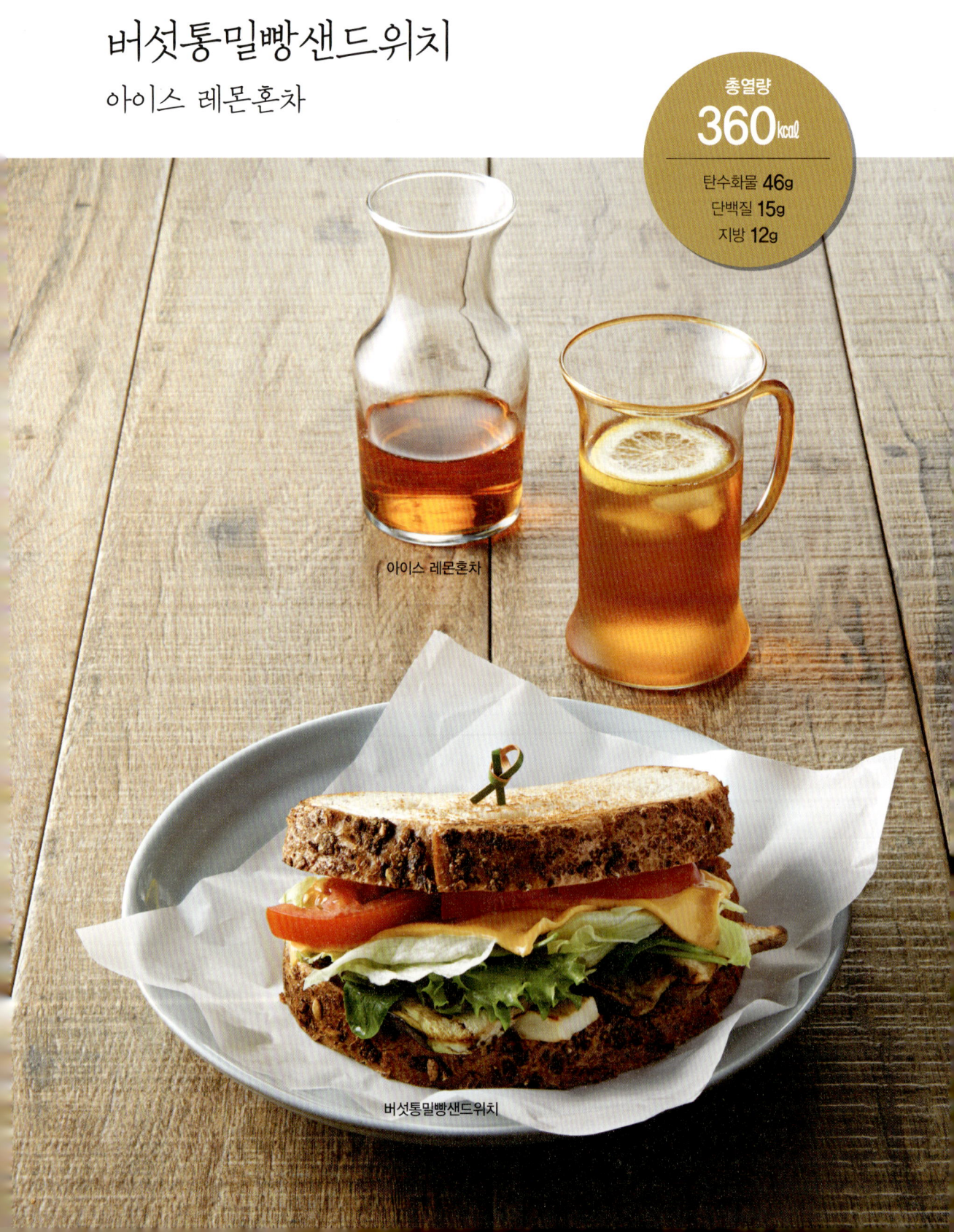

아이스 레몬홍차

버섯통밀빵샌드위치

버섯통밀빵샌드위치

352 kcal

탄수화물 **45**g, 단백질 **15**g, 지방 **12**g

재료
통밀빵 **2장(70g)**
카망베르치즈(또는 슬라이스치즈) **30g**
새송이버섯 **1/2개(20g)**
토마토 **1/4개(40g)**
가지 **1/4개(30g)**
양상추 **1장(20g)**
바질페스토 **1술(10g)**
식용유 **1술(7g)**
소금·후춧가루 **약간씩**

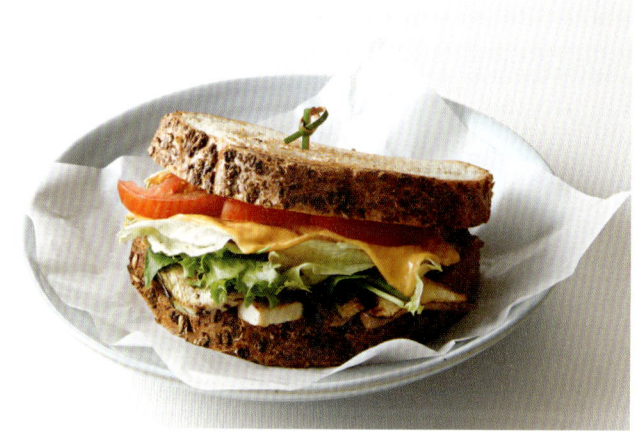

만드는 법

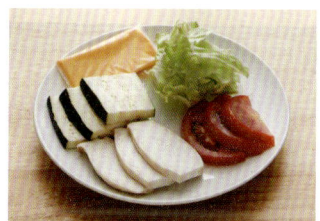 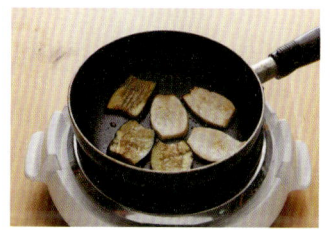 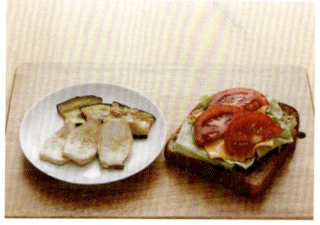

1 통밀빵은 마른 팬이나 토스터에 굽는다. 새송이버섯, 토마토, 가지는 슬라이스한다. 치즈는 먹기 좋게 썰고, 양상추는 먹기 좋은 크기로 찢는다.

2 팬에 식용유를 두르고 새송이버섯, 가지는 노릇노릇하게 구워 소금, 후춧가루를 뿌리고, 토마토는 살짝 구워 소금을 뿌린다.

3 빵에 바질페스토를 바르고 준비한 재료를 올려 샌드위치를 만든다.

아이스 레몬홍차

8 kcal

탄수화물 **1**g, 단백질 **0**g, 지방 **0**g

재료
홍차 티백 **1개**
레몬 **1조각(10g)**
얼음 **적당량**

만드는 법

1 홍차 티백은 미지근한 물에서 우려내고 티백을 건져낸다.

2 레몬과 얼음을 띄운다.

3 아플 때도 제대로 된 식사를 하자

몸이 아플 때는 먹지 않아도 스트레스로 인해 혈당이 올라갈 수 있다. 질병, 부상, 수술 등으로 인한 스트레스는 혈당을 상승시키고, 체내 인슐린 요구량을 증가시켜 혈당 조절을 어렵게 한다. 감기, 독감, 위경련 등 경증의 병이 있는 경우 2~4시간마다 혈당을 측정하고, 경구약을 먹고 있으면 평소대로 복용한다. 인슐린 역시 거르지 않고 평소대로 맞아야 한다.

몸이 아플 때는 수분 섭취의 감소, 다뇨, 구토, 설사, 발열 등으로 인한 탈수의 위험이 있으므로 매 시간 1~1.5컵의 수분을 섭취해야 한다. 가능하면 평상시와 같은 양의 탄수화물을 섭취하는 것이 좋다. 만일 삼키기가 어렵거나 구토, 식욕 부진 등으로 일반적인 식사를 할 수 없다면 미음이나 부드러운 음식으로 대체하여 먹는다. 미음이나 연한 국물에 약간의 간을 하거나 전해질이 포함된 이온음료를 자주 마셔 소변으로 빠지는 수분과 염분을 보충해야 한다. 병세가 조금씩 나아진다고 느낄지라도 완전히 평소의 양상으로 돌아갈 때까지 4시간마다 혈당 검사를 하는 것이 좋다. 식욕이 정상으로 돌아갈 때까지 탄수화물이 포함된 부드러운 음식이나 음료수를 먹어야 한다. 만일 위의 통증이 심했다면 맑은 유동식으로 시작하여 점차 부드러운 음식으로 진행한다.

아플 때 1. 바지락죽
아플 때 2. 새우채소죽
아플 때 3. 타락죽

아플 때 1

바지락죽

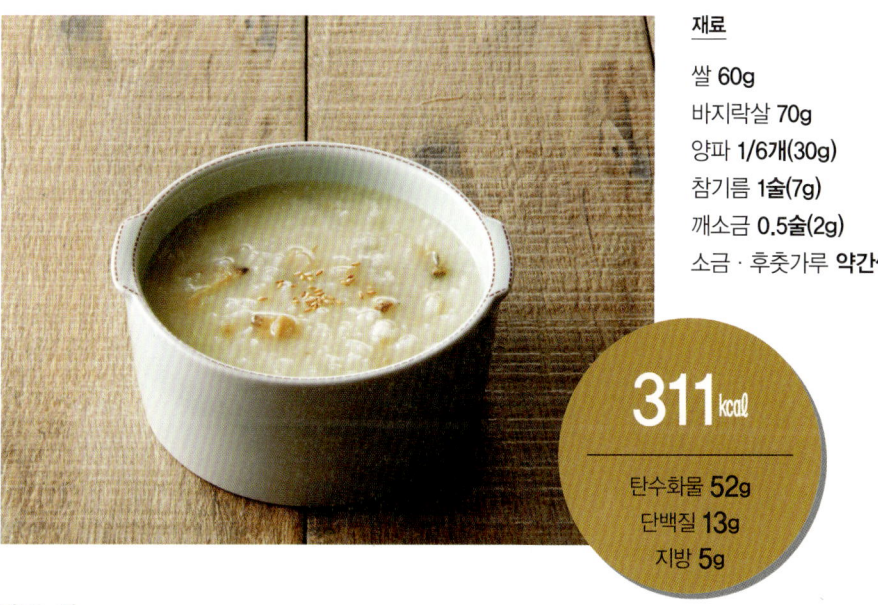

재료

쌀 60g
바지락살 70g
양파 1/6개(30g)
참기름 1술(7g)
깨소금 0.5술(2g)
소금·후춧가루 **약간씩**

311kcal

탄수화물 **52g**
단백질 **13g**
지방 **5g**

만드는 법

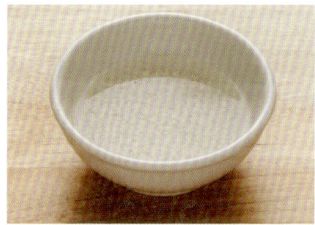

1 쌀은 씻어 20분 정도 불린다.

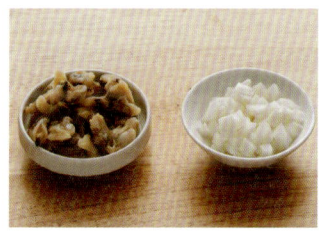

2 바지락은 씻어 물기를 빼고, 양파는 굵게 다진다.

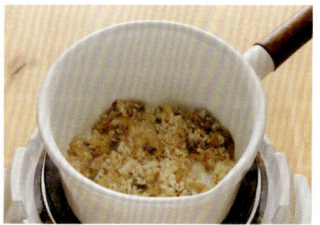

3 냄비에 참기름을 두르고 바지락을 볶다가 쌀을 넣어 볶는다.

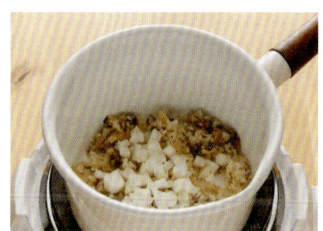

4 양파를 넣어 3분 정도 더 볶는다.

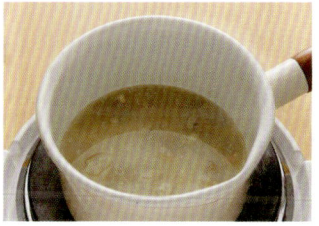

5 물 2컵을 붓고 밥알이 눌어붙지 않게 저으면서 끓이다가 밥알이 푹 퍼지면 소금과 후춧가루로 간한다. 그릇에 죽을 담고 깨소금을 뿌린다.

아플 때 2

새우채소죽

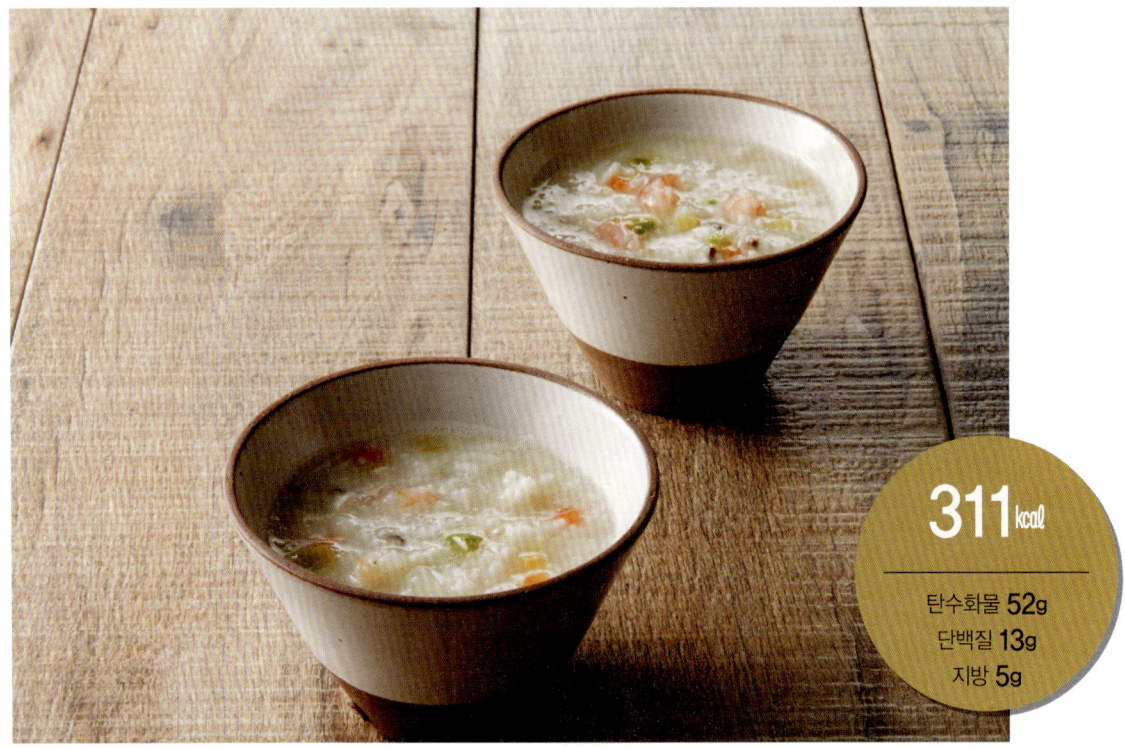

311 kcal
탄수화물 **52g**
단백질 **13g**
지방 **5g**

재료

쌀 60g
새우살 50g
양파 1/8개(20g)
호박 1/8개(20g)
당근 10g
표고버섯 1개(20g)
참기름 1술(7g)
깨소금 0.5술(2g)
소금 · 후춧가루 **약간씩**

만드는 법

1 쌀은 씻어 20분 정도 불린다.

2 새우살은 씻어 물기를 빼고, 양파, 호박, 당근, 표고버섯은 굵게 다진다.

3 냄비에 참기름을 두르고 새우살을 볶다가 불린 쌀을 넣어 볶는다.

4 3의 냄비에 양파, 호박, 당근, 표고버섯을 넣어 볶은 뒤 물 3컵을 붓고 끓인다.

5 밥알이 눌어붙지 않게 저으면서 끓이다가 밥알이 푹 퍼지면 소금, 후춧가루로 간한다. 그릇에 죽을 담고 깨소금을 뿌린다.

아플 때 3

타락죽

412 kcal
탄수화물 **66g**
단백질 **15g**
지방 **10g**

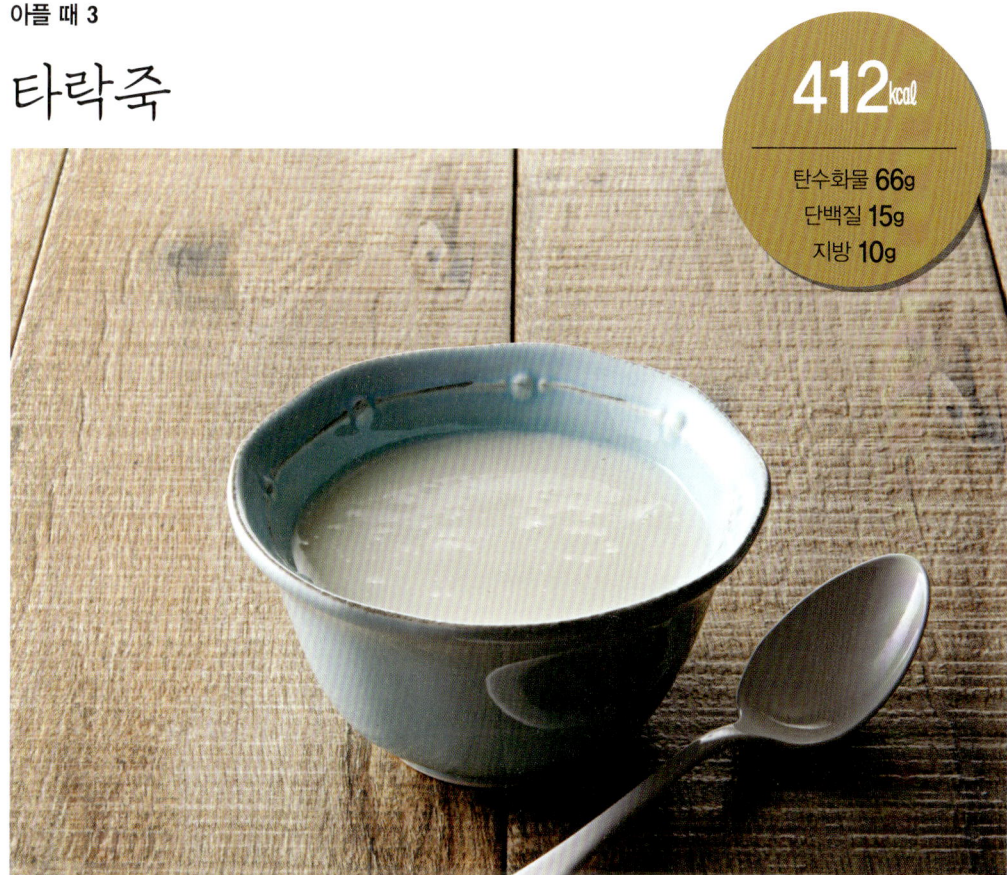

재료

찹쌀가루 60g
우유 1.5컵
소금 약간

만드는 법

1 찹쌀가루는 기름기 없는 냄비에 살짝 볶아 고소한 맛을 더한다.

2 볶은 찹쌀가루에 우유를 넣어 잘 풀어 준 뒤 끓인다.

3 농도가 걸쭉해지면 소금을 넣어 간을 맞춘다.

4 간식은 현명하게 먹자

배보다 배꼽이 크지 않게 주의하라

당뇨인은 간식을 먹어도 될까? 답은 '적정한 양의 간식은 먹을 수 있다.'이다. 적당한 양의 간식은 저혈당을 예방하고, 다음 끼니에서 과식을 피하는 데도 도움이 된다. 하지만 간식의 종류와 양에 따라 간식 섭취가 가져오는 결과가 달라질 수 있으니 유의하여야 한다. 배보다 배꼽이 더 크면 안 되는 것처럼 간식이 식사보다 더 많아지면 문제가 된다. 하루 필요 열량 범위 내에서 적절한 간식 섭취량을 결정해야 한다. 하루에 우유 1~2잔과 과일 1~2교환단위 정도를 두 번에 나누어 먹는 것이 적정량이다. 과자, 빵, 떡, 케이크, 아이스크림, 음료수 등은 당뇨인에게는 적절하지 않다. 이러한 간식류는 혈당 관리에 나쁜 영향을 주고, 체중 증가의 원인이 된다. 꼭 먹고 싶다면 열량과 단순 탄수화물 함량을 잘 따져보고 섭취량을 조절하거나 그만큼 운동량을 증가시키거나 다음 끼니에 밥 양을 조절한다.

당뇨인의 간식 선택 요령

- 하루 1~2회 식사와 식사 사이에 나누어 먹도록 하고 한꺼번에 많은 양을 먹지 않는다.
- 간식은 150kcal를 넘지 않도록 한다.
- 저혈당을 예방하기 위해 간식을 먹는다면 식사를 마치고 2~3시간 후 탄수화물 10~20g이 포함된 음식(과일군과 우유군)을 먹는다. 1회에 우유군이나 과일군 1교환단위를 섭취한다.
- 과일은 대부분 탄수화물로 구성되어 있어 한 번에 많은 양을 먹으면 혈당이 상승한다. 한 번 먹을 때 1교환단위 양을 넘지 않는 것이 좋다. 주스나 가공된 형태보다는 생과일로 섭취하는 것이 좋다.
- 우유는 하루에 1~2회 간식으로 마신다. 우유를 먹으면 소화가 안 되거나 더부룩한 경우 무가당 두유나 플레인 요구르트로 대체할 수

있다. 고지혈증이 우려될 경우 일반우유 대신 저지방우유를 마시는 게 좋다. 과즙이 들어 있는 유제품은 피한다.
- 허기가 져서 간식을 먹는다면 비교적 열량이 낮은 채소류를 먹는다. 오이, 무, 콜라비, 파프리카 등의 채소류는 비교적 열량이 낮고 탄수화물 함량이 적어 체중 증가나 혈당 상승에 대한 부담이 없어 추가로 먹어도 된다. 단 드레싱이나 양념을 하지 말고 생으로 먹는 것이 좋다.
- 견과류는 열량과 지방 함량이 높으므로 하루 한 줌(20g) 이상 먹지 않도록 한다. 시중에 판매되는 1회 분량씩 포장된 견과류(보통 20g 단위로 포장)는 하루 1봉 정도 섭취해도 된다. 단, 함께 들어 있는 말린 과일(건포도, 크렌베리 등)은 빼고 먹는 것이 좋다.

당뇨인의 음료 선택 요령

당뇨인이 신경 쓰지 않고 마실 수 있는 음료는 아메리카노, 홍차, 허브차, 녹차, 우엉차 등과 생수다. 만약 시중에 판매되는 음료를 고를 때는 원재료명을 살펴보고 영양성분표에 단순 탄수화물(단당류, 당질로 표시)이 얼마나 들어 있는지 확인한다.

음료를 마실 때 연유, 시럽, 꿀 등을 첨가하면 혈당 상승의 원인이 되므로 저열량 감미료를 사용한다. 생과일주스를 파는 카페나 테이크아웃 전문점에서는 보통 시럽을 첨가하는 경우가 많으니 생과일주스를 주문할 때 시럽을 빼 달라고 요청한다.

간식 1. 곡물뮤즐리
간식 2. 샐러드치즈피자
간식 3. 미니 당근머핀
간식 4. 웨지감자 & 단호박구이
음료 1. 해독주스, 생강계피차
음료 2. 과일셔벗, 녹차우유빙수

음료에 포함된 설탕 함유량

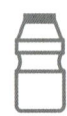
요구르트
150㎖
∨

각설탕 **7.5**개

이온음료
600㎖
∨

각설탕 **7.8**개

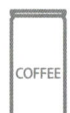
캔 커피
180㎖
∨

각설탕 **9.2**개

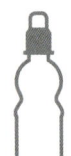
어린이음료
300㎖
∨

각설탕 **13**개

에너지드링크
360㎖
∨

각설탕 **13.6**개

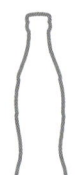
탄산음료
500㎖
∨

각설탕 **17.3**개

간식 1

곡물뮤즐리

161kcal

탄수화물 **29**g
단백질 **5**g
지방 **3**g

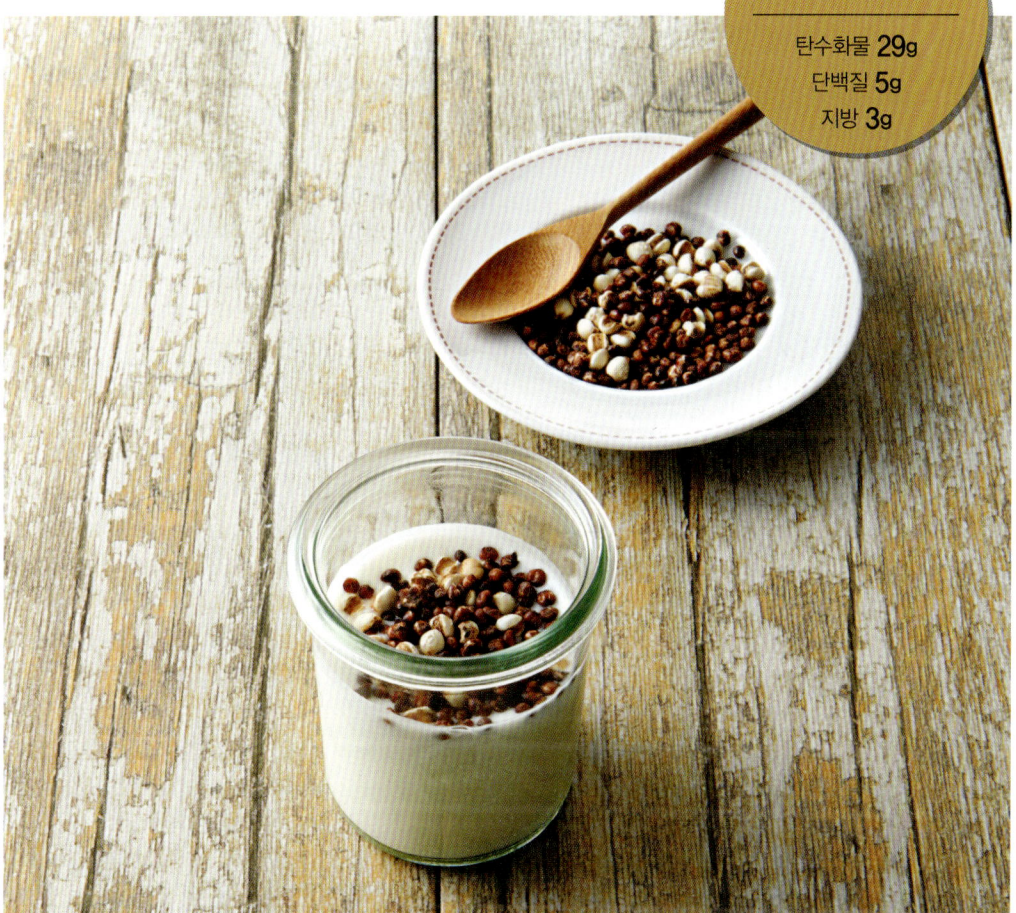

재료

볶은 수수 10g
볶은 율무 10g
플레인 요구르트 85g

만드는 법

1 볶은 수수와 볶은 율무를 섞는다.
2 그릇에 플레인 요구르트를 담고 1을 올린다.

간식 2

샐러드치즈피자

179kcal

탄수화물 **21g**
단백질 **7g**
지방 **8g**

재료

수제 리코타치즈 40g
토르티야 1장(30g)
샐러드채소 10g
(양상추, 어린잎채소)
올리브 1개(4g)
발사믹 리덕션 1술(10g)

〈수제 리코타치즈〉
우유 500g
생크림 250g
레몬 1개(150g)
소금 1g

〈리코타치즈 만들기〉

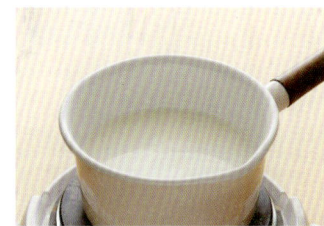

1 냄비에 우유, 생크림을 넣어 섞고 은근한 불에서 데운다.

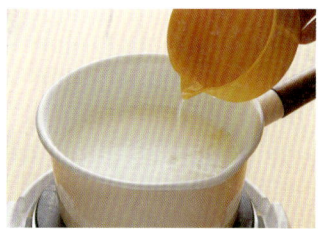

2 레몬즙과 소금을 넣어 섞고 불을 끈 뒤 2분 정도 저어 준다.

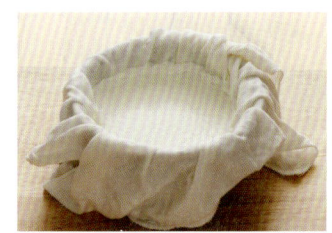

3 2를 면보에 걸러서 수분이 빠지면 최소한 4~5시간 냉장고에 넣어 둔다.

> 발사믹 리덕션(또는 발사믹 글레이즈)이란 발사믹식초에 꿀이나 설탕, 허브 등을 넣고 조린 것으로 샐러드용 드레싱이나 소스로 많이 사용한다.

〈샐러드치즈피자 만들기〉

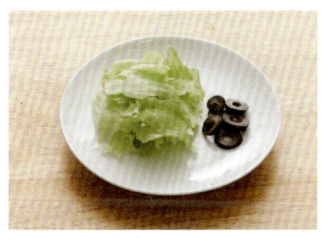

1 샐러드채소는 씻어 물기를 빼고, 올리브는 슬라이스한다.

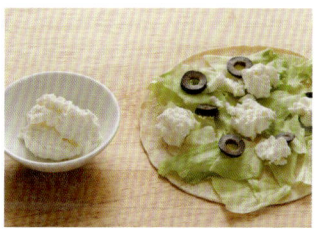

2 토르티야 위에 샐러드채소, 리코타치즈, 올리브를 올리고 발사믹 리덕션을 뿌린다.

간식 3
미니 당근머핀

62kcal
탄수화물 **9g**
단백질 **1g**
지방 **3g**

재료(미니 머핀 24개 분량)

당근 120g
밀가루 150g
베이킹파우더 0.1g
코코아가루 5g
올리브유 50g
달걀 100g
황설탕 70g
소금 **약간**

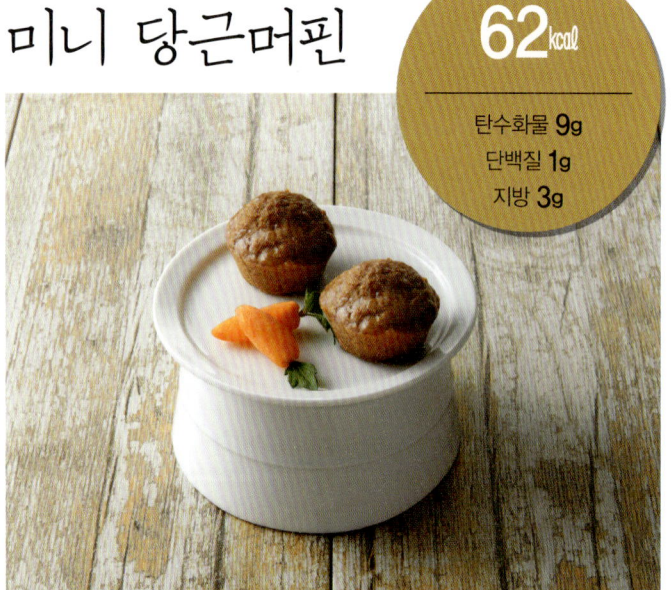

만드는 법

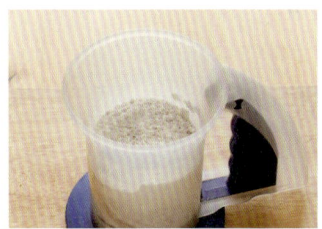

1 밀가루, 베이킹파우더, 코코아가루는 체에 친다.

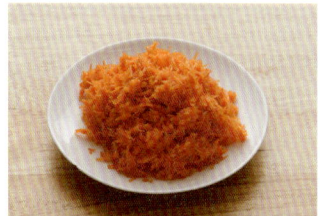

2 당근은 곱게 다진다.

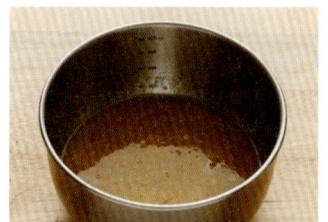

3 볼에 올리브유, 달걀, 설탕, 소금을 넣고 잘 섞는다.

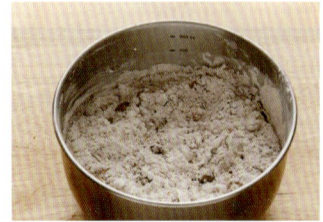

4 볼에 1의 체에 친 가루와 당근을 넣고 잘 섞어 반죽을 만든다.

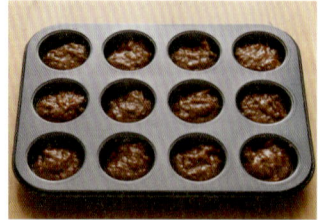

5 미니 머핀 틀에 반죽을 80% 정도만 채우고 180도로 예열한 오븐에서 15분 정도 굽는다.

> 머핀은 2~4개씩 만들기 어려우니 한 번에 만들어 냉동 보관하고, 먹을 때 미리 꺼내 상온에서 해동한다. 간식은 150kcal 이하로 섭취하는 게 좋으니 1회에 1~2개만 먹는다.

간식 4

웨지감자 & 단호박구이

132 kcal
탄수화물 **25g**
단백질 **4g**
지방 **3g**

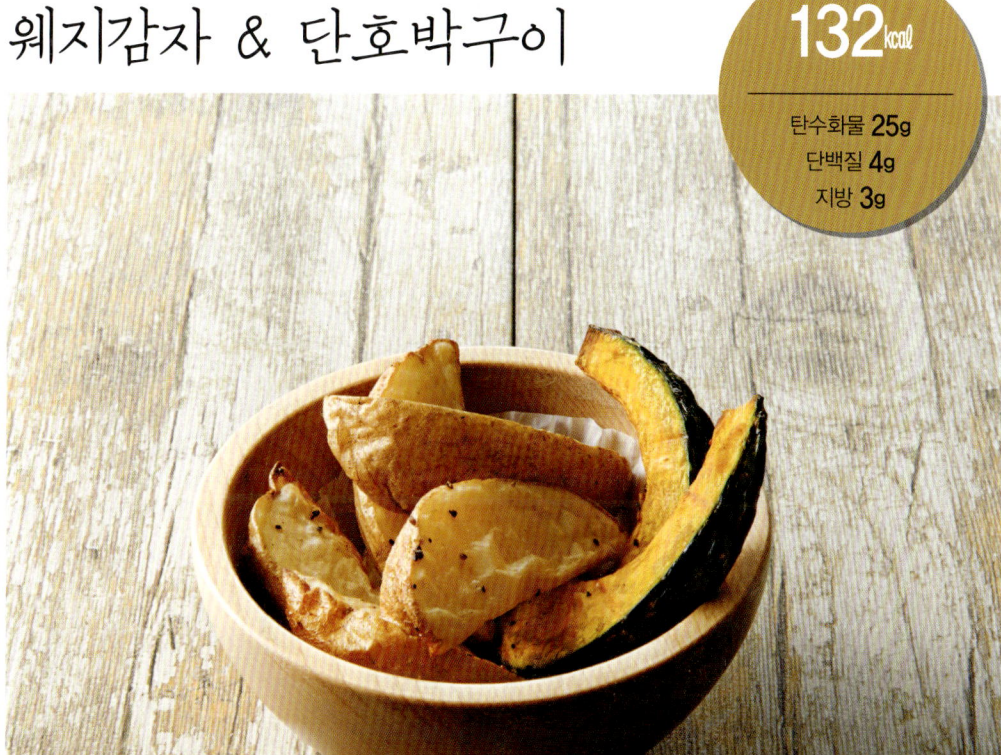

재료

감자 100g
단호박 60g
식용유 **1술(7g)**
허브솔트 **약간**

만드는 법

1 감자와 단호박은 웨지 모양으로 썬다.

2 감자와 단호박에 허브솔트를 뿌린 뒤 식용유를 넣고 버무린다.

3 식용유에 버무린 감자와 단호박을 오븐 팬에 올리고 200도로 예열한 오븐에서 10~15분 정도 굽는다.

음료 1
해독주스, 생강계피차

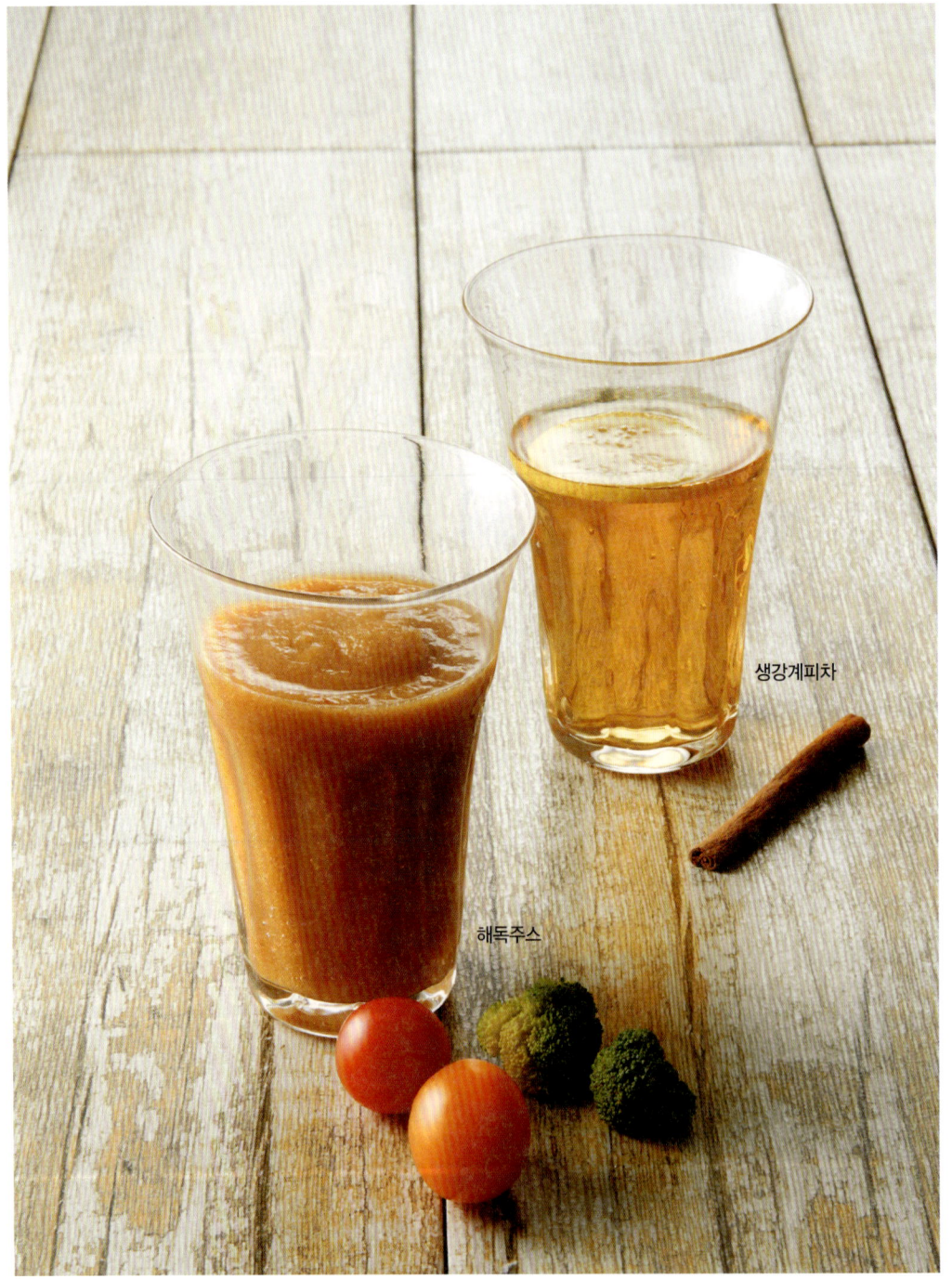

생강계피차

해독주스

해독주스

30kcal

탄수화물 7g, 단백질 1g, 지방 0g

재료(5인분)

사과 150g
토마토 125g
양배추 75g
당근 75g
브로콜리 75g
물 3컵

만드는 법

1 준비한 과일과 채소는 씻어서 큼직하게 썬다.

2 냄비에 1의 재료와 물을 붓고 30분 정도 은근한 불에서 끓인다.

3 식혀서 믹서에 넣어 곱게 간다.

생강계피차

10kcal

탄수화물 3g, 단백질 0g, 지방 0g

재료(5인분)

생강 30g
시나몬 스틱 1개
레몬 1/4개

만드는 법

1 생강은 얇게 저민다. 냄비에 생강, 시나몬 스틱, 물 5컵을 붓고 끓여 우려낸다.

2 생강계피차가 우러나면 잔에 담고 레몬 1조각을 띄워 따뜻하게 또는 차게 마신다.

음료 2
과일셔벗, 녹차우유빙수

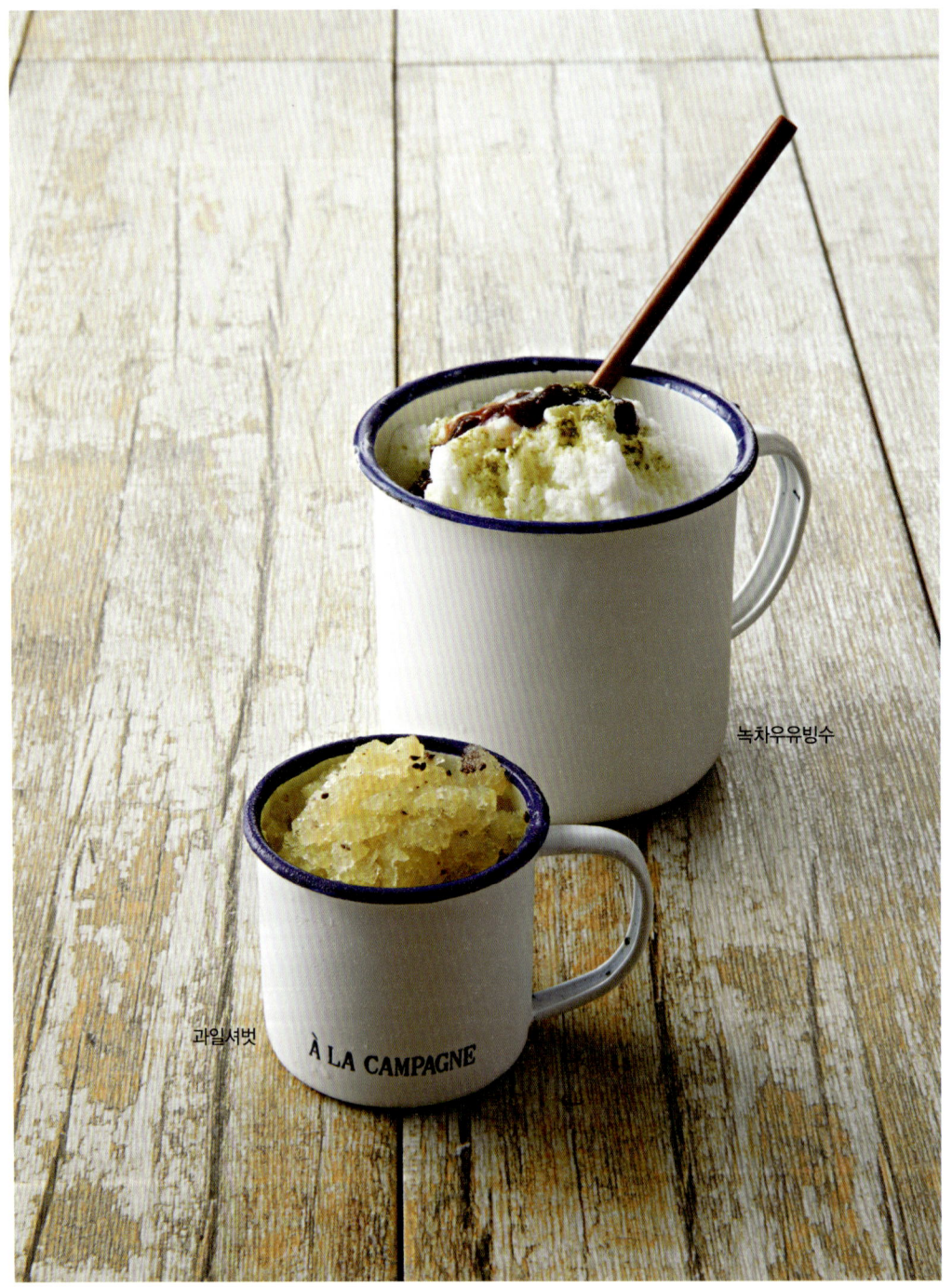

녹차우유빙수

과일셔벗

과일셔벗

103 kcal

탄수화물 16g, 단백질 4g, 지방 4g

재료

키위 1개(80g)
일반우유 1/2컵
꿀 0.5술(5g)

만드는 법

1 키위는 껍질을 벗겨 큼직하게 썬다.

2 믹서에 키위, 우유, 꿀을 넣고 곱게 간다.

3 2를 그릇에 담아 냉동실에서 얼린다.

4 3을 냉동실에서 꺼내 표면을 숟가락이나 포크로 긁어 뒤적인 뒤 반나절 정도 더 얼린다.

> 일반우유 대신 저지방우유를 이용하면 열량과 지방 섭취량을 줄일 수 있다.

녹차우유빙수

104 kcal

탄수화물 15g, 단백질 8g, 지방 1g

재료

저지방우유 1컵
빙수용 팥 15g
녹차가루 0.2술(1g)

만드는 법

1 우유는 종이팩째 얼려 방망이로 부수거나 강판에 간다.

2 그릇에 우유 얼음을 담고 빙수용 팥을 올린 뒤 녹차가루를 뿌린다.

5 주말에는 하루 세끼 당뇨 밥상

지금까지 올바른 식습관과 건강한 당뇨 밥상을 유지하는 것이 당뇨인에게 제일 기본이 되는 치료법이라고 강조하였다. 그러나 바쁜 사회생활 속에서 매끼 당뇨 밥상을 챙겨 먹는 것은 쉬운 일이 아니다. 그렇다고 포기하거나 스트레스를 받으면 안 되니 주중에는 하루 한 끼 당뇨 밥상을 실천하고, 상대적으로 시간 여유가 있는 주말에는 하루 세끼 모두 당뇨 밥상을 실천해 보자.

아침식사는 꼭 먹는다

주말이라고 늦게 일어나고, 밤늦게 자는 불규칙한 수면 습관은 식사에 영향을 미치게 된다. 특히 아침밥을 굶게 되면 점심이나 저녁에 과식하거나 폭식할 확률이 높고, 중간중간 과자나 빵 등 고열량 간식의 섭취 횟수가 증가한다. 그러니 평소에는 아침식사를 먹지 않았더라도 주말에는 아침식사부터 챙겨 먹자.

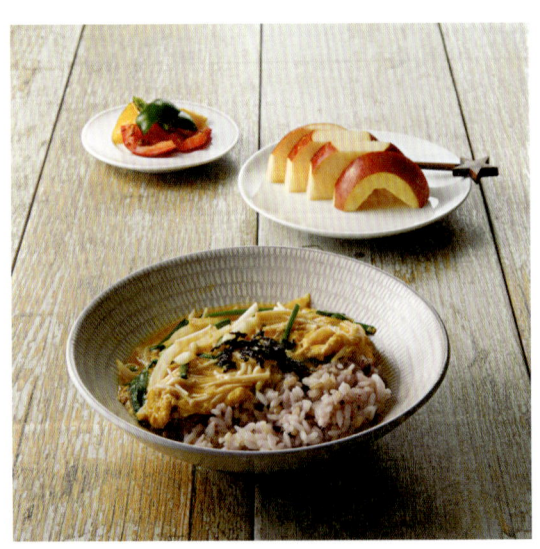

가볍게 식사한다

주중에 회식이나 외식으로 식사량이 많았다면 주말에는 가볍게 식사하자. 양념 사용량이 많은 요리보다는 가벼운 요리로 준비한다. 샐러드나 생채소의 섭취량을 늘려 주중에 부족하기 쉬운 식이섬유소를 충분히 섭취한다.

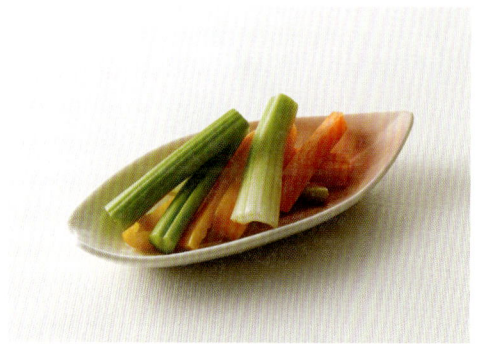

산책이나 가벼운 운동으로 에너지를 소비하자

주말에 집에만 있다 보면 특별한 활동 없이 하루 종일 먹기만 할 때가 있다. 움직이지 않으면 아무리 적은 양을 먹어도 혈당 관리에 도움이 되지 않는다. 식사 후 소화가 어느 정도 되면 30~40분 정도 산책이나 운동을 하자. 그래야 먹은 음식에서 흡수된 영양소가 활동 에너지로 소모되어 혈당에 영향을 덜 미치고, 체중 관리에도 도움이 된다.

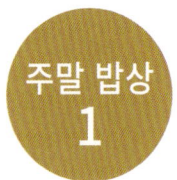

주말 밥상 1

480+540+550=1570kcal
아침   점심   저녁

173쪽

106쪽

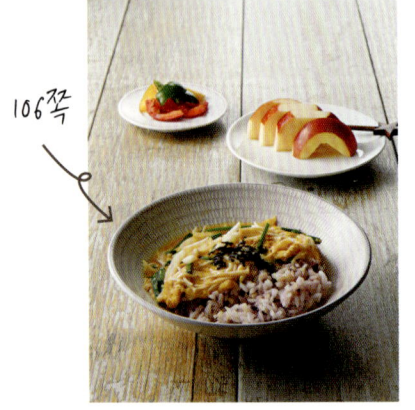

136쪽

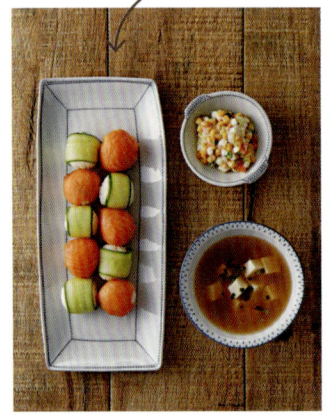

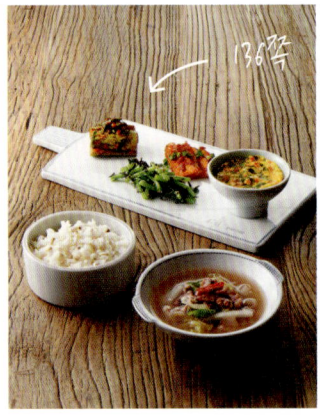

아침
팽이버섯돈부리,
파프리카피클, 사과

점심
물방울초밥, 두부미소국,
옥수수샐러드

저녁
율무밥, 낙지연포탕, 더덕구이,
깻잎달걀찜, 쑥갓나물, 오이소박이

1570+125+50=1745kcal
세끼 식사   간식

과일과 유제품은 비타민, 칼슘, 식이섬유소 등 부족한 영양소를 보충할 수 있는 간식이다. 활동량이 많은 주말이라면 부족한 영양소를 보충하고, 혈당의 변동을 막아 줄 수 있는 간식을 섭취하는 것이 좋다.

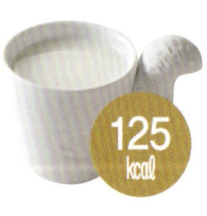

125 kcal

일반우유 200㎖

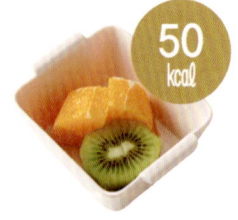

50 kcal

키위 1/2개+오렌지 1/4개
(과일 1교환단위)

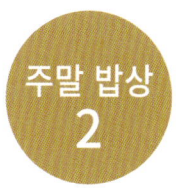

주말 밥상 2

440+620+530=1590kcal
아침   점심   저녁

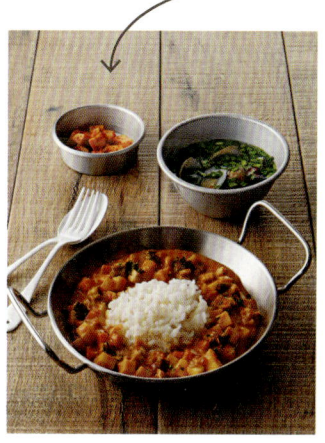

아침 — 109쪽
연두부채소죽, 소고기장조림, 나박김치

점심 — 179쪽
토마토카레라이스, 조개탕, 깍두기

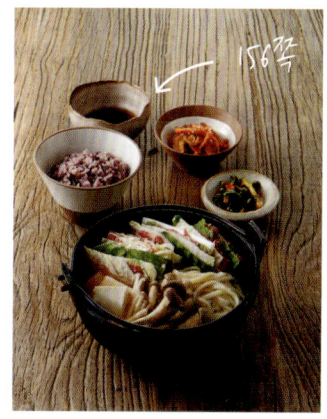

저녁 — 156쪽
흑미밥, 소고기밀푀유, 도라지오이생채, 열무김치

1590+132+50=1772kcal
세끼 식사   간식

주중에 식사량이 많아 주말에 가볍게 식사하려면 제시한 아침, 점심, 저녁 식사만으로 충분하다. 활동량이 많다면 영양소 보충과 혈당의 변동을 막아 줄 수 있는 간식을 섭취하는 것이 좋다.

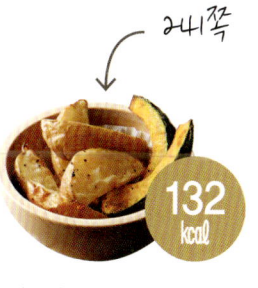

웨지감자 & 단호박구이 — 241쪽, 132 kcal

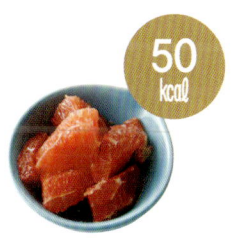

자몽 150g — 50 kcal

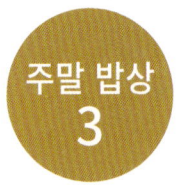

주말 밥상 3

530+600+600=1730kcal
아침   점심   저녁

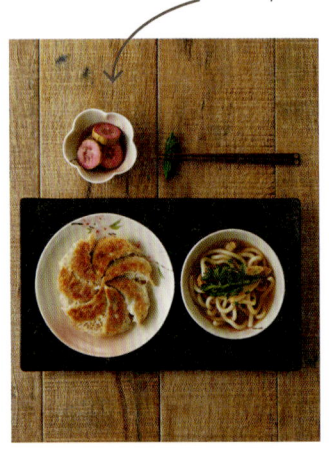

↗ 164쪽
↙ 103쪽
↘ 152쪽

아침
미니 채소오믈렛, 그린샐러드,
고구마, 저지방우유

점심
일본식 교자, 미니 우동, 오이피클

저녁
현미밥, 애호박고추장찌개,
대구조개찜, 닭봉감초조림,
참나물겉절이, 나박김치

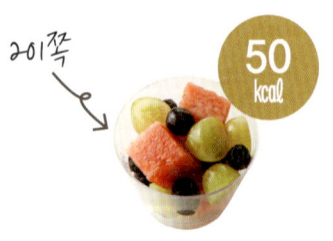

201쪽

1730+50=1780kcal
세끼 식사   간식

세끼 식사만으로 충분하나 식이섬유소 보충을
위한 간식으로 과일군 1교환단위를 섭취한다.

컵과일(수박 50g, 청포도 25g, 블루베리 20g)

50 kcal

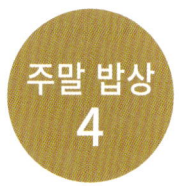

주말 밥상 4

520+540+540=1580kcal
아침   점심   저녁

112쪽

182쪽

140쪽

아침
치아바타샌드위치,
브로콜리샐러드, 바나나,
저지방우유

점심
봉골레파스타,
소고기버섯샐러드, 연근피클

저녁
잡곡밥, 시래기된장국,
연어채소구이, 콩나물냉채,
깍두기

1580+124+30=1734kcal
세끼 식사   간식

주중에 식사량이 많아 주말에 가볍게 식사하려면 세끼 식사만으로 충분하다. 활동량이 많다면 영양소 보충과 혈당 변동을 막아 줄 간식을 섭취하는 것이 좋다.

240쪽

242쪽

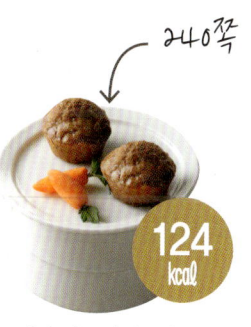

124 kcal

미니 당근머핀 2개

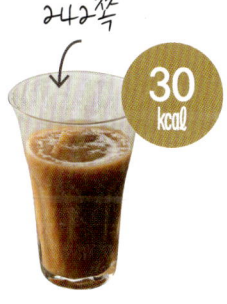

30 kcal

해독주스

6 외식, 최대한 건강하게 먹자

외식은 건강보다는 소비자의 입맛에 초점을 맞춰 기름이나 설탕, 맵고 짠 자극적인 양념류를 많이 사용한다. 자극적인 맛은 누구나 현혹되기 쉽고 식사량도 많아진다. 뿐만 아니라 단품의 경우 탄수화물 위주의 음식이 많거나, 삼계탕, 추어탕 등 보신 음식의 경우 포화지방산 함량이 높아 영양소의 불균형으로 체중이나 혈당 관리가 어려워진다. 게다가 염분 섭취가 많아져 합병증의 위험도도 증가하게 된다. 외식을 아예 안 할 수 없으니 가급적 외식 횟수를 줄이고 조금 더 건강하게 먹을 수 있는 요령을 알아 두자.

건강한 외식의 기본 원칙

외식할 때도 식사 시간은 가급적 일정하게 유지하고, 정해진 시간에서 1시간 이상 차이 나지 않도록 한다. 배가 고프면 허겁지겁 먹게 되어 과식하기 쉬우니 끼니를 거르지 않아야 과식을 줄일 수 있다. 혈당을 조절하려면 식사량을 일정하게 유지해야 하므로 외식할 때도 가급적 평소 식사량에서 크게 벗어나지 않도록 한다.

메뉴를 선택할 때는 곡류, 어육류, 채소, 지방이 골고루 들어 있는 비빔밥, 쌈밥, 백반 등을 선택한다. 가능하면 튀김보다는 찜을, 소스는 열량과 당분이 적은 것을 선택한다. 음식에 어떤 식재료를 사용하는지 꼼꼼히 확인해보는 것도 좋다. 메뉴의 양을 확인하고 평상시에 먹던 양보다 많을 경우 미리 덜어내고 먹는 것이 좋다. 또한 식사를 천천히 하는 것도 포만감을 느낄 수 있어 식사량을 지키는 데 도움이 된다. 만약 섭취해야 하는 양보다 많이 먹었다면 과잉 섭취한 양만큼 다음 끼니에서 줄이는 것도 요령이다.

당뇨인에게 추천하는 외식 메뉴

- **비빔밥** 한국인이라면 누구나 좋아하는 메뉴로 곡류군, 어육류군, 채소군, 지방군을 골고루 섭취할 수 있다. 비비기 전에 비빔장의 양을 체크하거나 비빔고추장, 쌈장은 최소량만 넣어 간을 보면서 비빈다. 밥은 평소 먹던 양만큼 먹는다.

- **백반, 한정식** 백반이나 한정식은 영양적으로 균형 잡힌 식사다. 백반을 먹을 때는 열량이 낮은 채소 반찬을 먼저 섭취하여 포만감을 느낀 뒤 어육류군 반찬을 정해진 양만큼 먹는다. 국은 건더기 위주로 섭취하고 가급적 국물은 남긴다. 특히 한정식은 음식의 가짓수가 많아 본인이 좋아하는 반찬 위주로만 먹어 편식하기 쉬우니 이 점에 주의한다.

- **샤부샤부** 샤부샤부는 고기나 어패류로 단백질을 섭취하고, 각종 채소류를 듬뿍 넣어 먹은 다음 죽이나 국수사리를 끓여 먹어 다양한 영양소를 고루 섭취할 수 있다. 오래 끓이다 보면 국물이 짜지기 때문에 죽이나 국수사리를 넣어 끓일 때는 국물의 간이 적당한지 체크하는 것이 좋다.

- **회덮밥** 곡류군, 어육류군, 채소군을 골고루 포함한 균형 잡힌 식사로, 생선회는 육류에 비해 포화지방산과 콜레스테롤 함량이 적다. 단, 고추장과 참기름을 너무 많이 넣지 않도록 한다.

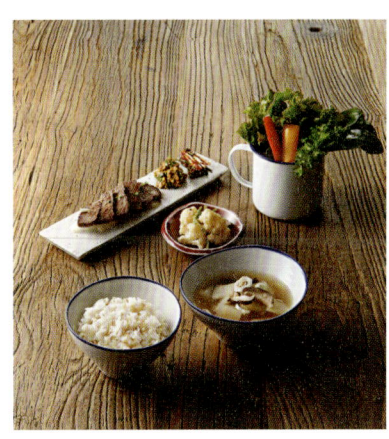

건강하게 먹는 외식 종류별 가이드

한식
- 갈비탕이나 설렁탕 등 탕류에 국수사리가 들어 있으면 밥 양을 조금 줄여 먹는 것이 좋다. 국물에 기름기가 많으면 기름기를 어느 정도 걷어 내고 먹거나 남긴다.
- 고기를 먹을 때 곱창, 갈비, 삼겹살보다는 샤부샤부나 보쌈 등을 선택하는 것이 좋다.

일식
- 초밥은 생각보다 밥 양이 많으므로 주의한다. 또한 채소 반찬이 충분치 않은 경우 추가로 주문하여 섭취하도록 한다.
- 생선회는 어육류군으로만 과식할 수 있어 항상 채소를 함께 섭취하고 밥이나 우동 등 곡류군도 함께 섭취하여 균형을 맞추는 것이 좋다.
- 돈가스는 튀긴 음식이라 열량이 높으므로 다른 끼니의 지방 섭취량을 줄이고, 1인분으로 제공되는 고기 양이 많으면 남기도록 한다. 정식의 경우 밥과 우동이 포함되어 탄수화물 섭취가 과도해질 수 있으니 주의가 필요하다. 소스는 뿌려 먹지 말고 따로 담아 소량씩 찍어 먹어 열량 섭취를 줄인다.

양식
- 식사 전에 나오는 빵은 정해진 분량에 맞추어 섭취하며 버터나 잼을 바르지 않는다.
- 채소군 섭취가 부족하지 않도록 샐러드 또는 익힌 채소류를 곁들인다.
- 고기류는 튀긴 것보다는 그릴에 구운 것이 좋고, 1인분 양을 확인하여 적당량을 주문한다.
- 단맛이 강한 디저트(초콜릿, 케이크 등)보다는 적절한 양의 과일을 먹는 것이 좋다.
- 식사와 함께 나오는 수프는 채소수프를 선택해 소량만 먹고, 음료는 생수나 녹차를 이용한다.

중식	- 튀김요리나 볶음요리보다는 가능하면 찜, 조림, 삶은 요리를 선택한다. 튀김류는 열량이 높으므로 먹는 양을 줄이고, 소스에 버무리지 않고 살짝 찍거나 그냥 먹는 것이 좋다.
- 1인분 면의 양이 많으면 남기도록 한다. 짬뽕, 우동은 염분 함량이 높으므로 채소 건더기를 먼저 먹고 면과 국물을 남기도록 한다.
- 녹차나 재스민차 등 열량이 낮은 차는 수시로 마셔도 괜찮다.
분식	- 대부분 면류 음식이 많아 곡류군의 섭취는 많아지고 어육류군과 채소군은 부족하게 된다. 면류 섭취 시 자신에게 알맞은 양을 먹고, 부족한 반찬류는 다음 끼니에 보충한다.
- 라면이나 김밥, 떡볶이, 순대 또한 탄수화물 위주의 식품이므로 삶은 달걀을 같이 먹어 영양적 균형을 맞추고, 채소류는 다음 끼니에 보충하여 먹는다.
패스트푸드	- 햄버거나 피자를 식사 대용으로 먹을 때는 채소 샐러드를 곁들인다.
- 피자를 먹을 때 추가로 치즈나 소스를 뿌리면 칼로리가 높아지므로 뿌리지 말고 먹는다.
- 탄산음료, 감자튀김 등과 함께 먹는 세트메뉴보다는 단품으로 주문하고, 음료는 칼로리가 없는 것을 곁들인다.
- 튀긴 것보다는 구운 것, 찐 것을 선택하고 기름기가 적은 닭가슴살을 이용한다. 토핑, 소스 등 지방 함량이 많은 것은 주의한다.
- 파이, 케이크, 통조림, 아이스크림, 코코아 등을 곁들여 먹지 않는다.

뷔페 섭취량이 일정해야 하는 당뇨인에게 뷔페식은 그림의 떡이고, 돈 내고 혈당 올리는 식사라고 할 수 있다. 그렇다고 전혀 안 갈 수는 없는 일. 당뇨인의 현명한 뷔페 식사 요령을 살펴보자.

- 샐러드 코너에서 시작하자. 채소는 마음껏 먹어도 된다. 가급적 종류별로 다양하게 골라 먹는 것이 좋다. 중요한 것은 드레싱이다. 설탕, 기름, 마요네즈 등이 들어간 드레싱보다는 식초와 간장 베이스인 '오리엔탈 드레싱'을 추천한다.
- 회와 육류 코너에서 양을 잘 조절한다. 육류 요리로는 불고기나 튀긴 것보다는 로스트비프나 수육, 편육이 좋다. 크기에 따라 좀 다르지만 3~4점 정도면 좋다.
- 한식 코너에서는 잡곡밥 반 공기 정도가 적합하다. 잡곡밥은 포만감을 주어 다른 음식의 섭취량을 줄여 주는 효과가 있다. 여기에 쌈밥과 나물 반찬을 곁들이면 금상첨화다. 결혼식 요리에 빠질 수 없는 국수는 양이 적다면 먹어도 되나, 밥의 양과 합하여 한 공기 이상을 넘지 않도록 하자. 캘리포니아롤이나 김밥, 샌드위치 등은 탄수화물을 과다하게 섭취하기 쉬우니 가급적 삼가는 것이 좋다. 김치나 나물 반찬이 짜면 식욕을 자극하게 돼 과식할 수 있으니 양 조절에 신경 써야 한다.
- 중식은 튀김요리가 많고 전분이나 설탕을 많이 사용하는 고칼로리 음식이라 맛보기 정도로 끝내는 게 좋다.
- 디저트 코너는 과감히 넘어가는 게 좋지만 꼭 먹어야 한다면 케이크나 쿠키보다는 인절미나 증편 한 조각을 선택하고, 과일로는 사과 2~3쪽, 귤은 1개 정도면 충분하다. 음료는 아메리카노나 식욕을 잠재울 수 있는 허브차나 우엉차 등으로 입가심하는 것이 좋다.
- 한 접시에 음식을 가득 담지 말고 한 코너에서 2~3종류씩

간단히 담아 먹은 뒤 다음 코너 음식을 먹도록 한다. 음식을 가지러 오고 가면 작은 운동 효과와 식욕을 중단시키는 효과를 얻을 수 있다.

- 아무리 주의해도 과식했다면 다음 끼니는 평소보다 적게 먹고 1시간 정도 걷는 것도 요령이다.

열량(kcal)	음식명
250~300 미만	녹두전, 채소죽
300~350 미만	불고기, 생등심, 고기만두, 김치만두, 해물파전, 영양죽
350~400 미만	김밥, 김치전, 전복죽
400~450 미만	된장찌개, 청국장찌개, 낙지볶음, 생선초밥, 수제비
450~500 미만	김치찌개, 순두부찌개, 비빔냉면, 보쌈, 추어탕, 설렁탕, 돼지갈비, 대구탕, 메밀국수, 탕수육
500~550 미만	채소비빔밥, 물냉면, 불낙전골, 육개장, 라면, 회덮밥, 유부초밥
550~600 미만	비빔밥, 닭볶음, 양념갈비구이, 갈비찜, 삼겹살, 짬뽕, 떡만둣국
600~650 미만	꼬리곰탕, 카레라이스, 김치볶음밥, 칼국수
650~700 미만	자장면, 오므라이스
700~950 미만	갈비탕, 삼계탕, 생선가스, 햄버거스테이크, 돈가스

자주 먹는 외식 메뉴 열량(1인분 기준)

〈 출처: 당뇨병 식품교환표 활용지침 제3판, 2010년 〉

식사일기를 쓰자!

건강 식단을 실천하기 위해 우선 평상시에 무엇을 얼마나 먹고 있는지를 알아야 한다. 식습관의 문제를 파악해야 무엇을 변화시켜야 하는지 결정하는 데 도움이 되기 때문이다. 그래서 식사일기를 쓰는 것을 추천한다. 식사일기는 컴퓨터나 스마트폰 어플, 다이어리 등 본인에게 편리한 방법을 선택해 언제 어떤 음식을 얼마만큼 먹었는지 상세하게 기록하는 게 좋다. 식사일기를 작성할 때는 총 섭취량, 식사시간과 장소, 식사 준비 요령, 식품 선택 등을 기록한다.

식사일기를 쓰다 보면 혈당치의 변화를 스스로 알 수 있게 된다. 또한 어떤 음식을 먹고 혈당을 측정할 때 그 음식이 혈당에 미치는 영향을 알 수 있다. 그리고 식사 계획을 세울 때도 유지하거나 제외할 음식을 선택하는 데 도움을 준다. 의사나 영양사와 영양 상담 및 식단 계획을 세울 때도 많은 도움이 된다.

식사일기 기록 예

일시 2016 년 11 월 11 일 금 요일

때	시각	장소	음식명	재료명	무게 또는 눈대중량
아침	8:30	집-식탁	토스트 달걀프라이 우유	식빵 달걀 식용유 저지방우유	2장 1개 1작은술 1팩(200mL)
간식	9:00 10:45	사무실 사무실	커피 요구르트	커피믹스 요구르트	1잔 1병(65mL)
점심	1:30	직원식당	보리밥 콩나물국 갈치구이 김치	쌀+보리 콩나물 갈치 식용유 배추김치	1공기(210g) 1/3컵 1토막(50g) 1/2작은술 5알
간식	3:05	사무실	딸기	딸기	10알
저녁	6:35	집-식탁	쌀밥 두부국 불고기 상추쌈	쌀밥 두부 무 소고기 양파 식용유 상추 된장, 고추장	1공기(210g) 1/3모 1/3컵 탁구공 크기 2개 1/4개 1/2작은술 6장 1큰술
간식	10:00	집-책상	주스	오렌지주스	1잔
평가					

1. 오늘 운동을 하셨습니까?

   종류 ___속보, 체조___   운동시간 ___50분___

2. 오늘 섭취한 음식을 빠짐없이 기록하셨습니까?

   (네,) 아니요

식사일기

일시   년   월 일 요일

때	시각	장소	음식명	재료명	무게 또는 눈대중량
아침					
간식					
점심					
간식					
저녁					
간식					

평가

1. 오늘 운동을 하셨습니까?

    종류 _____ 운동시간 _____

2. 오늘 섭취한 음식을 빠짐없이 기록하셨습니까?

    네, 아니요

식사일기

일시   년   월   일   요일

때	시각	장소	음식명	재료명	무게 또는 눈대중량
아침					
간식					
점심					
간식					
저녁					
간식					

평가

1. 오늘 운동을 하셨습니까?

    종류 _____   운동시간 _____

2. 오늘 섭취한 음식을 빠짐없이 기록하셨습니까?

    네, 아니요

간식 및 음료의 영양 정보

명절음식

식품명	1회 분량(눈대중량)	열량(kcal)	탄수화물(g)	단백질(g)	지방(g)
소고기산적	꼬지 2개	215	23	11	7
잡채	1접시(소)	171	27	4	4
생선전	생선 2조각	160	7	14	7
송편(콩)	4개	202	41	4	1
약식	4개	259	53	3	2
식혜	1/2잔	104	22	2	0

간식

식품명	중량(g)	열량(kcal)	탄수화물(g)	단백질(g)	지방(g)
머핀	90	212	41	7	2
스낵과자(새우)	30	157	18	2	9
치즈케이크	70	225	18	4	16
쿠키류	30	140	21	2	6
팥빵	86	252	45	7	5
호떡	70	326	55	6	9
아이스크림	70	130	17	2	6
팥빙수(마트판매용)	250	350	75	5	1

패스트푸드

식품명	중량(g)	열량(kcal)	탄수화물(g)	단백질(g)	지방(g)
치킨버거	170	483	46	24	23
햄버거	100	270	35	11	10
후렌치후라이	90	285	35	3	15
콘샐러드	100	190	23	2	10
치킨(1조각)	105	295	7	25	19
피자(레귤러 1조각)	90	224	31	7	8

	식품명	용량(ml)	열량(kcal)	당류(g)
음료	데미소다 레몬	250	70	17
	칠성사이다	250	110	21
	코카콜라	250	110	26
	코카콜라 라이트	250	0	0
	환타 오렌지	250	130	32
	파워에이드	240	70	18
	포카리스웨트	245	65.3	14.7
	미닛메이드 오렌지	240	115	29
	비락식혜	238	130	25
	비에이트야채주스	163	30	6
	자연은알로에	180	80	13
	옥수수염차	180	0	0
	매일 카페라테 마일드	175	70	13
	맥심 티오피 더 블랙	200	6	2
	칸타타 스위트블랙	175	35	8

	식품명	용량(cc)	열량(kcal)	당질(g)
술	막걸리	200(1잔)	92	3.6
	생맥주	250(1/2잔)	93	7.8
	소주(알콜 농도 20%)	50(1잔)	55	0
	위스키	30(1잔)	95	0
	청주	50(1잔)	76	3
	화이트와인	100(1잔)	74	2.4
	레드와인	100(1잔)	70	4.8

〈 출처 : 당뇨병 식품교환표 활용지침 제3판 〉

하루 한 끼 당뇨 밥상

발행일 | 초판 1쇄 2016년 11월 10일
11쇄 2024년 1월 10일

지은이 | 안철우, 김형미, 김미화, 김은정

발행인 | 박장희
부문대표 | 정철근
제작 총괄 | 이정아
편집장 | 조한별

디자인 | 정해진(www.onmypaper.com)
요리 스타일링 | 네츄르먼트(02-324-6192)
사진 | 조은선

발행처 | 중앙일보에스(주)
주소 | (03909) 서울시 마포구 상암산로 48-6
등록 | 2008년 1월 25일 제2014-000178호
문의 | jbooks@joongang.co.kr
홈페이지 | jbooks.joins.com
네이버 포스트 | post.naver.com/joongangbooks
인스타그램 | @j__books

ⓒ강남세브란스병원, 안철우, 김형미, 2016

ISBN 978-89-278-0808-4 13510

- 이 책은 저작권법에 따라 보호받는 저작물이므로 무단 전재와 무단 복제를 금하며
책 내용의 전부 또는 일부를 이용하려면 반드시 저작권자와 중앙일보에스(주)의 서면 동의를 받아야 합니다.
- 책값은 뒤표지에 있습니다.
- 잘못된 책은 구입처에서 바꿔 드립니다.

중앙북스는 중앙일보에스(주)의 단행본 출판 브랜드입니다.